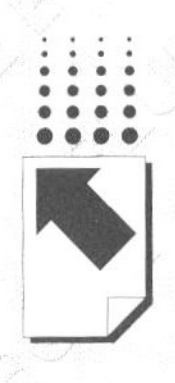

皮书系列为

“十二五”“十三五”“十四五”时期国家重点出版物出版专项规划项目

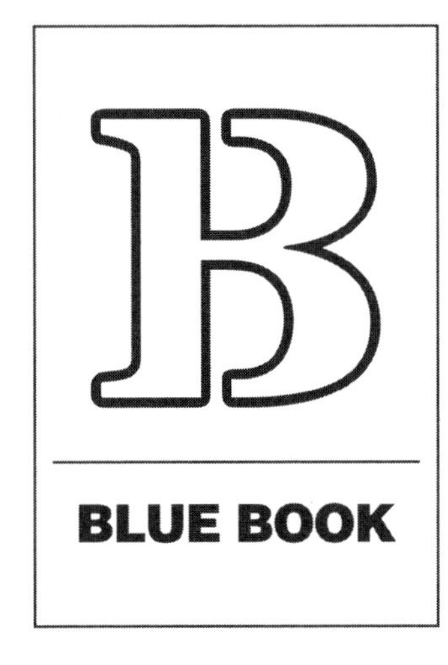

智库成果出版与传播平台

"十三五"国家重点图书出版规划项目

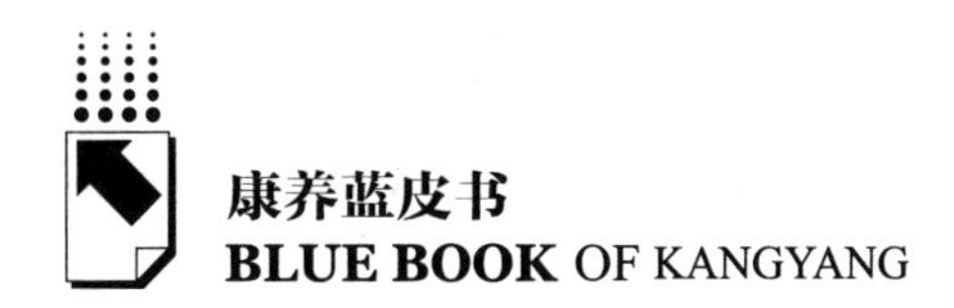

中国康养产业发展报告（2021）

ANNUAL REPORT ON KANGYANG INDUSTRY OF CHINA (2021)

主　编 / 何　莽
副主编 / 彭　菲　杜　洁　沈　山　崔永伟

社会科学文献出版社
SOCIAL SCIENCES ACADEMIC PRESS (CHINA)

图书在版编目(CIP)数据

中国康养产业发展报告. 2021 / 何莽主编. -- 北京：社会科学文献出版社，2022.5（2023.8 重印）
（康养蓝皮书）
ISBN 978 -7 -5201 -9841 -7

Ⅰ. ①中…　Ⅱ. ①何…　Ⅲ. ①医疗保健事业 - 产业发展 - 研究报告 - 中国 - 2021　Ⅳ. ①R199.2

中国版本图书馆 CIP 数据核字（2022）第 038948 号

康养蓝皮书
中国康养产业发展报告（2021）

主　　编 / 何　莽
副 主 编 / 彭　菲　杜　洁　沈　山　崔永伟

出 版 人 / 王利民
组稿编辑 / 任文武
责任编辑 / 连凌云
责任印制 / 王京美

出　　版 / 社会科学文献出版社 · 城市和绿色发展分社（010）59367143
地址：北京市北三环中路甲 29 号院华龙大厦　邮编：100029
网址：www.ssap.com.cn
发　　行 / 社会科学文献出版社（010）59367028
印　　装 / 三河市东方印刷有限公司

规　　格 / 开　本：787mm × 1092mm　1/16
印　张：23.5　字　数：353 千字
版　　次 / 2022 年 5 月第 1 版　2023 年 8 月第 2 次印刷
书　　号 / ISBN 978 -7 -5201 -9841 -7
定　　价 / 128.00 元

读者服务电话：4008918866

康养蓝皮书编委会

主要编撰者简介

何 莽 男，中山大学旅游学院副院长，副教授，博士生导师，兼任广东省重大行政决策论证专家、中国老年学与老年医学学会康养委员会副主委。主要研究方向为康养旅游与大数据、流动性与健康、旅游扶贫与乡村振兴、休闲与运动管理等。作为“康养”概念界定者与《康养蓝皮书》编委会发起人，自2016年起担任主编，连续5年出版《康养蓝皮书：中国康养产业发展报告》，在康养业界和学界产生了较强的社会影响。首次发布即引起社会高度关注，在当代中国经济与社会发展高端智库平台皮书数据库和中国皮书网的搜索排名中，“康养蓝皮书”的搜索点击率和下载量一直位居前十。蓝皮书所界定的康养概念及倡导的康养理念被社会广泛接受，在康养产业发展、康养旅游规划等领域具有重要的社会影响。

彭 菲 女，浙江大学哲学博士，加拿大阿尔伯塔大学交流研究生，现为中山大学旅游学院特聘副研究员，国家服务标准化技术委员会康养产业标准工作组专家委员，加拿大休闲学会会员，浙江省休闲学会会员。主要研究方向为康养旅游、积极老龄化、休闲与健康。在国内外重要期刊、学术会议发表论文近20篇；主持国家自然科学基金、教育部人文社科等近10项研究课题，参与国家艺术社科重大课题等多项省部级以上课题以及区域休闲与康养规划项目。

杜 洁 女，山东省委党校毕业，现任全国中老年网总编，中央新影老故事频道故乡栏目顾问，负责中国老年人才信息主办项目——“百家生态智慧康养共建单位”的推行和落实；统筹并落实“孝文化主题系列活动——《孝老情·跟党走》全国巡演”，目前已经成功举办三十多场，社会效益显著；同时担任副主编出版了国家“十三五”重点图书出版规划项目《康养蓝皮书：中国康养产业发展报告》。

沈　山　男，博士，教授，城乡规划学和人文地理学硕士生导师，国家注册城乡规划师，江苏师范大学敬文书院院长，江苏康养产业研究院负责人，住房和城乡建设部城乡建设标准化委员会专家委员，国土空间规划专业委员会专家委员，国家全域旅游示范区评估专家，云南省规划委员会专家委员，江苏省区域发展研究会常务理事。主要研究方向为地域文化与旅游规划、康养政策与市场战略、人文交流与风险判识。

崔永伟　男，管理学博士，农业农村部规划设计研究院高级经济师，农业工程信息研究所副所长、副总工程师。主要研究方向为乡村振兴政策与规划、数字农业农村、康养农业发展。参加多项国际和国家级课题，主持完成亚行“中国政府农业投入政策研究”和农业农村部“农村社会事业监测评价指标体系研究”“农业农村信息化研讨及推广服务”“农业农村信息化宣传推广与主要发达国家农业信息化进展跟踪”“特色产业十亿元镇亿元村案例挖掘”等项目，主持200多个规划和可研咨询项目，负责50多个项目评审评估工作。已经发表中英文论文30余篇，出版著作5部。

摘　要

为了掌握2021年康养产业的最新发展动态与未来发展趋势，《康养蓝皮书》编写团队对中国内地330个地级以上城市和2800个县（含县级市、市辖区）进行网络资料收集，并实地走访了多个百强县市，围绕康养产业可持续发展能力评价体系，更新了国内省、市、区（县）等各级康养政策库、康养项目库、康养指标数据库以及康养企业数据库。在全国康养产业发展基础上，着重关注康养企业的发展情况，以及不同康养细分领域的发展状况，结合国内发展较为成熟的康养区域和康养项目，分析案例特征、吸收先进经验，最终形成了《中国康养产业发展报告（2021）》。

随着2021年康养旅游市场的逐步恢复，康养企业也迎来了新的发展契机。在政府政策支持和老龄化挑战的双重作用下，康养产业已然成为新的投资热点，各行各业的很多大企业纷纷转战康养产业。在乡村振兴大政策环境下，康养农业的发展符合农业和农村经济可持续发展的方向，正逐渐成为农业发展的新趋势；康养业态和形式的多元化为康养制造企业向智能化、高端化转型升级提供了机会；服务类康养项目因其前期投入相对较低，且预期收入较高的特点，更加受到资本的青睐，所以目前，康养服务业企业是康养企业的主力军。国有康养企业进军康养是推动产业发展的必要条件，通过设立专业的康养子公司、金融手段介入、与社会资本合作成立相关项目或公司等手段，结合自身资源和政策优势，搭建地方康养产业发展平台；而民营康养企业则是更注重消费市场细分，以市场为导向发展“康养+”，为消费者提供更为创新且灵活的康养产品。地产类康养企业是传统地产企业在面对养老地产、旅游地产等新概念产品的出现时，探索地产的多元化业务而产生的；保险类康养企业将地产产品作为进入康养产业的跳板，通过轻、重资产的多方式结合，呈现多元化的发展倾向；文旅类康养企业则是旅游产业链的延伸和多元化发展的重要体现。总之，在各大康养企业的布局助推之下，康养产业也由传统的单一养老业态向养生、医疗、文化、体育、旅游等诸多业态延伸，逐渐形成一个整体的生态系统，康养产品种类也不断多元化。随着康养概念的纵深发展，康养人群的多元化也随着康养产业发展模式的多样化而发生改变，极大地丰富了康养产业的新型业态，推动了康养产业走向成熟。目前康养产业已经形成了研学、旅居、疗愈和运动康养四大业态，本报告重点关注了旅居康养、疗愈康养和研学康养三个主要领域，梳理了旅居康养、疗愈康养、研学康养的发展历程，明确了概念范围，总结了各业态下的主要产品与服务。同时，《康养蓝皮书》编写团队在完善各数据库的基础上，更新了全国康养20强市和100强县榜单。

本报告从投融资、开发模式、发展历程等角度，对医疗康养企业投融资、康养旅游小镇能级提升、康养旅游地品牌化、体育赛事等专题领域进行分析。从不同角度分析了我国康养产业发展和康养旅游地培育升级的新道路，为我国康养企业投融资、康养旅游地品牌化、康养旅游地转型升级提供参考。产业融合是康养旅游发展的迫切需求，康养旅游业升级也是时代趋势；建设具有核心竞争优势的强势品牌是促进康养旅游目的地品牌化发展的必然。报告通过对历年进入榜单的康养百强县举办的相关体育赛事进行分析后发现，各康养百强县依托其独特的地理位置和资源举办体育赛事，将不能直接转化为旅游资源的独特资源用于举办体育赛事，并借此提升区县知名度和形象，这是各地发展康养旅游的有效路径之一。

本报告收集了国内外多个优秀案例，通过对石柱、保亭、南阳、长白山、欧洲健康城市等案例的梳理和分析，为我国其他地区促进以康养产业为支柱产业的乡村振兴提供借鉴。同时也提出了我国发展康养休闲农业、森林康养的康养旅游目的地规划建设存在的短板及改进建议。最后以欧洲健康城市的成功经验为我国康养旅游目的地发展提出指导建议，我国康养旅游目的地发展仍然任重道远。

关键词： 康养产业 康养企业 区域发展 康养旅游

中国特色康养，人民幸福未来

——为《康养蓝皮书：中国康养产业发展报告（2021）》作序

党的十八大以来，以习近平同志为核心的党中央把维护人民健康摆在更加突出的位置，发出建设“健康中国”的号召。健康是促进人的全面发展的必然要求，是经济社会发展的基础条件，是民族昌盛和国家富强的重要标志，也是广大人民群众的共同追求。2020年初至今，党和国家秉持“人民至上、生命至上”的理念，把人民生命健康放在首位的防疫政策取得了重大成功，经受住了新冠肺炎疫情考验。人们的健康观念也发生了转变，由原来的“治疗疾病”向“预防疾病”转变。就像习近平总书记说的那样：“这次抗击新冠肺炎疫情的实践再次证明，预防是最经济最有效的健康策略。”同时，我国已经进入老龄化社会，习近平总书记强调，“有效应对我国人口老龄化，事关国家发展全局，事关亿万百姓福祉”，养老成为事业和产业。

让我感到欣慰的是，《康养蓝皮书》对康养的解读很到位。该报告以“康养”这一概念统摄健康、养生和养老三个方面，认为“健康”包括“健康—亚健康—临床”等状态，康养致力于让人回到良好的健康状态，以增强生命自由度；“养生”包括“身体—心理—精神”三个层面，康养应包含对“身、心、神”全面养护，以增强生命丰度；“养老”则包括“孕—婴—幼—少—青—中—老”等全生命周期的养护，不仅关注生命长度，更注重生命质量。一方面，这一定义承续了我国传统文化中对“健康”的系统整体理解，是对我国悠久“养生文化”的继承与发展；另一方面，这一阐释不仅明晰了“康养”概念的内涵与边界，还指明了与三个维度——所对应

的各类康养业态，在理论与实践中找到了平衡，构成了康养产业体系。

《康养蓝皮书》对“康养”这一概念的全面、深入解读，不仅是学术理论上的一大突破，更是具有实践指导作用的指南。更值得一提的是，《中国康养产业发展报告（2021）》已经是连续第五年编写和发布。首先，我认为该报告与生态文明、健康中国、积极老龄化和乡村振兴等国家战略相一致，提出很有价值的一个观点就是发展康养产业是很多地区实现乡村振兴的重要手段。我国已经进入了一个新的发展阶段，巩固脱贫攻坚成果，实现乡村振兴有很多路可以走，而发展康养就是其中很重要的一条道路。其次我还关注到今年的报告专门调研了体育赛事，并指出体育赛事是区域康养产业发展的重要手段，未来全民参与体育赛事的趋势将势不可挡。正如习近平总书记所说：“体育是提高人民健康水平的重要途径，是满足人民群众对美好生活向往、促进人的全面发展的重要手段，是促进经济社会发展的重要动力，是展示国家文化软实力的重要平台。”最后，报告中的很多专题案例也让我印象深刻，也让我看到了这个跨学科、跨部门但是却立志“将论文写在祖国大地上”的编委团队。他们发挥各自专业所长，在脚踏实地调研之后，将理论与实际相结合，走出了一条具有中国特色的康养产业发展之路。

最后，也祝愿2021年《康养蓝皮书：中国康养产业发展报告》发布成功，延续前四年辉煌。

紧跟时代发展脚步，为中国康养产业的发展出谋划策，为人民群众未来的美好生活而努力，这便是康养蓝皮书的意义所在。

国务院原副总理

全国人大常委会原副委员长

邹家华

2022年5月

前　言

今年已经是《康养蓝皮书：中国康养产业发展报告》连续发布的第五年。在《中国康养产业发展报告（2017）》中，首次对康养概念的内涵和边界进行梳理，从多个维度解析了“康养”的概念。一是从康养概念出发，提出康养就是健康、养生、养老的统称，在以“康养”来统摄这三个概念的同时，认为健康、养生、养老分别代表着康养的三个维度：健康维度指生命健康包含着“健康—亚健康—临床—失能”的连续性状态，康养如同中医所说的“上医治未病”，致力于亚健康与健康状态；养生维度指生命健康包含“身体健康—心理健康—精神健康”等人生体验不断丰富的过程，康养不仅致力于身体健康，同样关注精神健康，所以红色旅游、研学旅游等皆属康养活动；养老维度指生命长度，健康应贯穿于“孕—婴—幼—少—青—中—老”的全生命周期，康养不能仅关注老年阶段，更应该从孕婴期开始，聚焦于产褥期护理的月子中心也是典型的康养业态。当我们把健康、养生和养老看成三个连续性变量时，康养就变成由健康、养生和养老构成的三维空间，我们就可以把任何康养行为和业态对应到三维空间中的相应点与面上。二是将康养不仅当做产业，更当做一种生活方式，“以养为手段、以康为目的”，是对生命长度、丰度和自由度的全面拓展，是结合外部环境改善人的身心神并使其不断趋于最佳状态的行为活动。三是对康养产业现状进行了梳理，并在资源和产业门类的基础上对康养产业进行了分类，为后续康养市场的供需对接提供了借鉴参考。

《中国康养产业发展报告（2017）》的发布引起了新华网、人民网、中国网等主流媒体的广泛报道，让康养产业也由此进入大众视野，康养概念得到迅速传播，也很快得到业界和学界的充分认可。与此同时，充满发展潜力的康养市场也很快得到社会各界的持续关注。在社会各界的热切期盼下，《中国康养产业发展报告（2018）》、《中国康养产业发展报告（2019）》和《中国康养产业发展报告（2020）》也都如约而至。2018年和2019年主要探讨了区域与资本、市场之间的关系，更新了康养产业可持续发展能力的20强市和60强县榜单，并从产业发展要素、康养项目和业态等层面介绍了各年度康养产业发展的最新前沿动态。2020年，则更关注新冠肺炎疫情对康养细分领域发展状况的影响，在完善康养产业可持续发展能力评价体系的基础上，基于往年数据，历时一年进行数据收集与整理，更新康养政策库、康养项目库以及康养指标数据库，并推出全国康养20强市和100强县榜单。

2021年，依然是挑战与机遇并存的一年。一方面新冠肺炎疫情给康养产业带来的阴霾并未完全消散，另一方面新冠肺炎疫情也唤醒了公众的健康意识，对健康愈加重视。因此，为了进一步探究康养市场的供需情况，掌握康养业态的发展趋势与各区域康养产业发展新进程，我们依然延续往年的工作，完善了国内各省、市、区（县）等各级康养政策库、康养项目库以及康养指标数据库，并推出了最新康养企业数据库，在延续上年康养产业可持续发展能力评价体系的基础上，更新了全国康养20强市和100强县榜单。2021年报告主要采用网络大数据检索、访谈法、专家评估等方法，重点关注了主要康养业态的发展情况，同时结合国内外发展较为成熟的康养项目和康养区域，进行了专题和案例分析，最终形成了《中国康养产业发展报告（2021）》，包括总报告、分报告、评价篇、专题篇、案例篇、借鉴篇等六个部分，共有14篇报告。

总报告部分首先梳理了2021年我国康养产业的发展环境：国家政策持续大力支持康养产业的发展，国内经济在逐步恢复中趋向稳定，市场对“康养”的认可程度也大大提升，康养产业向智慧化、科技化的方向发展，总体来看，我国康养产业的发展环境良好，并且孕育着庞大的康养市场。在此基础上，报告重点关注了康养企业的发展状况，发现近两年各行业的龙头企业都在进军康养，并且进入方式各有差异。报告从三次产业视角、股权性质和重点行业三个角度对各大企业进入康养产业的方式进行了分析：从传统三次产业视角来看，康养农业企业依托其原有的良好生态进行产业升级发展，康养制造业企业则是将康养市场需求与传统制造业有机结合起来，康养服务业企业是将市场康养需求与服务业相联结；从股权性质的角度来看，国有康养企业倾向于根据自身的资源优势与政策优势搭建康养发展平台，而民营康养企业则是更注重康养消费市场，发展“康养+”业态；地产、保险、文旅等三个核心行业在市场推动下，结合自身原有行业优势向市场推出不同类型的康养产品。虽然我国康养市场正在不断成熟，康养企业的发展也呈现多样化的发展趋势，但是市场的供需平衡仍然是需要继续探讨的问题。

分报告包含了疗愈、旅居、研学三个康养业态的分析报告。疗愈康养业态报告对疗愈康养业态进行了界定，认为目前我国疗愈康养业态主要可分为康复性景观疗愈、医美康体疗愈、中医药疗愈、文化与精神疗愈、运动疗愈及膳食疗愈六大康养产品体系；从投资运营主体来看，以森林康养基地与中医药健康旅游基地为切入口，发现政府、行政事业单位及国有企业是此领域投资运营的主力，社会资本以旅游行业、医药行业、地产行业为主，但是社会资本的投资活力不足。旅居康养业态报告重点分析了旅居康养的三个发展阶段，认为其是一个从被动发展到主动发展的过程，并且在这一发展过程中，其主要产品也在发生变化，逐渐向康养靠拢；在发展过程中依托资源的“林旅融合”“农旅融合”“体旅融合”“医旅融合”“文旅融合”五大模式发展相对成熟；旅居养老依然是旅居康养市场的主力军。研学康养业态报告认为，受到政策红利的影响，市场投资热度高，研学康养市场也在不断扩大，但仍以青少年健康群体为主；随着社会结构性变化和疫情的冲击，全生命周期的研学康养需求也在增加，早教机构、研学旅行、研学基地和研学营地、红色旅游、党建教育、企业团建、老年大学等研学产品将大有可为。

《康养蓝皮书》历年的重点是康养产业的区域可持续发展能力评价报告，2021 年对以往的可持续发展能力评估体系进行修订和完善后，对全国 2800 多个县级行政单位和 330 多个市级行政单位的康养产业可持续发展能力进行评估，最终评选出2021年中国康养20强市（地级）和100强县（市）。与2020年相比，2021年康养20强市总体变化较小，主要表现为安徽省黄山市凭借其自身资源积极发展疗愈康养、旅居康养、运动康养和研学康养等业态进入榜单；在评选出的20强市中我们也发现康养产业可持续发展能力强的城市都具有明确的康养产业发展宣传理念和城市形象，用最简洁的语言表达了该区域的康养资源特点以及康养产业发展的方向和目标，有效地向消费者传达了该区域发展康养产业的相关城市形象。2021年的强县与上一年相比新增13个，其分布与上年大体相似，说明这些强县的康养产业发展模式和发展路径是可持续的，持续保持着区域内康养产业发展的领先地位。可持续发展报告同时也关注了各区域的康养政策以及康养项目建设情况，发现目前四川省和重庆市是全国康养产业发展的领头羊，政策支持力度、康养项目投资、康养会议举办等方面都稳中有进，部分具有代表性的区县已经在消费者心目中建立了良好的康养城市形象并引领着康养产业发展。未来，我国各区域康养产业发展将出现连片化发展格局，资源环境类似的区县相互学习，具有先发优势的康养区县引领产业发展；群众性运动康养产业将获得蓬勃发展；发展康养产业也是实现乡村振兴的重要方式之一。

专题篇则从康养产业发展的不同方面进行了探讨。2021年由于受到新冠肺炎疫情和政策调控的影响，康养型地产投融资放缓，但是医疗健康板块的消费激增，进而引发了资本市场的持续投资热潮；智慧医疗在后疫情时代也将成为新的投资热点。温泉康养旅游小镇是近年的热门，但是在发展中也存在诸多问题，可以通过延伸当地优势产业的产业链、打通全年龄段的旅游消费群体、加强温泉文化建设和温泉资源保护等手段促进小镇的产业融合与升级。温泉康养旅游地的品牌建设是促进其发展的重要手段，可通过提升温泉产品品质、深化温泉的品牌文化内涵、强化温泉产品的“康养”功能等方法，推进多产业的联动与融合，打造开放式的温泉生态，以促进温泉康养旅游地的可持续发展。体育赛事是近年来促进区域康养发展的重要手段，体育赛事报告将以往进入过康养强县榜单的130个县作为调研对象，通过网络检索的方式共搜集到1099场次的体育赛事，其中业余赛事占比为69.79%，全民参与成为体育赛事的发展趋势；同时各强县都在借助自身的地理位置和独特资源开展相关的体育赛事并开始注重自主赛事品牌的打造，以实现体育赛事的长足发展。

案例篇以重庆石柱、海南保亭、河南南阳为重点，探讨了石柱的地方精神对康养产业的支撑作用，通过分析保亭、南阳两地发展康养的优劣势，对两地的康养产业定位及发展提出相关保障措施，以期为其他区域发展康养产业提供参考。借鉴篇重点关注了我国森林康养的发展以及健康城市的建设，通过对国外优秀案例的整理、分析与总结，以及对我国康养发展中存在的不足的分析，为我国森林风景道以及健康城市的建设提供借鉴，避免盲目发展，从而少走弯路。

总体来看，《中国康养产业发展报告（2021）》是在后疫情背景下以康养产业市场发展环境为分析基调，以康养企业、疗愈康养、旅居康养、研学康养以及康养各细分领域为主体对象，紧跟国内康养产业发展趋势，对区域康养产业可持续发展能力进行持续跟踪分析，并通过对国内外优秀案例的分析，试图为国内康养产业的发展指明发展方向，并在此基础上，走出一条具有区域特色的、可复制的康养产业发展道路。

何莽

2022 年 5 月于中山大学

目 录

Ⅰ 总报告

Ⅱ 分报告

Ⅲ 评价篇

Ⅳ 专题篇

Ⅴ 案例篇

Ⅵ 借鉴篇

总 报 告

General Report

B.1 2021年中国康养产业发展状况分析及未来趋势研判

康养旅游与大数据调研组*

摘　要：为了了解2021年中国康养产业的发展情况，本报告选取康养企业作为主要调研对象，采用网络大数据调研、专家评估等方法进行了深入调研。发现在经济环境和政策持续利好、市场康养观念转变的共同作用下，我国的康养市场蕴藏的巨大发展潜力正在被激活，各大行业的龙头企业纷纷进军康养，在巨大消费市场支持和康养优势资源的支撑下，各康养项目的建设也如火如荼。同时本报告更进一步从三次产业、股权性质以及重点行业等三个角度对康养企业的发展情况进行详细分析，研究发现：（1）康养农业企业主要是依托其原有的良好生态资源进行产业发展，是乡村振兴、农业产业升级的

* 指导老师：何莽、彭菲；组员：邓巧巧、张紫雅、吕飞燕、吴睿涵、吴沅琳、朱柯静、赵倩翊、毕杰、刘瀛聪；执笔人：黄可欣、毕杰、尹祥锐，中山大学旅游学院。

重要体现；康养制造业企业通过将康养市场需求与传统制造业有机结合，形成新的以药品制造、医疗器械制造和智能设备制造为主的业态；康养服务业企业则是目前康养企业的主力军，且更受资本的青睐。（2）国有康养企业根据自身的资源优势与政策优势，搭建康养产业发展平台；而民营康养企业则是紧抓康养消费市场，以市场为导向发展“康养+”业态，更注重项目的运营。（3）地产、保险、文旅三个重点行业则是在市场推动下，结合自身优势，提供不同类型的康养产品。总体来看，虽然我国康养市场逐渐成熟，康养企业的发展呈现多样化趋势，康养产品也越来越丰富，但是仍然存在供需矛盾，在产品的运营上也需要进一步提升。

关键词： 康养产业 康养企业 康养市场

一 引言

2021年，在疫情防控常态化的背景下，人们对健康更加重视，政府、企业都意识到发展康养产业的重要性。政策方面，政策红利不断释放，“积极老龄化”、“健康中国”、“乡村振兴”等国家战略为康养产业发展提供重要支撑，2021年的政府工作报告也指出要“发展健康、文化、旅游、体育等服务消费”，促进康养消费和服务升级。目前康养产业是我国现代服务业的重要内容，要大力发展康养，形成新的经济增长点、促进经济转型升级，推进高质量发展。根据《“健康中国2030”规划纲要》数据，我国康养产业市场规模到2030年预计将达到16万亿元。市场方面，在疫情刺激下，人们对健康的需求、关注和迫切度也越来越高；随着我国老龄化的不断深化，人们对养老服务的需求与日俱增；与此同时，相关数据显示，我国慢性病死

 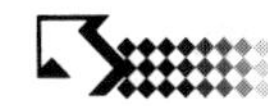

亡率占疾病死亡率的85%，作为慢性病防治关键的健康管理也在逐步受到重视。以上的市场情况都说明我国的康养产业发展潜力巨大。在政策利好和市场需求强劲的背景下，投资者会做出什么反应？相应的，由资本决定的这些市场主体会有什么样的变化？因此，本报告以康养企业为主要研究对象，通过梳理目前市场上各类企业进入康养市场的方式及其在康养市场中的发展环境和发展特征，归纳康养企业的发展模式，探讨康养企业如何在这一大环境下进行发展，原本没有康养业务的企业如何进军康养产业，以及不同行业领域的企业进入康养的方式有无异同等问题，为各方资本参与进入康养市场提供参考和借鉴，从而促进整个康养产业的高质量发展。

二　调研方法

（一）调研方法

1. 网络大数据检索

基于2018年康养企业数据库，本报告调研对象聚焦于大型国企以及各行业中的龙头上市企业，并结合企业的规模、企业投入康养的资源以及企业的康养项目作为重要参考。本次调研所选取的康养企业主要来源于国务院国有资产监督管理委员会、中华人民共和国国家发展和改革委员会、中华全国工商业联合会、中国房地产业协会、中国旅游研究院与中国旅游协会、《财富》杂志以及胡润研究院等组织公布的康养相关企业名录，包括开展康养相关业务的中央企业、地方政府投融资平台以及民营企业共计495家。同时通过“企查查”“天眼查”以及同花顺等企业信息查询平台，对上述康养企业的信息进行全面采集。另一方面为了突出调研的全面性，本次调研也选择了部分小型康养企业，这些企业在规模和资源上并不突出，但在康养项目、康养产品设计和创新方面有着独特的定位和发展优势。在调研对象名单上，调研团队采取集体讨论+专家建议的方法，即在首先了解各大康养企业的信息基础上，结合康养领域的专家相关建议不断剔除部分企业，最终确定合适

的企业进行深度调研。

2. 多渠道交叉验证法

为防止以上组织评选的企业名录遗漏了处于领先发展的康养龙头企业，本次调研同时采取其他方法进行交叉验证。

一是采用关键词检索方法进行全网搜查，搜索与康养相关的关键词对康养项目以及康养企业进行检索和溯源；二是联合中山大学康养旅游与大数据团队自2018年以来创建的康养项目数据库，通过对经典康养项目以及大型康养项目进行检索，再查找相关的投资、建设以及运营企业，与上述康养企业名录进行对照补充。经过两种方法进行交叉检验，发现与通过大数据检索而成的康养企业名录基本一致，表明本次调研梳理汇总的495家康养企业在康养产业中具有高度的影响力以及领先的项目布局。

3. 访谈法与专家评估

本次调研同时采取抽样法，随机抽取调研范围内的康养企业进行访谈，并采用专家评估法，邀请《康养蓝皮书》编委团队专家对样本企业进行调研访谈，依托专家多年来深耕康养领域的专业知识与经验，对康养企业的经营状况、发展趋势进行综合分析与研究，召开康养专家研讨会对康养企业以及相关康养领域的未来发展趋势、规律进行集体研讨和预测分析。

（二）调研过程

1. 准备阶段

2021年2月起，健康中国50人论坛、社会科学文献出版社和中山大学旅游学院联合召开多次《康养蓝皮书》选题研讨会，会上来自各部委和高校的康养专家就《中国康养产业发展报告（2021）》选题以及康养企业数据库建设等议题进行研讨。初步确定将“企业与市场”作为2021年《康养蓝皮书》的选题方向，以期在与会专家深厚的理论钻研基础上，蓝皮书能更好服务于康养产业实践发展，为政府推动康养产业建设、企业投资进军康养提供科学有力的决策参考。

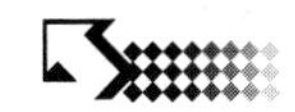

2. 数据收集与处理阶段

2021 年 3 ~6 月，中山大学康养旅游与大数据团队成立 2021 年康养数据库项目组，在往年全国康养政策数据库、康养项目数据库以及康养企业数据库等的建设基础上，对三个康养数据库进行最新的数据更新。在康养企业数据库更新工作中，项目组在《康养蓝皮书》编委专家的指导下，聚焦在康养领域具有知名度和影响力的龙头企业，从所有权视角、不同行业视角，收集康养企业的主营业务、总资产、营业收入以及康养项目等规模性指标、盈利性指标以及经典康养案例等数据，并利用网络大数据检索、多渠道数据交叉验证等方法，对康养企业数据进行验证汇总。

3. 报告撰写阶段

2021 年 6 ~8 月，在对康养企业进行扎实调研而形成的康养龙头企业数据库的基础上，中山大学康养旅游与大数据团队成员进行康养产业以及康养企业调研报告的写作。在中山大学旅游学院副院长、博士生导师何莽副教授的指导下，项目团队顺利开展拟定框架、内容写作以及修改完善等撰写步骤，最终定稿。

三　2021年中国康养产业发展现状

（一）2021年康养产业发展环境

1. 政策持续助力康养企业健康发展

在近八年的政府工作报告中，健康消费皆有被提及，健康消费对国民经济发展起到了重要的基础性支撑作用。2021 年 3 月的政府工作报告中，“健康”第一次被列为各类服务消费之首，健康消费在扩大内需、改善民生需求、推动消费结构升级中的重要地位不言而喻。经历了 2020 年新冠肺炎疫情的冲击，健康消费的需求和意愿得到进一步释放，消费者对于健康消费具有前所未有的积极主动性，人们为追求长期、稳定的健康状态，不断了解相关健康知识，并尝试建立其个性化体系。因此，健康消费市场需要更优质的健康产品供给，更专业化、个性化的健康服务和指导，提升健康消费的有效性。2021 年政府工作报告对于健康消费的适时引导和催化，势必将推动健康消费和健康产业发展，引导社会力量关注并提供更规范、优质的健康服务和健康产品，推动健康消费和健康产业发展驶入快车道。

表 1　2014～2021 年国务院政府工作报告中对健康的相关表述

时间	相关表述
2014 年	要扩大服务消费，支持社会力量兴办各类服务机构，重点发展养老、健康、旅游、文化等服务。
2015 年	大力发展旅游、健康、养老、创意设计等生活和生产服务业。
2016 年	支持发展养老、健康、家政、教育培训、文化体育等服务消费。
2017 年	支持社会力量提供教育、文化、养老、医疗等服务。推动服务业模式创新和跨界融合，发展医养结合、文化创意等新兴消费。
2018 年	支持社会力量增加医疗、养老、教育、文化、体育等服务供给。
2019 年	要大力发展养老特别是社区养老服务业……婴幼儿照护事关千家万户……发展全域旅游，壮大旅游产业……
2020 年	支持餐饮、商场、文化、旅游、家政等生活服务业恢复发展，推动线上线下融合。促进汽车消费，大力解决停车难问题。发展养老、托幼服务。发展大健康产业。
2021 年	发展健康、文化、旅游、体育等服务消费。

资料来源：团队成员整理。

康养产业在扩大内需、改善民众健康需求、推动消费结构优化升级上发挥着重要作用。第七次全国人口普查结果表明，60 岁及以上人口达到 2.6 亿，占比为 18.7%，老龄化程度进一步加深，同时也导致养老供给与需求之间存在巨大真空，这一形式势必推动中国养老产业走向蓬勃发展的黄金时代。同时疫情促使消费结构转型，民众健康意识提升，进一步释放了健康消费需求和康养意愿。在“十四五”规划提出实施积极应对人口老龄化国家战略下，国家关于“健康产业将发展为国民经济的重要支柱性产业”的定调以及近年出台的一系列政策规范支持，都表明康养产业发展的战略地位大幅上升，将成为国家重点发展领域。相关国家政策对康养产业的大力支持，推动了社会资本和各方资本进入文旅康养产业，推动健康消

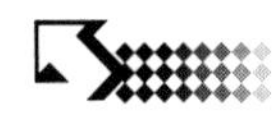

费和康养产业的有序、高效发展。健康产业迅速发展将为健康消费市场提供更优质的健康产品和更专业的健康服务，进一步满足消费者逐渐升级的健康消费需求，逐步实现健康消费市场的供需平衡，促进健康消费市场向良性、高质量发展。

表2　2020~2021年国家层面支持康养产业发展的部分政策汇总

政策文件名称	文件出处	相关内容
《关于建立健全养老服务综合监管制度促进养老服务高质量发展的意见》(国办发〔2020〕48号)	国务院办公厅	党中央、国务院高度重视发展养老服务，着力构建居家社区机构相协调、医养康养相结合的养老服务体系，取得明显成效。
《关于促进养老托育服务健康发展的意见》(国办发〔2020〕52号)	国务院办公厅	促进康养融合发展。支持面向老年人的健康管理、预防干预、养生保健、健身休闲、文化娱乐、旅居养老等业态深度融合。
《关于实施康养职业技能培训计划的通知》(人社部发〔2020〕73号)	人力资源社会保障部、民政部、财政部、商务部、全国妇联	建立康养服务人员培训制度。全面提升康养服务人员职业技能水平。健全康养服务培训标准体系。大力培育康养服务企业和培训机构。
《医疗保障基金使用监督管理条例(草案)》(2020年12月9日)	国务院常务会议	要适应群众对健康、养老、安全保障等需求，推动保险业深化改革开放、突出重点优化供给，提供丰富优质的人身保险产品。
2021年中央一号文件(2021年1月4日)	中共中央 国务院	健全县乡村衔接的三级养老服务网络，推动村级幸福院、日间照料中心等养老服务设施建设，发展农村普惠型养老服务和互助性养老。
2021年政府工作报告(2021年3月5日)	第十三届全国人民代表大会 第四次会议	促进医养康养相结合，稳步推进长期护理保险制度试点。发展普惠型养老服务和互助性养老。
《关于科学绿化的指导意见》(国办发〔2021〕19号)	国务院办公厅	采取有偿方式合理利用国有森林、草原及景观资源开展生态旅游、森林康养等，提高林草资源综合效益。
《关于促进特色小镇规范健康发展意见的通知》(发改规划〔2021〕1383号)	国家发展改革委	错位发展先进制造类特色小镇，信息、科创、金融、教育、商贸、文化旅游、森林、体育、康养等现代服务类特色小镇

资料来源：团队成员整理。

2. 经济运行稳中加固，康养产业成为新的投资热点

宏观经济运行稳定为康养企业的发展奠定了基础。根据国家统计局的数据，2021 年上半年我国国内生产总值达 532167 亿元，按可比价格计算，同比增长 12.7%，两年平均增长 5.3%。分产业看，上半年第一产业增加值为 28402 亿元，同比增长 7.8%，两年平均增长 4.3%；第二产业增加值为 207154 亿元，同比增长 14.8%，两年平均增长 6.1%；第三产业增加值为 296611 亿元，同比增长 11.8%，两年平均增长 4.9%。从数据中可以看出，2021 年上半年，统筹疫情防控和经济社会发展的成果得到了持续拓展和巩固，经济运行持续稳定恢复，稳中加固。经济的良好运行为企业投资、进军康养奠定了基础。

老龄化和疫情的双重作用助推企业跨界转战康养。在疫情和老龄化的双重作用下，大康养成为新的投资热点，很多大企业跨界转战康养产业。第七次全国人口普查数据显示，我国老龄化进程超预期，老龄化社会正在加速前行，这为康养产业发展创造了一个良好环境。程云、殷杰在对新冠与康养意愿的关系研究中指出，风险传播并不能直接催生大众产生康养旅游意愿，而能够强化风险感知对康养旅游意愿的影响作用，即当外界发布更多风险信息时，其使得大众更加关注健康，从而增强了康养旅游意愿[1]。疫情的持续蔓延使人们接触到更多的疫情信息，强化了人们对疫情的风险感知，进而使得参与健身、增强体质的需求日益增加，全民健身意识日益深入人心。同时疫情也促使人们追求更高质量的生活环境，疗养、康养型休闲度假旅游需求显著提高。在需求的刺激下，越来越多的企业加大对休闲康养项目的建设投入，大量康养小镇等度假型康养项目出现，比如华润置地投资、建设、运营的悦年华·颐养中心，华侨城打造的普洱茶康养小镇，山东新盈泰文化旅游有限公司投资建设的中国光大美铭康养温泉小镇，太平人寿出资兴建的首个旗舰型养老社区项目“梧桐人家”等。同时，在《中共中央　国务院关于新时代推进西部大开发形成新格局的指导意见》中，明确提出要“大力发展旅游休闲、健康养生等服务业，打造区域重要支柱产业”，以及多部门联合出台政策推动康养产业进一步发展，坚定了企业进军康养的信心。康养已

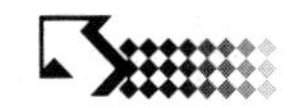

然成为推动我国经济发展的新引擎，是投资领域的新焦点。

3. 康养理念发生转变，康养需求更加多样

康养概念多元化，康养人群多样化。传统康养概念更多偏向于康复和养老两个方面，这也将康养产品和服务局限在老龄人口和婴孕人群，在一定程度上限制了康养产业的发展。在健康中国战略指导下，康养的外延不断扩大，促使更多不同年龄阶段的人群意识到健康的重要性，更愿意主动融入全民康养的浪潮中。从百度指数搜索“康养”一词，可以发现2021年“康养”一词的相关热词由养老、养老模式、护理院、健康中国、大健康、温泉度假村、养生等转变为医疗旅游、养老模式、康养旅游、金融服务业、康复设备、健康运动、养老护理员培训等。这一变化展现出康养概念在2021年不断吸收新的内涵，向专业性、系统性、普及性方向发展。同时百度指数显示2021年关注康养的人群年龄分布主要集中在20~39岁，老龄人口有所下降。因此2021年康养市场上不断涌入新的年龄段的人群，康养人群年龄结构发生显著变化，康养人群的年轻化趋势更加明显，年轻化的康养人群也为康养市场注入了新的生机和动力，一方面促进了“康养+”模式的多元发展，另一方面带动了康养相关产业的出现和发展。

老年人由被动养老转型为主动康养。随着经济水平和人们生活水平显著提高，老年人不再满足于过去居家养老和简单机构养老的被动养老模式，而选择去主动追求个性化、高质量的康养服务。过去老龄人口由于知识文化水平相对低下，受传统思想影响认为机构养老是子女不孝顺的表现，加之经济上很依赖子女，更倾向于子女安排养老，缺乏自主意识。近年来，老龄人口文化水平显著提高，思想更加开放、自由，不再歧视机构养老，同时经济上和精神上具备一定的独立性，越来越倾向选择自由、舒适的机构康养模式。老龄人口对高质量养老的追求一方面体现在要求康养服务更加个性化和多元化，越来越多的老龄人口不再满足于标准化式的康养服务，更倾向于选择定制化、智慧化、科学化的康养服务；另一方面，老龄人口更加关注医疗设施和服务质量，他们希望康养不是过去的单纯养老，而是康养和健康护理相结合，能够获得身心健康、专业护理、舒适安

逸的养老体验。消费者理念的变化为康养服务和产品的销售减轻了阻力，从而促进了康养的快速发展。

4. 康养相关技术在消费者需求中被孕育并快速发展

传统的中医药技术逐渐被大众接受。我国的中医药技术历史悠久、内容丰富、范围广泛，主要分为六类：针法（如足针、头针、耳针等疗法）、灸法（或称艾灸疗法）、按摩疗法（如头部按摩、足底按摩、踩跷疗法等）、中医外治疗法（如刮痧、拔罐、药浴）、中医内服法（如药酒、药膳等）、中药炮制适宜技术。越来越多的人愿意通过中医药技术的方式来提升、改善自身的健康状况，中医药技术越来越大众化。

智能穿戴开始向医疗器械领域发展。智能穿戴设备主要是指将智能和先进技术整合到可穿戴对象中，具体产品包括智能手表、TWS 耳机、健身追踪器、智能手环、智能珠宝、运动手表、可植入设备等，常见的智能穿戴主要有智能手表、智能手环、TWS 耳机三种。智能手表和智能手环虽然本身就包含了身体健康监测的功能，但是目前仍然存在数据监测不够准确、监测场景有限等不足，在人口老龄化、慢性病患者群体增加，以及消费者对自我健康监测的重视等背景下，智能手表和智能手环向专业医疗级方向发展是必然的。2021 年，华米发布了一款具有心率监测功能的 TWS 耳机；华为腕部单导心电采集器进入了广东省医疗器械注册人制度试点批准产品名单，说明智能穿戴正在向功能升级、医疗级等方向发展。

康养向智慧化方向发展。康养是一个涵盖了人“全生命周期”的概念，受众广泛，需求多样。随着各种先进技术的应用，康养的智慧化发展也是不可避免的。目前很多康养社区已经借助国内先进的功能医学设备 HRA 健康风险评估系统和 PMR 微循环修复系统，形成健康筛查、效果评价、干预康复闭环健康管理模式，以满足社区内康养人群对健康管理和风险干预的需要。此外，随着 5G 商用，也有社区尝试将 5G 引入康养社区，比如太阳谷正依托中国联通，通过 5G、大数据、物联网和人工智能等技术赋能，打造“生活场景全感知、使用便捷无感知”的智慧康养社区。

（二）2021年康养产业发展新趋势

《康养蓝皮书》团队推出的最新康养企业数据库显示，相较于《2018 年国内康养企业发展报告：基于240 万家企业的数据分析》，2021 年的康养企业数据呈现出不同的数据特征，最新的数据库从不同企业类别、行业属性、业态经营内容等，对康养企业的发展情况进行更深入全面的监测。

各行业龙头企业纷纷进军康养，资本开始务实地布局。2021 年，多家央企宣布联合参与设立中国康养产业投资有限公司，利用中央企业的优势，有效盘活不同层级、不同地区的康养资本、康养资源，优化结构配置，将有力推动康养产业与健康养老事业协同发展，引导和树立起康养企业中的新标杆，康养产业将迎来规范科学发展的新时期。地产、金融、生物医药以及旅游行业等龙头企业持续深耕康养。2010 年以来，多家国内头部地产、金融保险企业就已着手开始康养布局，就全国范围来看，目前已有 110 家地产两百强榜单的地产企业、355 家上榜世界五百强金融机构的企业，以及 28 家中国旅游三十强企业已开始经营康养相关的业务，不同行业属性下，各龙头企业最初进入康养产业是结合本身的业态形式，推出康养地产、健康险、康养旅游等康养相关产品；在强化主业康养产品开发的同时，最新动态下康养龙头企业更是呈现出联合内外部资源、构建企业自身康养生态、不断开辟新赛道的趋势。至 2021 年 5 月，中国平安重磅推出又一全新康养品牌——“平安臻颐年”，聚焦一二线城市，建设高端康养社区。

康养项目建设以当地消费实力为依托，开始强调项目的实地运营。2018 年的《康养企业报告》显示，在对全国康养企业进行网络地毯式检索后，国内的康养企业主要集中于中部和沿海省份。时至 2021 年，在对康养企业数据库进行全面更新、重点关注康养龙头企业的调研背景下，康养龙头企业的项目布局重点分布于广东、海南、江苏、天津、四川、重庆和云南等省份，华南地区、西南地区和长三角成为康养项目布局最为集中的区域。经济实力和消费水平是康养项目选址最关键的要素。北京、上海、广州以及深圳等一线城市，以及杭州、成都、重庆、昆明等新一线或二线城市，是各类综

合康养社区更青睐的落户地。

依靠资源优势发展康养产业，成为许多偏远地区实现经济发展、乡村振兴的重要途径。在乡村振兴的背景下，更多的优势资源被发掘，尤其是在西南地区，优势康养资源支撑是其康养发展的主要因素。由于康养消费具有空间可转移性，西南地区依托优质的气候、森林、温泉等康养资源，吸引各类康养旅游项目的投资和建设。同时还将自身地形的劣势转化为发展体育赛事的优势，发展运动康养。在深入研究康养项目业态内容基础上发现，在已有41个超百亿级的康养项目中，康养小镇、康养社区等以地产为主要经营业态的项目占主导地位，运动康养业态从诸多康养业态中脱颖而出，在百亿级康养项目中占有一定比例。

（三）2021年康养产业发展新格局

1. 康养产品供给多元化，产品质量显著提高

在健康中国战略的背景下，多项促进康养产业发展的有利政策不断发布推行，同时基于老年化和疫情的双重驱动，康养产业已经成为一个巨大的风口，各方资本纷纷顺势而上，抢占市场。康养产业在各方资本的推动下由传统的单一养老业态向养生、医疗、文化、体育、旅游等诸多业态延伸，逐渐形成一个整体的生态系统，康养产品种类也不断多元化。李茜燕指出，从21世纪初到现在，中国康养旅游产业由粗放式规模发展逐渐转向产业融合发展阶段[2]。这种融合主要体现在业务、产品和政策标准等方面。一方面，在康养旅游的核心业务领域开展横向延伸，通过扩大康养旅游业务的经营规模获得规模经济效应，利用市场优势和品牌效应，再将业务向纵向延伸，将业务扩展到为康养旅游活动服务的上下游产业中，增强上下游产业的关联性以及为同一消费者进行服务的协同化作业能力；另一方面，根据市场需求打造特色鲜明、包含多种行业服务功能的多元化康养旅游产品，从消费者年龄构成角度上，康养产品年龄覆盖由老年人、孕妇婴幼为主向全年龄覆盖转变，随着健身赛事、康复医疗、亚健康预防等康养产品的出现和发展，青少年群体也成为康养产品覆盖的年龄段。

2. 康养受众多元化，产业发展逐渐走向成熟

从市场需求角度看，康养的基本目的从实现物质、心灵上的健康养护到实现生命丰富度的内向扩展，以往康养产品更多的是对身体的养护，如保健、运动、休闲等产品或服务，但近年来康养产品越来越多地强调对人们心理健康、思想、信仰等精神层面的养护，如心理咨询、艺术鉴赏等服务的出现发展。总体上，由于康养需求的多元化，以市场为导向的康养企业不断进行康养产品创新和开发新的康养市场，以满足更多人的不同方面的康养需求。另一方面，近年来的康养企业不断引进更高端先进的医疗设施服务，不断加强服务人员的专业素质，同时还聘请专业的心理、身体护理师，以提供更高质量的服务，满足不断升级的康养需求。

快节奏、高压力工作和相对恶化的生活环境使得疾病、亚健康等问题威胁着每一个家庭，也刺激了城市人群对康养休闲的需求。伴随着这一需求的增长，康养受众数量迅速壮大，受众范围不断扩大。从传统的孕妇、老年人到青少年再到中青年等各个年龄阶层的人群，都存在着不同程度、不同类型的康养需求，可以说当前社会各个群体都已经被纳入康养的范围。不同群体的康养需求为行业带来了庞大的潜在市场，推动了康养产业逐渐走向成熟。全龄康养趋势下，康养产业不再局限于养老方面，逐渐与运动、疗养、养生休闲、疾病防控等多方面深度结合。康养+医疗、体育、文旅等多种发展模式出现并迅速发展。同时康养相关行业迅速跟进，金融行业加强资金支持，保障了康养产业可持续发展，药品制造、体育器材制造等制造业为康养产业提供了丰富的康养产品，高新技术企业为康养产业朝着高端、精细方向发展提供了智慧支持。康养概念的纵深发展，康养人群的多元化推动了康养产业发展模式多样化，丰富了康养产业的新型业态，推动了康养产业走向成熟。

3. 供需市场尚未完全匹配

虽然市场供给产品的数量在增长、质量在提高，市场需求也在逐渐成熟，但是因为供需双方的目的、需求不一样，所以二者也并未完全匹配，主要有三个方面的不匹配。第一个是产品上的不匹配：供给方更倾向于挣快钱，希望通过快速销售产品回笼资金，比如地产模式，就是通过快速买卖房地产的方式，回收现金流；而需求方更多的是需要内容，独特、丰富、有吸引力的内容才能让消费者买单。第二个是渠道上的不匹配：虽然供给方的营销渠道采用全渠道营销的方式，但是正因为全渠道营销具有渠道全、渠道广的特点，使其反而很难抓住重点。第三个则是市场细分导致的供需不匹配：康养是“全生命周期”的，因此涵盖人群广泛、多样，市场细分不够细、不够专业，消费者的需求就难以被投资者捕捉，从而导致了供需的失衡。

四　中国康养企业的主要类型和发展分析

康养企业，指提供健康、养生、养老相关产品与服务的经营单位。康养产业是一种多元化的产业，其覆盖面广，产业链长，涵盖诸多业态，涉及领域包括食品、旅游、教育、医药以及医疗设备制造等，关联部门包括城市建设、民俗文化、科学技术、生态环保、文化教育以及社会治安等[3]。由于康养产业是一个内涵广泛的综合性产业，多产业多业态融合发展是康养产业的主基调，探究康养企业的发展情况，需要从多视角对康养企业进行解析分类。本报告在网络大数据调研的基础上，从三产、股权性质以及重点行业等多个视角对康养企业的发展情况进行详细分析，以期能更全面地解读康养企业的最新发展特征。

（一）三产视角下的康养企业发展分析

1. 第一产业——康养农业企业发展分析

康养农业，是将传统的第一产业与第三产业相融合，是传统农业的升级版，是以健康为宗旨、“三农”（农村、农业和农民）为载体、科学养生方法为指导的新业态。2021 年康养农业企业多以主打康养概念的农业综合体、农业特色小镇、农业庄园等为主导并迅速发展。按照康养农业企业提供的产品和服务的区别以及实现康养的方式差异，经过调研和梳理，康养农业企业主要分为康养型农产品企业、观光度假型康养农业企业和综合型康养农业企业。其中康养型农产品企业以生产、销售保健农产品为主，既有绿色、无污

 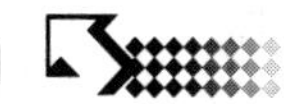

染的有机农产品，也有具有保健功效的中药材等，通过“食养”的手段来实现康养目的。这一类型的康养企业进入门槛较低，但是也需要有专业的种植技术与专业人才，目前还是以传统农业企业为主。结合相关数据和模型，预估2021年这一类型的企业占据康养农业企业数量的45%，是康养农业企业的主要类型。观光度假型康养农业企业是旅游企业进入康养领域的典型模式，以提供观光旅游，体验乡村生活，感受自然风光为主要服务和产品，通过短暂远离城市，放松身心，释放压力来达到康养目的。这一类型的康养农业企业的医疗性质较弱，更多的是对情绪的释放和心理的康复，不注重专业设备和专业人才的配置，旅游性质明显突出，这也使得这类项目的投资较低，规模较小，适合旅游企业的发展现状。团队预估这类康养企业占康养农业企业数量的35%，是其重要组成部分。综合型康养农业企业以提供度假旅游和配套服务为主要产品，通过中长期的疗养和放松来实现康养目的。此外综合型康养农业企业往往还配备着医疗团队、健身运动指导团队，以提供专业的保养、预防等服务。这些产品和服务也注定了综合型康养农业企业的规模往往比较大，投资规模大，往往是由国企或者房地产企业投资建设。预估占康养农业企业数量的20%，显然是康养农业企业的尖端类型。

康养农业企业	类型	说明
康养农业企业	康养型农产品企业 预估占比45%	以生产、销售保健农产品为主，通过“食养”的手段来实现康养目的，是农业康养企业的主要类型。
	观光度假型农业康养企业预估占比35%	以提供观光旅游，体验乡村生活，感受自然风光为主要服务和产品，通过短暂远离城市，放松身心，释放压力来达到康养目的，是农业康养企业的重要组成部分。
	综合型农业康养企业 预估占比20%	以提供度假旅游和配套服务为主要产品，通过中长期的疗养和放松来实现康养目的，是农业康养企业的尖端类型。

图1　康养农业企业分类

政策支持力度大是康养农业企业发展的一个重要特征。习近平总书记基于长期的生态文明建设实践和思考，提出“两山理论”，指出保护生态环境和发展生产力的关系。该理论形象地把保护生态环境、发展生产力的关系比喻成绿水青山、金山银山的关系，指出脱离环保搞经济发展，是“竭泽而渔”，而离开经济发展抓环境保护，是“缘木求鱼”。山清水秀但贫穷落后不是我们的目标，生活富裕但环境退化也不是我们的追求。“两山理论”的提出契合了当前时代的要求和特点，成为破解农村发展与脱贫攻坚短板、全面建成小康社会的重要路径。而康养农业是乡村振兴战略的重要内容，《乡村振兴战略规划（2018—2022 年）》中提到“开发农村康养产业项目”、“大力发展生态旅游、生态种养等产业，打造乡村生态产业链”、“顺应城乡居民消费拓展升级趋势，结合各地资源禀赋，深入发掘农业农村的生态涵养、休闲观光、文化体验、健康养老等多种功能和多重价值”。乡村振兴需要践行“两山理论”，实现保护环境下的高质量发展，而康养农业又是乡村振兴中的重要实践，因此康养农业是在“两山理论”指导下的乡村振兴方式的重要尝试。在乡村振兴政策大背景下，康养产业的发展必须紧紧依托乡村发展和乡村建设，把康养产业和乡村的基本振兴形式结合起来[3]。生态文明建设和乡村振兴为康养农业提供了发展契机，因为农村本身具有的良好生态基础，为康养农业发展奠定了深厚基础；乡村振兴需要农业产业升级，发展多元化乡村产业，康养农业也就应运而生。

随着我国城市化进程的加快、居民消费水平的提高，中国老龄化的社会现象突出，城市人口“养老、养生、养心”的需求，对乡村来说也是一个完美的寄托，因此乡村田园环境，是康养产业发展的最佳地。在乡村振兴大政策环境下，康养农业的发展符合农业和农村经济可持续发展的方向，以及社会人文发展的方向，正逐渐成为农业发展的新趋势。

2. 第二产业——康养制造业企业发展分析

康养产业是一个综合性产业，并不单单是一个提供康养服务、养老服务的行业，康养产业的发展与相关制造业的发展密切相关。康养产业中运动康养是一个重要板块，运动康养的发展依赖健康锻炼器材的提供和升级。此外，医疗养生类康养自然也离不开高端医疗设施设备的引进和运用，高端养老类康养近年来也积极引进智能穿戴设备来提高养老质量。因此康养产业的

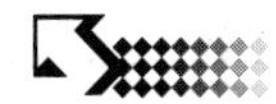

发展往往伴随着一系列为康养产业提供设备支持或者专业化设备生产行业的发展，这些制造类企业可以被称作康养制造业企业。

经团队调研和梳理，按照康养制造业企业产品的不同主要可以分为康养药品制造型企业、康养器材制造型企业和康养智能设备制造型企业。康养药品制造型企业是传统制药企业进入康养领域的产物，以生产康养药品为重要业务。这一类型企业往往隶属于制药企业，甚至是大型制药企业的一部分，但其区别于传统制药企业在于产品更注重身体保养和疾病预防，属于前端医疗护理，并不强调生产专门用于治疗疾病的药物。预估 2021 年该类型的企业占康养制造业企业的 37%。康养器材制造型企业以制造运动器材、健身器材、医疗设施设备等为主要业务，主要为康养产业提供相应的专业设备。康养器材制造型企业是传统的体育运动器材制造、医疗设施设备制造进入康养领域的表现，预估占康养制造业企业的 46%。互联网时代下，智慧穿戴成为热点，康养企业结合智能设备形成康养智能设备制造型企业，这一类型的康养制造业企业是尖端技术的代表，其产品紧跟时代发展、蕴含丰富的科技含量，主要以提供如智能手环等智能设备为主，包含了心率测试、身体健康评估、运动记录等服务，预估占康养制造业企业的 17%。总的来说，康养制造业企业均需要较大的投资，整体规模也都比较大。

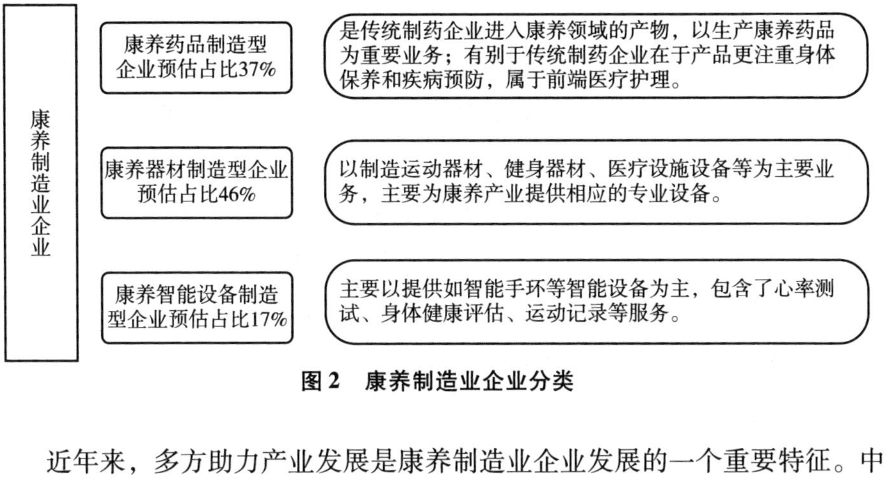

康养制造业企业

康养药品制造型企业预估占比37%

是传统制药企业进入康养领域的产物，以生产康养药品为重要业务；有别于传统制药企业在于产品更注重身体保养和疾病预防，属于前端医疗护理。

康养器材制造型企业预估占比46%

以制造运动器材、健身器材、医疗设施设备等为主要业务，主要为康养产业提供相应的专业设备。

康养智能设备制造型企业预估占比17%

主要以提供如智能手环等智能设备为主，包含了心率测试、身体健康评估、运动记录等服务。

图 2　康养制造业企业分类

近年来，多方助力产业发展是康养制造业企业发展的一个重要特征。中国进入老龄化社会的步伐加快，老龄人口数量大幅增加，对健康养生产品的需求出现了大量的增长，保健品和健康产品占据相当大的市场，为保健品生产企业提供了发展契机。同时新增老龄人口的知识文化水平显著提高，经济实力大幅增强，一方面对保健品的辨识度显著提高，要求更高质量、更高水平的保健品和保健服务，不再满足现有的低端的保健产品；另一方面有更多经济力量投入保健品的购买，对保健品的价格承受能力显著增强，为高端保健品的发展提供需求端的支持。这一转变推动了保健品生产企业逐渐走向高端化、规范化，利于康养制造企业的进一步发展。国家政策对康养产业的扶持，尤其是对智慧康养的重视和支持是康养制造业企业迅速发展的一个重要契机和助推动力，尤其是在推动康养制造业企业转型升级中发挥了重要作用。“十四五”规划中提出实施积极应对人口老龄化国家战略，培育养老新业态，构建居家社区机构相协调、医养康养相结合的养老服务体系，规划中还提及康养产业需要向智能化、高端化转型升级。同时《智慧健康养老产业发展行动计划》提出我国要基本形成覆盖全生命周期的智慧健康养老产业体系，建立大量智慧健康养老应用示范基地，培育多家具有示范引领作用的行业领军企业，打造一批智慧健康养老服务品牌。政策的支持推动了康养产业与人工智能技术的深度融合，目前众多高端智能养老服务机构中大量引入智能机器人来满足老龄人沟通交流的需要，协助高龄人员进行休息运动，满足老龄人员的情感和生理需求，实现高质量养老。另一方面，养老从业者在政策支持和市场驱动下不断探索智慧康养大数据建设，希望将大数据技术与康养深度结合实现数据驱动的智慧康养。与此同时，相关政策助推康养产业转型升级，支持人工智能技术、大数据技术以及互联网技术等新一代信息技术与康养产业深度融合发展，从而为智慧康养业创造了一个良好的发展大环境，引导着智慧康养业良性发展，助推康养制造业企业运用新技术，走向智能化和高端化。康养业态多元化是康养制造业迅速发展的一个重要驱动因素。康养产业业态，是指康养市场供应商向康养消费人群提供具体的产品和服务，也是消费人群通过使用康养产品或体验康养服务而实现“健康、养生、养老”目标的手段。在国家政策的支持和引导下，康养产业逐渐形成以康养旅居、运动康养、疗愈康养、研学康养等为主的多元化业态分布的结

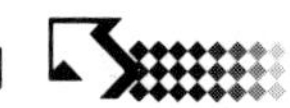

构，各业态的开发模式和消费客群趋于稳定成熟的发展现状。康养产业不再局限于养老养生，逐渐向运动、疗愈、研学等多个方向发展，同时康养发展模式也涌现出康养小镇、康养酒店、休闲度假等多样模式。康养业态和形式的多元化为康养制造企业转型升级提供了机会，一方面表现在康养制造企业生产范围逐渐扩大，不再局限于保健品、医疗设施，另一方面表现在康养制造企业的多元化，除了传统生产健康养生锻炼器材，康养制造业也向运动管理、养老护理智能穿戴设备等方面更新发展。康养业态多元化为康养制造企业多元化和转型升级注入重要动力。多元动力的助推下康养制造业企业发展动力十足，逐渐走向智能化、高端化。

3. 第三产业——康养服务业企业发展分析

尽管目前康养产业在生产制造型业务方面进行大力拓展，但其核心仍以康养服务为主导。不论是康养农业产品，还是基于生物技术、生命科学和人工智能的高端康养制造品，大多会以康养服务的形式到达消费者。刘庚常、葛安乐总结指出，康养服务业的基本内容为康养社会保障、康养医疗卫生保障、康养家庭设施、康养服务、康养生活环境、康养精神文化生活、康养社会管理、康养权益管理[4]。但是本报告认为，康养服务业重点强调的是健康服务消费，是贯穿人“全生命周期”的以“服务业”的形式呈现出来的，比如森林康养、温泉康养、运动康养等重要发展模式都是以休闲服务业形式为主，且具备良好的发展前景。康养产业这一特质使得康养服务业构建起康养制造业和康养农业与康养产品消费者之间的桥梁，同时康养服务业本身提供的服务也是康养产品中的重要组成部分，因此康养服务业在康养产业中占据主导地位，且近年康养服务业的主导地位逐渐加强。

团队根据康养服务业企业提供的产品侧重和差异将康养服务业企业分为护理服务型康养企业、养老服务型康养企业和养生服务型康养企业。其中护理服务型康养企业主要提供健康护理、疾病预防、婴孕群体护理等服务，侧重对特定群体提供特定的疗养和看护，预估占康养服务业企业的37%。养老服务型康养企业是传统养老企业与康养相结合的高端养老企业，其不仅仅提供基本的养老服务，还为老人提供健康护理、身体检查、身心康复、人员陪伴等服务，致力于为老人提供舒适、健康、轻松、温馨的宜居服务产品，预计占康养服务业企业的39%。养生服务型康养企业主要提供身体调理、身体锻炼、疾病预防等医疗前端的服务，预计占康养服务业企业的24%。整体上，康养服务业企业的规模比较小，投资成本集中在人力成本，相对较低。

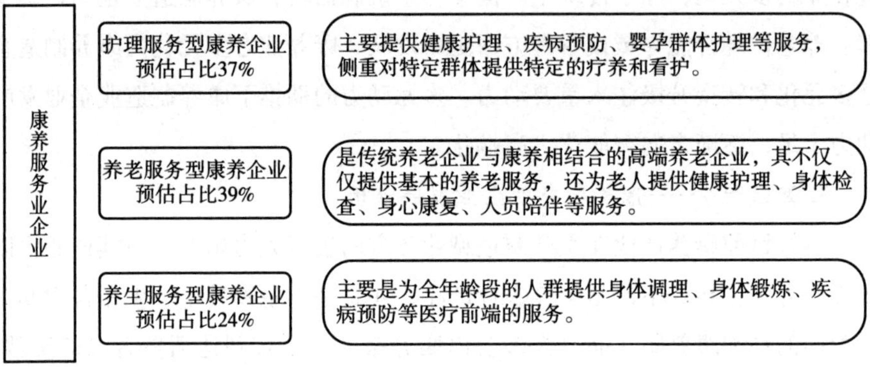

康养服务业企业

护理服务型康养企业 预估占比37%

主要提供健康护理、疾病预防、婴孕群体护理等服务，侧重对特定群体提供特定的疗养和看护。

养老服务型康养企业 预估占比39%

是传统养老企业与康养相结合的高端养老企业，其不仅仅提供基本的养老服务，还为老人提供健康护理、身体检查、身心康复、人员陪伴等服务。

养生服务型康养企业 预估占比24%

主要是为全年龄段的人群提供身体调理、身体锻炼、疾病预防等医疗前端的服务。

图3　康养服务业企业分类

对于整个康养产业而言，服务业是附加值最高的部分，其利润相对于康养制造业和康养农业更高。同时由于服务类康养企业不需要过多投入生产设施设备、土地以及维修和更新费用，而以劳务、员工培训、场地租赁等费用投入为主，这使得服务类康养项目的前期投入相对较低，且具有较高的预期收入，故而更加受到资本的青睐，逐渐成为康养产业中的投资热点，吸引更多资本进入康养产业。

（二）股权性质视角下的康养企业发展分析

1. 国有企业的康养产业发展概况

（1）国有企业的康养发展现状

国有康养企业，是指由国家对其资本拥有所有权或控制权的国有企业中，开展投资或运营相关康养业务的部分企业。面对统摄养老、健康、医疗等诸多行业且市场前景广阔的康养产业，国有企业在康养领域早有布局。

2016 年底，央企以及地方国企即开始投资康养项目，逐步开发运营各类康养产品与服务。中山大学康养旅游与大数据团队最新调研显示，“十三五”期间，在优化国有资本结构及布局、推动创新资源整合协同的背景下，中央企业的数量调整为 97 家，其中有 38 家央企开展相关康养业务工作，推动建设约有 6 个百亿级康养超级项目。

国有资本和国有企业进军康养是推动产业发展的必要条件。康养作为一个综合型产业，内涵丰富、外延广泛，关联了农业、林业、医药生物、地产、文旅等诸多行业，康养项目和产品的开发涉及多方资本和资源的调配；而康养产业作为朝阳产业，仍缺乏成熟的商业模式和运作标准，国有资本和国有企业的介入对于推动产业的健康良性发展显得尤为重要。国有企业在引导康养产业规范发展方面兼具资源和政策两方面优势。一是国有企业拥有独有的资源优势。国有企业自有部分土地的使用权，由于康养产业发展文旅、地产以及农林业等业态对于土地资源具有较高需求，国有企业在土地资源方面具有得天独厚的供应优势；并且由于国有企业与各地政府具有较为紧密的联系，在康养项目开发的环境资源开发利用、基础设施配套建设方面，国有企业能够充分利用社会优质资源，推动康养项目资源的优化配置。二是国有企业具有政策优势。康养产业涵盖了养老、医药生物等关乎民生的重点领域，中央及各地政府已出台多项政策如《国务院关于加快发展养老服务业的若干意见》等，推动地方政府建立以企业和机构为主体，满足老年人各种服务需求的居家养老服务网络，这些关乎民生领域的开发与发展，政策优势带来的资金和人才倾斜，使得国有企业进军相关康养产业占据上风。

从另一方面看，发展康养产业是地方产业升级的必然选择，国企入局康养已成为发展趋势。康养产业覆盖全年龄段消费人群，涉及身体、心理和精神全方位的消费场景，能够快速拉动消费增长，同时带动地方产业结构的优化和市场升级。因此各地政府纷纷将康养产业作为转型升级的突破口，推动地方国企整合重组，将诸多企业中非主业的旅游、医疗健康、康养等板块进行市场化的重组，集结整合为核心主业，提升国有资本和国有企业的资源优化配置以及市场核心竞争力。如山东省近两年加快国企改革行动，将多家省属企业的文旅、康养板块抽离进行重组，成立国欣文旅、国欣颐养集团两个新国企，集中资源培育康养领域的龙头企业，以助推山东产业的新旧动能转换。国企进军康养，是康养产业迅速发展的助推器，同时也是国有企业转型调整的重要契机。

（2）国有企业进入康养产业的模式

康养旅游与大数据团队调研显示，国有企业进入康养产业主要通过三个路径实现：一是设立专业的康养子公司，从事康养产业的投资和运营；二是以基金、债券等金融手段介入，直接获取康养企业的部分控制权，从而进行康养布局；三是与社会资本合作成立相关项目或公司，通过专业性强的社会资本直接开展康养相关的产品与服务运营。

组建专业康养子公司是国企发挥平台优势探索康养道路的主要体现。如中国铁建股份有限公司（以下简称“中国铁建”）将进军康养领域视为加速转型升级的重要举措，2019 年底，中国铁建设立中铁建康养投资有限公司，专门参与康养产业投资以及康养服务运营等业务。2020 年，中铁建康养投资有限公司已逐步开启康养布局，与青岛市城阳区政府以“中铁建青岛 WELL 健康城”项目为建设契机，全面开展医养健康、康养服务以及市政基础设施等方面的合作；中铁建发挥在基础设施建设、城市开发等方面的经验，建设康养研究院、孵化器以及一站式康养社区，打造产学研一体化的康养平台以及康养产业发展示范区。2021 年，国企再次发力，中国铁建房地产集团、中国健康养老集团、大家健康养老产业投资管理公司、国药医疗健康产业有限公司联合出资设立中国康养产业投资有限公司，作为培育康养服务业的专项平台，中国康养将依托四家央企充分发挥在资产经营、产业布局以及新兴产业培育等方面的优势，打通国企平台间的康养资源配置，有助于实现优质康养项目的开发和运作模式的规范。

金融介入是国企接手专业企业加速康养布局扩张的重要途径。许多国有企业的主业与康养产业的关联度较低，康养产业作为覆盖全生命周期消费者、渗透全场景需求的朝阳产业，吸引着国企开拓新业务和增长点。为了在康养产业中取得竞争优势，直接通过基金、债券等金融手段入股控制专业康养企业，是加速实现进军康养、占据市场有利地位的捷径。如越秀集团是以地产、投资管理为主业的国企，2017 年其旗下越秀地产开始布局养老地产，进军康养产业的时间虽短，但越秀地产很快成长为大湾区领先的康养地产品牌，这与其母公司越秀集团的国企背景优势是分不开的。在开始入局康养领域后，同年越秀集团以“增资扩股”形式收购深圳银幸养老品牌，越秀银幸快速成为越秀集团在康养领域的主线产品。2020 年越秀康养基金成立，加快了越秀集团养老业务扩张的速度，2021 年，越秀康养基金出资认购朗高养老，作为“中国康养第一股”的朗高养老加入越秀，集团的康养板块快速从珠三角地区扩张到长三角地区。越秀集团通过基金方式实现了康养业务的战略布局。

联手社会资本体现国企民企合作开创康养发展新思路。在康养市场竞争日益激烈的当下，联合社会资本、充分利用社会资本的市场化和灵活性，再结合国企的资金和创新实力，有助于提高康养项目开发效率，保障康养项目的稳健发展。如四川金杯集团是国内老牌康养旅游大型民企，形成以峨眉半山七里坪项目为标杆的文旅健康业务阵营。四川旅投集团与四川金杯集团开展战略合作，以打造全新休闲康养旅游地为目的，建设大健康产业生态平台，既发挥了四川旅投集团转型发展平台、旅游资源战略整合平台、国有资本旅游投资平台等三个平台作用，又充分利用四川金杯集团的康养品牌优势，就康养产业示范园区、健康食品、康养度假区等项目开展深度合作，助力四川旅投集团在康养领域的业务拓展和运营模式构建。

综合以上对国有企业参与康养产业的发展和路径分析，在众多康养企业中，由于其天然的社会责任感和使命要求，国有企业在康养领域不仅谋求业务多元化发展和经济效益，还引领康养经济发展，力图培育康养标杆品牌，具有为康养企业树立产业标杆、引领产业发展方向以及充分发挥国企的平台服务等多重功能。

（3）国有企业康养产业发展的特点

国有企业投资康养领域更多集中在养老和医疗设施方面。国有企业承担着重要的社会责任，在当前快速老龄化的背景下，对养老服务的需求大幅提

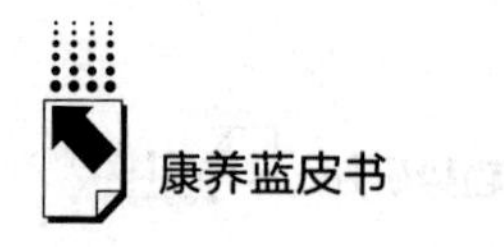

高，短期出现了供不应求的情况。同时养老院的投资回报周期长，社会资本跟进较慢，因此国有企业只有发挥其调控作用，加大资金投入养老行业，才能满足日益增长的市场需求。医疗设施的修建有利于提高社会公共服务能力，改善人民生活水平，因此国有企业也倾向于发展医疗设施建设。总之，国有企业作为我国支柱性企业，其资金雄厚，有能力建设大型、投资规模大、建设周期长的康养项目。

2. 民营康养企业的发展分析

（1）民营康养企业发展现状

民营康养企业，是指由民间私人投资、运营的从事康养相关业务的经营组织。目前的民营康养企业中，包括来自各行业的头部集团转战进军康养领域，地产、保险和文旅等大集团通过投资开发相关康养概念的产品，发展形成民营康养龙头企业，同时包括大量专业提供康养产品和服务的中小型企业。民营企业较早进军康养领域，其灵活的经营方式和敏锐的市场动向捕捉，使得民营康养企业的发展呈现多样趋势。

由于康养产业对于各类资源的依赖程度较高，而康养项目对于自然资源的开发利用以及土地资源的需求量较高，因此康养产业和康养企业的发展离不开顶层政策支持和其他相关配套的完善。截至 2021 年，国家以及各地政府出台的政策工具以及战略规划，从养老服务用地的规划到政府设立康养产业引导基金，从政策上引导民间资本投入康养领域，为民营康养企业营造良好外部发展环境。2021 年 5 月，国家出台全面开放三胎生育政策，这对于康养企业而言更是迎来发展突破的宝贵契机。三胎政策放开带来的消费者生育观念、家庭观念乃至养老观念的变化，有利于民营企业快速根据市场环境、消费观念的变化，深入挖掘全生命周期的康养消费场景，辅助生殖服务、生育健康管理、养老服务等细分消费领域将迎来更全面的政策扶持和更广阔的市场前景。

近半数百强民企已入局康养，康养成为大型集团多元化转型发展的绝佳选择。团队调研显示，全国工商联组织发布的民营企业百强名单中，有 43 家企业已涉猎康养，以地产、保险、能源开发等大型集团组织为主。亿翰智库的调研数据同样表明，2020 中国康养产业运营商综合实力 TOP30 榜单中，保险、地产等企业在当前的康养产业中独占鳌头。地产和保险等金融类企业在我国经济发展中占据重要的市场地位，但随着市场的饱和、产品种类单一同质等现象的出现，大型民营地产、保险等企业必须谋求转型发展之路。地产类企业凭借在拿地、建设、物业运营以及社区联动等方面的经验，运营与康养相关的旅居、养老、医疗健康等不同主题的地产项目；保险企业在资金支持和客户获取维护上更具超然的优势，由于保险服务本身就与健康、养老等康养话题息息相关，便于直接开发出与保险产品相挂钩的康养文旅或旅居产品，丰富企业的业务板块和产品线。

总体而言，民营康养企业的发展入局时间早，支持康养民企的各类政策工具以及政策契机都相继出现，加之民营企业具有经营灵活等特点，能够在康养产业发展中发现新的康养增长点并深耕不同细分领域，同时根据康养市场的变动及时调整康养产品的供给。

（2）民营康养企业发展模式

“康养 +”是民营企业进入和发展康养项目的主要模式。团队调研显示，“康养 + 地产”“康养 + 医药”“康养 + 养老”“康养 + 旅游”“康养 + 运动”这五种模式是当前民营企业发展康养的主要模式。民营企业始终以市场为导向，更倾向于把握当前存在的市场空缺，紧跟市场热点进行发展。随着近年运动热潮出现和加强，“康养 + 运动”模式产生并成为民营康养企业的投资热点。从资源、服务、文化三个层面视角看，康养企业发展模式主要包括三种类型：一是资源驱动型，该类康养企业以自然资源为核心吸引大量游客，依托本地资源延伸森林浴、雾浴、日光浴、生态浴、温泉浴等产品线，打造功能复合型度假区；二是服务驱动型，该类企业依靠区域特色康疗资源，集复合康疗、休闲度假、观光旅游等功能于一体，打造养生人士旅游目的地；三是文化驱动型，该类企业以区域养生文化底蕴为基础，塑造地区文化品牌，符合养生、娱乐、休闲度假等多重功能。

（3）民营康养企业发展特点

康养民企更注重康养细分市场，发挥市场活性剂作用。相较于国有企业谨慎、缓慢的投资与布局，康养民企能够快速根据市场环境和支持风向，提供更为创新且灵活的康养产品。以中国平安为例，早在2012年就着手进入养生养老地产，启动桐乡养生养老综合社区项目，但随着众多险企相继入局康养，康养社区的不断落地和发展，中国平安很快根据康养市场的变化以及集团在金融、医疗生态领域的积累，开始聚焦高端综合康养社区，及时调整康养发展的战略，并在2021年推出全新康养品牌“平安臻颐年”，发布首个高端产品线“颐年城”。山屿海与蓝城签订战略合作协议，双方企业将在健康、颐养、文旅、生活等服务领域开展深度合作，以“大健康+大文旅”融合为方向，将全力打造全新的健康旅居生活产品。由此可见，有效利用民企间的合作灵活便捷的特点，充分发挥其技术和资源迅速结合的优势，有利于康养产品的不断推陈出新。

（三）重点行业中的康养企业发展特点分析

在康养产业发展的重点行业中，地产行业、保险行业和文旅行业等因其进军康养领域最积极也最成熟，同时也是目前康养产业的主要资本来源，因此是本报告的主要调研对象。尽管医疗行业也是康养产业发展的重点，但因为其本身就具有康养性质，不存在转型康养的过程，所以不在本报告的调研对象中。

1. 地产类康养企业发展模式

地产类康养企业最早入局，55%的头部地产企业已进行康养布局。我国房地产市场已进入存量房时代，拿地和融资等难度的提升阻碍了地产企业开发新项目的速度，地产领域的政策也逐渐收紧，推动地产企业激活存量资产是目前政策的主要趋势。在地产内外部的发展困境下，地产企业的转型发展势在必行。因此，面对养老地产、旅游地产等康养类房产的新概念产品的出现，地产企业纷纷抓住时机，探索地产的多元化业务。中山大学康养旅游与大数据团队的最新调研显示，在中国房地产业协会、上海易居房地产研究院中国房地产测评中心提出的地产企业两百强的名单中，有110家地产企业已进军康养，地产类康养企业已成为康养企业的主力军，且在各类康养项目的

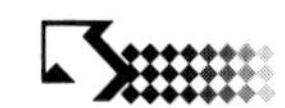

开发中都可见地产企业的进入。目前康养市场上已存在部分康养地产经典项目，如远洋集团2012年就确立的高端养老服务品牌——椿萱茂，引进国际养老概念，面向老年群体提供养老院、敬老院以及养老社区等产品，已在北京、天津、上海、广州、成都等城市进行布局。最新的康养地产动态调研显示，仍有新的头部地产企业不断发力康养，2021年5月，上海鹏欣地产全面转型鹏都健康后的首批康养项目，鹏都健康展示中心、鹏都健康远程医疗体检中心以及鹏都健康智慧康养实践基地等项目同时揭牌，意味着又一实力地产企业加码康养领域。

地产类康养企业已初步形成康养开发模式，林峰总结出“康养＋地产”的开发模式主要为新型康养城市、大健康新区、康养小镇、康养综合体、康养产业园区、康养度假区、中医药旅游示范区、享老社区[5]。但康养项目运营仍是最大困境。地产类康养企业在提供不动产服务、康养项目的硬件建造等方面的优势不容置疑，康养地产作为地产产业链的一种延伸，为普通地产增添附加值，这使得地产企业在康养地产领域有天然的优势和进入渠道。目前康养地产企业，侧重养老型用地、住宅以及物业运营服务类的项目投资和开发，凭借康养利好政策拿下地块，在一二线城市开展养老服务用地规划建设，或是依托优越的气候环境以及温泉、森林、中医药等康养资源进行开发建设，打造以康养概念为主导的地产产品。但是与传统地产开发模式不同的是，康养地产的侧重点是后期康养服务的运营，而非拿地—建造—售房的“高周转”盈利思维。因此，即使地产企业大批量进入康养地产领域，康养项目运营仍是最大困境，能从中获利并长期运营康养地产项目的企业也相对较少。对于未来的康养企业而言，最重要的仍然是康养运营思维的转变，如何将当地的康养资源、康养配套设施融入房产的后期运营服务中，真正为业主提供具有康养价值的产品，是推动康养地产可持续发展、做大做强的关键。

2. 保险类康养企业发展模式

保险类康养企业通过轻、重资产的多方式结合，呈现多元化的发展倾向。与地产类康养企业的康养布局相比，保险类康养企业进入康养的途径仍然是通过地产产品进入，但是两者定位不同：地产类康养企业的康养地产涉

及养老、旅居度假等多类定位，并且主要分布在城市郊区或者景区，注重地产的物业运营和地区特色资源的结合；保险类康养企业主要投资或运营养老地产，多数聚焦城市核心区的养老需求，注重养老社区和服务与城市配套设施的结合。总的来看，保险类康养企业的进军策略主要体现在三种模式上：一是重资产模式，保险类康养企业自行开发建设养老社区，如已有的经典项目泰康保险集团旗下的泰康之家，泰康保险于2009年率先获得中国保监会批准的投资养老社区的试点资格，开启了典型的“拿地—建设—服务+营销”的重资产投资之路，在19个核心城市布局高品质医养结合养老社区；二是轻资产模式，保险类企业通过第三方企业现有的养老社区实现资源互换，以合作模式带动保费的增长，例如光大永明收购汇晨养老，通过直接控股养老品牌的方式，剥离了土地和建设成本负担，轻装入局康养领域，光大永明是由中国光大集团和加拿大永明金融集团联合组建，资金实力雄厚，但其康养布局策略不同于其他险企或房企自建养老社区、康养地产，聚焦养老机构运营机构业务，主要走租赁物业的轻资产运营路线；三是轻重资产结合的模式，是指保险公司自建部分养老社区，同时与第三方签约合作或者以股权投资养老机构，如2017年，太平人寿推出“太平乐享家”养老服务品牌，在“重资产项目”梧桐人家国际颐养社区的布局基础上，联合第三方养老社区，以轻重结合的方式构建差异化的养老服务体系。

建立企业生态圈，保险类康养企业积极发挥协同效应。保险类康养企业的入局康养具有两大优势：一是产品优势，保险企业天然与医疗、养老、健康等消费领域息息相关，多年来已开发出众多与医疗健康相关的险种产品，对于康养概念以及康养需求的把控更加准确，康养产品的开发和营销更具综合优势；二是客户优势，多家保险公司通过“保单+养老服务”的模式锁定客户，对客户的维护能力较强，具有长期的客源和稳定的客群。基于以上两点优势，险企的康养发展核心竞争力在于最大限度地构建企业生态圈，发挥不同业务板块的协同效应。如平安保险的康养生态圈已初步构建，呈现出强大的协同优势，平安保险凭借多年来在金融、医疗领域的积累，发挥从线上问诊到线下诊疗的医疗体系优势，与平安养老地产产品完美结合，提供

“金融+医疗+养老”的创新康养服务模式，现已呈现出强大的协同优势。新华保险同样把握好这一趋势，推动将保险产品与康养服务充分融合，为消费者的全生命周期的投资与保障需求提供匹配产品，实现保单业务与养老社区收益增长相统一的目标。

3. 文旅类康养企业发展模式

旅游产业链的延伸、旅游企业布局康养已是行业常态。根据《中国康养产业发展报告（2020）》[6]，康养产业是由四大业态、五类康养资源构成的产业体系，其中旅居业态、研学业态都与旅游行业有重合部分，而气候、森林、温泉、中医药以及特色农业资源等五类康养资源皆是以往旅游开发十分青睐的资源。林峰指出产业之间高度的关联性是产业融合的内在基础[5]。康养产业中的部分业态产品与旅游行业相重合，是旅游产业链的延伸和多元化发展的体现，由此带来数量众多的旅游企业纷纷入局康养。最新调研显示，中国旅游研究院与中国旅游协会发布的中国旅游企业30强中，有28家旅游企业已开展相关康养业务。2021年，旅游类康养企业继续加码康养，如凯撒旅游正全力布局海南自由贸易港的康养业务；云南城投集团更名为云南康旅集团，转型后专注于打造以文化旅游、健康服务为主的业务载体；5月，云南康旅集团获得长城资管高达47亿元的信托融资，转型康养，建设国际康养旅游示范区。

健康中国和乡村振兴战略为文旅类康养企业带来巨大的发展契机。由于康养旅游产品与乡村农业资源、传统乡村文化以及优越的乡村生态环境紧密关联，因此康养旅游将成为挖掘乡村产业的新价值、新功能，亦是打造乡村经济发展新载体新模式的重要选择。众多旅游类康养企业敏锐地抓住时机，着手在乡村布局康养项目。近年来已有广西巴马、贺州等地的贫困村通过康养旅游产品的开发蜕变为网红村，康养旅游产业的发展带动了当地基础设施的完善、就业的增加和收入的上涨，同时促进生态环境的保护。最新调研结果显示，2021年3月，携程集团与奥伦达集团旗下黄帝康养度假区达成战略合作，利用黄帝康养度假区多年来在文旅度假领域的积累，实行“线上+线下”的强强联手，主攻乡村房车营地的打造和乡村康养旅游产品的创新。乡村振兴为旅游类康养企业提供了良好的外部发展环境，旅游类康养企业的发展布局也为乡村振兴战略的实施提供了绝佳的渠道和平台。

五 结论

依据通过网络大数据方法对康养企业的调研数据，本报告从三个不同视角对当前康养企业的发展特点进行梳理分析，发现不同类别康养企业进入康养领域的渠道方式、现今的发展环境以及发展趋势既有相通之处，又有不同之点，进一步总结整理可得2021年康养企业的发展呈现出以下特点。

（一）市场需求催创新，政府政策促转型

尽管房企、险企等类型的企业敏锐地发现市场需求，早在2010年前后就布局进军康养领域，但随着近年来从中央到地方政府政策的相继出台，进一步推动大量企业探索康养业务发展和产业转型。以房地产行业为例，“三道红线”等杠杆控制政策出台导致融资变数增加，在激烈的市场竞争下，尤其是宅地供给“两集中”政策实行使拿地难度不断提高，房地产行业的发展已经进入低迷期。与此同时，疫情为康养产业的发展带来了新的市场机遇，国家战略层面的“健康中国行动”、乡村振兴战略等给文旅康养企业发展带来良好政策机遇，另有多项政策从用地条件、投资融资以及税务收取等方面对文旅康养企业给予有力支持。因此，各大地产企业纷纷开始布局康养，寻求新的发展道路。虽然消费需求朝着健康理念变化是大批企业转战康养的客观原因，但是政策保障则为康养企业的顺利转型发展提供了有力保障。

（二）国有企业造平台，民营企业重运营

国有康养企业的康养项目能够紧密结合各地政府的康养规划，凭借自身占有的地方资源优势，重点打造大平台以及具有代表性的康养品牌，发挥着重要的引领作用。与此同时，国有类型的康养企业发挥重要的平台功能

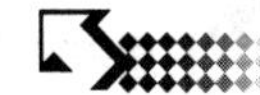

和作用，为沟通政府规划、市场需求以及社会资本提供平台，并结合将各方的资源和需求进行整合，以求更好地支持康养产业发展。而民营类型康养企业在市场中扮演着创新者、探索者的角色，在经营方式灵活利用的基础上，敏锐捕捉康养市场中的需求动态，提供符合消费者最新需求的康养产品和服务。

（三）企业发展多样化，运营效率需提升

不同行业、不同规模的康养企业拥有自身的多样化定位，部分大型房企、险企采取重资产的方式进军康养，通过自建自营的方式投资建设康养地产，结合主营业务打造独特的康养生态圈；也有部分险企采取谨慎的策略以轻资产或轻重资产相结合的方式先行试水，与第三方专业康养运营机构开展合作，专攻康养运营服务板块。但是就目前的康养项目运营发展状况而言，其整体的运营效率不高，市场绩效也不够理想，仅有少数项目能够成功存活，且对于康养概念的理解、康养产品和服务的提供仍存在诸多问题，仅凭康养噱头是难以维持地产或其他产品的长远发展的。因此，在采取多元化策略探索康养产业发展的基础上，各类转战康养的企业还需深入调研目前康养市场上供需不平衡的问题并探索解决办法，在康养产品运营的能力上加以提升，为康养消费者提供真正的能实现身心康养的产品和服务。

参考文献

[1] 程云、殷杰：《新冠肺炎疫情是否激发了康养旅游意愿？——一个条件过程模型的检验》，《旅游学刊》2021 年第 36 期。

[2] 李茜燕：《后疫情时期康养旅游产业发展的机遇及对策研究》，《江苏商论》2021 年第 10 期，第 62 ~ 64 页。

[3] 杜晓宇：《乡村振兴战略下康养产业发展新模式探索》，《农村经济与科技》2021 年第 11 期，第 150 ~ 152 页。

[4] 刘庚常、葛安乐：《人口老龄化背景下康养服务业发展研究——以山东省泰安市为例》，《产业创新研究》2021 年第 16 期，第 15 ~ 17 页。

[5] 林峰：《“康养 + 地产”项目开发模式分析》，《中国房地产》2021 年第 11 期，第 49 ~ 52 页。

[6] 何莽：《康养蓝皮书：中国康养产业发展报告（2020）》，社会科学文献出版社，2021。

分 报 告

Sub-Reports

B.2
2021年中国疗愈康养业态分析报告

黄凯伦 彭 菲*

摘 要： 随着我国人口日渐老龄化、亚健康状态普遍化、慢性疾病及重症患者年轻化，以及科学健康观念普及化，以全龄康养为对象的疗愈康养业态逐渐兴起，为医药治疗提供了有益的补充，成为具有庞大潜在消费市场、多项政策支持、巨大价值空间的新兴业态。本报告在资料梳理和产业调研基础上，对疗愈康养业态进行界定，认为目前我国疗愈康养业态主要可分为康复景观疗愈、医美康体疗愈、中医药疗愈、文化与精神疗愈、运动疗愈及膳食疗愈六大康养产品体系。通过近三年相关政策分析发现，目前对中医药疗愈发展支持力度最大，森林疗愈成为消费

* 黄凯伦，旅游管理硕士，武汉市江夏区全域旅游发展中心，主要研究方向为康养旅游、养老政策；彭菲，中山大学旅游学院特聘副研究员，主要研究方向为康养旅游、积极老龄化、休闲与健康。

升级的主要场景，智慧化疗愈康养将有较大发展空间。现有产业发展分析以森林康养基地与中医药健康旅游基地为切入口，研究发现政府、行政事业单位及国有企业是此领域投资运营的主力，社会资本以旅游行业、医药行业、地产行业为主，其中医药制造企业不乏“老字号”，但是较少有大型制药企业将医药疗愈康养作为核心业务发展，社会资本投资活力不足。建议未来以自然资源场景聚合疗愈康养发展要素，以现代科技赋能全时空疗愈场景，以专业人才培养赋能疗愈服务升级，以医养融合提升疗愈康养的社会信任。

关键词： 疗愈康养 康养产业 森林康养 中医药 健康

一 疗愈康养业态发展背景

（一）全球健康环境面临严峻挑战

世界卫生组织指出，2020～2030年十年间，世界将面临气候危机、预防传染病和流行病、保护青少年安全等健康问题。在我国，一些城市在空气污染治理方面卓有成效，如攀枝花、大同等资源型城市转型康养产业发展，进一步减少空气污染对人体造成的健康风险。与此同时，尽管新冠肺炎疫情尚未结束，我国居民健康防卫意识进一步增强，总体健康素养显著提升。2014～2019年间，人均医疗保健消费支出不断上升，体现了人们对日常身体健康维护、疾病治疗及愈后康复等方面更加重视。

（二）面临人口均衡发展的压力

人口老龄化问题将是我国长期面临的重要挑战。第七次全国人口普查数据显示，我国60岁及以上人口逾2.6亿人，占总人口的18.70%，与2010

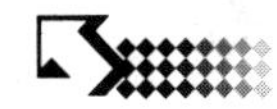

年相比上升5.44个百分点。人口老龄化程度进一步加深，一方面给养老、托老以及医疗等社会资源供给带来巨大的压力和挑战，亟须构建更加完善的医养康养体系；另一方面以高质量发展为目标积极应对老龄化催发了庞大的银发市场，带动社会化养老托老服务、老年健康管理、康复支持性设备制造与应用场景设计、膳食营养补充剂、旅居度假等新兴产业发展。与此同时，随着教育部贯彻落实新时代学校体育美育工作、对校外辅导机构进行整顿改革，青少年身心健康发展等问题将得到更多关注，与之相关的研学康养、运动康养等产业拥有巨大的发展空间。

（三）我国居民健康问题不容忽视

新中国成立以后，随着经济快速发展和人们生活水平不断提高，我国居民在饮食模式和生活方式上也发生了巨大改变，心脑血管疾病、恶性肿瘤等将成为威胁国民健康的主要困扰。尽管慢性病是在长期积累中逐渐形成的不具备传染性的疾病，但是对我国居民平均预期寿命仍具有一定影响。在2016年的“健康中国行动”中，明确指出在五年时间内将我国重大慢性病过早死亡率降到15.9%以下。随着我国医疗和健康管理水平不断提高，慢性病早已不再神秘不可控制，需要人们将疗愈手段融入日常生活中，通过膳食、运动、传统医药等方式来维持基本健康状况。另一方面，近年来精神、心理疾病也逐渐普遍化，从青少年成长焦虑、中年人工作生活压力到老年人空巢孤独，各年龄阶段人群都可能面临不同程度的心理问题。根据世界卫生组织数据，我国抑郁症患者占人口总数的4.2%，精神疗愈和自我疏导将对个体身心健康发展具有重要意义。

二　疗愈康养的概念及分类

（一）疗愈康养的概念界定

疗愈康养指针对处于亚健康状况、慢性病、伤残或手术治疗恢复期、心理障碍及精神压力等人群，充分发挥各类疗愈方法和疗养因子的功效，取得健康状况改善、病症缓解的效果。疗愈康养不同于专业的临床治疗，它是借助自然或外力干预方式对身体、心理、精神进行调理[1]，以增强个体自愈能力，维持身心健康状态，主要应用于慢性病管理、康复、保健等领域。

“疗愈”相比于“治疗”，具有以下四个特征：一是从理念上看，更强调通过身心状态的整体提升抵御疾病的侵扰，适用于需要长期健康管理的慢性疾病、受情绪影响的病症及部分心理及精神疾病，或者用药物和现代医疗手段无法精准改善的亚健康领域；二是从方法上看，疗愈康养并非以传统的医疗、药物治疗为主要手段，而是依赖于良好的环境资源、科学的疗养方式或传统医药方法进行整体恢复与提升；三是从结果上看，它脱离病理“治愈”的层面去追求更高层次的健康、健美，包括高层次的精神状态、高和谐度的心理状态与高适应性的社会能力；四是从人群来看，疗愈康养面向的是从幼儿、青少年、中年到老年阶段的全生命周期人群覆盖，且随着国民对身心健康的重视和生活品质的提升，疗愈康养对象还包括医学上的健康人群。总之，疗愈康养是健康、养生、养老三位一体的综合体现，面向人的身体、心理和精神层面的整体恢复与质量提升，且随着疗愈康养业态的发展与完善，逐渐向预防化、低龄化、科学化方向发展，衍生出了康复景观疗愈、医美康体疗愈、中医药疗愈、文化与精神疗愈、运动疗愈及膳食疗愈等不同康养业态。

（二）疗愈康养的分类

1. 康复性景观疗愈

康复性景观疗愈主要指将自然要素引入疗愈系统中，通过疗愈环境营造、科学空间环境的设计、人与环境的互动等方式来实现个体健康的目标。目前康复性景观研究主要包括景观康复、园艺疗法、环境行为健康等研究方向，涉及综合医院、社区空间、疗养院、森林公园等空间，目标人群不仅包括老年人、儿童等弱势群体，患有自闭症、抑郁症、阿兹海默症等精神性疾病的特殊群体，也适用于有改善健康需求的亚健康群体。

康复性景观不仅能够营造一个舒适的疗养环境，以其为载体的环境精神

疗法在帮助特殊群体“唤醒”自我疗愈方面发挥了重要作用。不同于传统休闲景观的设计，它需要更多地结合游戏、园艺等互动性较强的项目或康复性体验，配合色彩与声音设计，尽量营造一个安全感更高、引导性更强、身体放松的景观环境[2]。

（1）森林疗法

森林疗法主要指利用森林环境（包括气候及地形条件、空气负离子浓度、不同林分植物杀菌素、光环境、声环境、气压环境等）的影响，在其中开展森林浴、冥想、康复锻炼等恢复性活动，通过压力状态的减轻达到改善身心状态的疗养效果。受环境与资源限制，目前森林疗法主要应用于国家森林公园、森林康养基地、森林康养小镇等。

（2）园艺疗法

园艺疗法指利用景观规划和园艺操作，充分利用植物优美的色彩和姿态，综合视听嗅味触五觉进行环境场景营造，不仅给人以美的享受，体现固碳、滞尘、杀菌的生态效益[3]，更能够让人在其中缓解压力、增强活力、强化运动技能并增进社会交往，进而实现良好的疗愈和保健功能。与森林疗法不同的是，园艺疗法更为灵活，可以将植物的生机和功效引入到医院、疗养院、养老机构等设施中，基于人类心理变化的空间体系设计[4]，将富有生机的空间、舒适的环境、科技的融合等元素结合起来，在空间与人的互动中形成具有安全感、奇妙自在的自然场域和治愈空间。

（3）水浴疗法

水浴疗法主要指利用地热水、矿泉水、泥等自然资源，通过泡浴形式来达到预防疾病、增进健康的目的。其中温泉疗法是水浴疗法的最主要形式，尤其是在许多欧洲国家，已成为医保体系中的重要一环。它主要是基于温泉水温高产生的“热疗作用”，以及泉水中富含的氡、硫、偏硼酸等多种有益矿物质和微量元素，达到缓解病痛、实现康体养护的目的。此后水浴疗法还应用推广到泥、沙、阳光或气体中，通过全身浸泡或敷裹方式，促进人体神经、内分泌、免疫系统发生反应，进而达到身体康复、恢复以及慢性疾病调理的目的。

（4）虚拟景观疗愈

随着科学技术的发展与进步，虚拟现实技术开始与康复性景观相结合，利用其具有康复性作用的虚拟景观元素使人获得身心的康复效益，体现出巨大的发展潜力[5]。与以自然资源为依托的传统康复性景观相比，虚拟康复景观的特点在于：一是在传统康复性景观的疗愈功效基础上，将其与康复医学和虚拟现实技术结合起来，同时能够针对用户群体进行功能拆解与定制，更具科学性和针对性；二是打破传统康复性景观的时空局限，在实现形式上更为灵活多变，人们在时间和空间选择上更为自由，甚至可以足不出户享受康复性体验；三是可以节约环境成本和资源消耗，进而为社区、机构乃至居家疗愈提供更多可应用的空间[6]。

2. 医美康体疗愈

随着颜值经济的崛起和“悦己消费”理念的推动，国民对保养和美颜美体的关注度与消费能力持续攀升，消费人群也不仅仅局限于中年女性群体，而是向低龄群体、男性群体、老年群体扩展。从发展上来看，医美行业从传统的外伤（如皮肤烧伤）和诊疗整形（如兔唇）中分离出来，开始面向大众整形、抗衰、美容、美体等需求服务，形成个性鲜明的独立市场。医美康体疗愈一方面是对个体外貌和身材的修复与完善，如牙齿矫正、脱发植发、推拿减肥等，另一方面，也使消费者通过医美疗愈实现某种心理上的满足，具有一定积极、健康的意义。然而，在医美颜值经济红利释放的同时，医美行业乱象频发，黑色产业链环环相扣，政府和相关管理部门亟须进行规范和整治。

3. 中医药疗愈

中医药疗愈是指以中医理论为指导，采用外治或内治等治疗途径向消费者提供预防疾病、强身健体或医疗保健等服务，具体可分为内治疗法和外治疗法。内治方法主要是结合中草药资源提供口服药剂或食品，如中药药膳、中药汤剂、膏剂、丸剂、散剂等疗养形式。外治方法主要借助传统辅助工具加以实现，如针灸、推拿、刮痧、拔火罐、熏洗等[7]，通过各类物理或化学手段刺激皮肤、黏膜、肌肉等，达到预防疾病的效果。民族医药和中医药同源同宗，在外治与内治方法上存在许多融合共通之处，由于少数民族聚居

 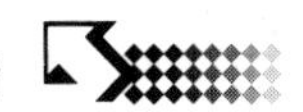

的地区在地理上的特殊性，遵循自然疗法的民族医药，在所用药材与外治手段上都颇具地方特色，其中藏医、蒙医、傣医、壮医等都具有广泛受众，且有较完整的医药哲学与治疗体系。

4. 文化与精神疗愈

文化与精神疗愈是对人的思想、信仰、价值观念等精神层面的养护，主要通过精神放松、注意力修复、文化熏陶、精神洗礼等方式，激发个体自我潜在意识和能量，进而达到平复创伤情绪、重新发现自我、实现文化认同和归属的疗愈效果。文化与精神疗愈主要分为三种，一是传统文化疗愈，如茶文化与心灵疗愈、仪式疗愈等；二是现代红色文化和研学旅行疗愈，主要传递并培养不屈不挠、坚忍不拔的精神；三是宗教和民俗文化疗愈，如禅修疗愈、瑜伽冥想等，是通过观察身心变化实相而达至烦恼解脱的方法。

值得一提的是，一些文化与精神疗愈方式逐渐与西方心理学相结合，将心智觉知的技术运用到实际心理治疗方中，并通过不断的治疗效果检验形成了较成熟的心智觉知认知疗法[8]，如正念减压疗法（MBSR）、正念认知行为治疗（MBCT）、辨证行为治疗（DBT）等方式已被广泛应用并加以推广，不仅能够有效减轻高压力人群的工作和生活压力，对焦虑症、抑郁症、强迫症等心理疾患也有很好的疗愈效果。

5. 运动疗愈

随着预防医学、临床医学和运动科学的发展，传统运动方式在医学有针对性的干预下形成体医结合的半专业模式。运动疗愈，即根据练习者健康需求或伤病患者病理情况，结合损伤恢复周期而进行的系统、有针对性的运动训练，以此实现疾病预防、健康护理、损伤修复以及机能修复等多种疗愈目的[9]，从生理、心理、社会功能上全方位提升个体生命质量。目前运动疗愈对象主要是伤病愈后恢复患者（如运动员损伤恢复、车祸恢复等）、心理疾病患者（如抑郁症患者、孤独症群体等）、亚健康患者（包括颈椎病、腰椎病等疗愈）、老年群体（含骨质疏松、膝关节恢复等）。目前运动疗愈应用于心肺康复、骨科康复、疼痛康复三大领域，与传统治疗方式不同的是，其目标是帮助伤痛患者恢复正常运动生活，它以提高人的生活品质为目标，以长期坚持的运动练习为疗愈手段，主要针对运动损伤、老化、病变、伤病等的预防和病后恢复，康复要求也相对较高。

6. 膳食疗愈

膳食营养是维系人类健康的重要基石，日常饮食摄入对人们健康有着直接的影响。膳食疗愈即通过科学管理膳食和营养摄入来达到调节身体机能、预防疾病、促进伤病恢复及控制伤病恶化等目的。它主要关注两点：一方面是膳食及营养摄入是否均衡；另一方面是饮食习惯的调整与科学管理，如饮食时间、地点、方式、食物种类、饮食量等。

膳食营养对维系人体健康、预防疾病产生、增强人体抵抗力等具有重要作用，在一定程度上能够成为辅助疾病治疗的重要补充[10]，它以婴幼儿、高龄老人、对营养有特殊需求的人群如专业运动员、健美健身者、术后恢复者等群体为目标，由此也带动保健品和膳食营养品的发展。随着膳食营养的科学化、精致化、高端化发展，膳食原材料是否有机、是否药食同源，是否具有良好的风味与口感，都影响着人群对生活的态度。

通过对疗愈康养类型及主要产业分类发现，目前疗愈康养以身体物理功能的调理和恢复为基础，心理状况改善为纽带，精神修养为提升，最终通过一系列行为活动和内在修养实现个人身体和精神上的最佳状态[11]。其中康复性景观疗愈、运动疗愈、医美康体疗愈、中医药疗愈、膳食疗愈对个体身体调养、恢复发挥了重要作用；康复性景观疗愈、运动疗愈、医美康体疗愈在益于身体康复的同时，对个体心理健康发展也有所裨益；而回归于自然和文化的康复性景观疗愈和文化与精神疗愈是能够直达精神层面的自我修养与提升。在应用场景中，自然资源丰富的场所是较早应用并得以普及的疗愈场所，能够从身体、心理、精神维度上改善个体身心状态；室内场所在技术和专业设施的发展下发展势头迅猛，能够为康复患者提供更加科学、专业的服务；产品流通与制造行业逐渐面向个人健康全产业链，对提高个人生活品质具有重要影响。

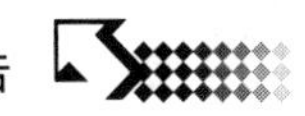

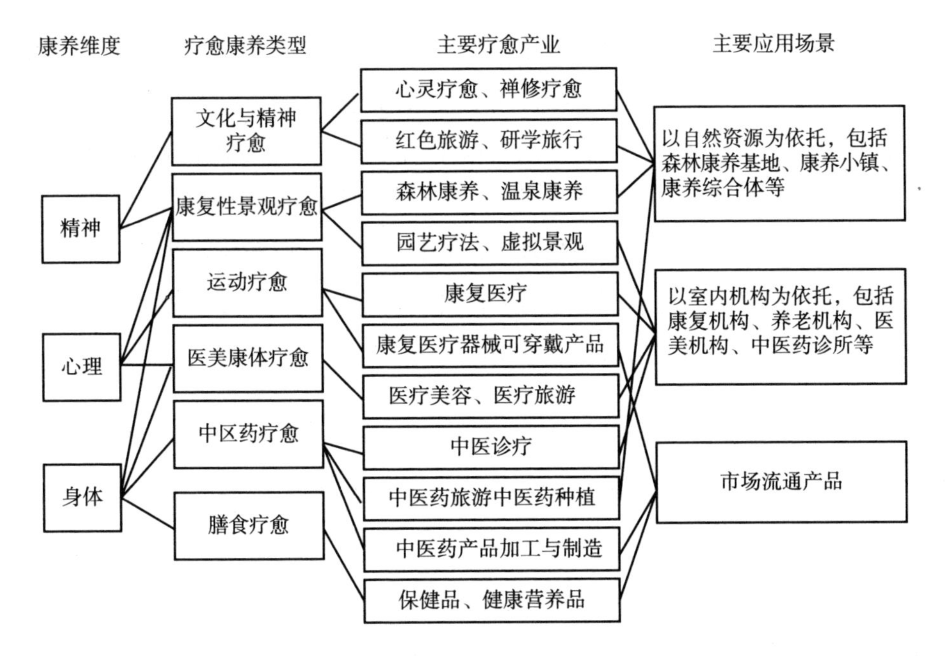

图1　疗愈康养类型及主要产业分类

三　调研方法

（一）文献查阅法

由于疗愈康养并不是一个相对成熟的概念体系，本文通过中国知网、science direct 等中英文文献数据库，聚焦检索与运动康复、精神与心理干预、景观康复、膳食营养干预、中医药诊疗方法等相关主题的文献，通过对复杂门类文献的广泛阅读与梳理，逐步提炼出疗愈资源、操作疗法等关键子概念，并构建了疗愈康养的概念框架体系。

（二）政策在线检索

通过中国政务网及各相关部门官方政务公开网站进行检索，并在此基础上进行资料收集与梳理。由于本文的疗愈康养概念体系是根据现今产业与理论发展实际综合提炼构建的，并不与现今政策中的“疗愈”“康养”等概念外延与内涵完全一致，因此通过泛主题检索的方法，将所有涉及本报告相关概念内涵的政策整理出来，再通过对政策内容的分析梳理出核心相关政策，并作为本报告政策分析部分的依据。由于中国政务网检索到的政策并不全面，本报告在调研过程中，还梳理出核心相关部门如中医药管理局、文化和旅游部、民政部等，在这些部门官方网站上再次检索、补充及验证，以确保更加全面地掌握疗愈康养的政策环境。

（三）产业数据检索

本文对产业发展现状的分析，第一步是通过镝数聚、洞见研报等研报库检索相关行业报告，对相关行业有一个基本的了解；第二步通过 CSMAR 数据库、Wind 数据库等来检索行业最新数据及核心企业最新数据；第三步则是去核心企业官网及相关宣传报道，了解核心企业的相关产业链发展与项目现状。同样因为本报告概念界定的问题，存在一个针对本报告概念体系内涵的复杂信息筛选过程。

四　疗愈康养发展的政策环境分析

（一）中医药疗愈康养越来越受到重视

经历过 2020 年的新冠肺炎疫情，中医药在增强疾病防御与治疗方面的作用得到凸显，并推动了中医药领域相关政策的出台。最近两年有关政策的出台，一是要求重视中医药在医疗诊疗过程中的作用，即强化中西医结合会诊；二是要完善中医诊疗设施，即在一定等级的卫生医疗机构要设置相应的配套中医诊疗科室，并鼓励营造中医药文化氛围，将中医药门诊服务占比纳入绩效考核目标；三是大力发展和完善中医药服务，此部分内容在《关于印发推进妇幼健康领域中医药工作实施方案（2021～2025 年）的通知》（国卫妇幼函〔2021〕86 号）中有比较完整的体现，妇幼作为人生命周期

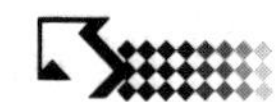

中比较特殊的时期，健康管理显得至关重要也是健康管理可以在较大空间应用的领域；四是加快推动中医药人才培养及相关学科建设；五是支持国家中医药服务出口基地高质量建设，鼓励多形式举办医养结合机构；六是中医药康养旅游示范基地相关政策早已出台，不断推动中医药疗愈业态提档升级。中医药疗愈康养的发展前景广阔，目前我国中医药疗愈市场并不完善，发展水平不高，除了老孕幼健康领域，未来将可能有更多相关政策出台。

（二）森林康养是主推的综合疗愈康养场景

近年来，森林康养不仅成为具有疗愈性质的康复性景观，还是文旅康养消费升级的重要体现。它不仅能够有效缓解现代社会压力，也有助于在一定程度上弥补预防医学、治疗医学领域的短板[10]，具有综合多种疗愈康养产品体系的天然优势。我国现有康养产业相关政策，更多出现在“意见”相关文件之中，是对康养产业发展的一种方向性引导，现在国家层面明确提出的“康养”试点和基地建设，即森林康养基地和中医药康养旅游基地。森林康养产业的发展和森林康养基地建设的相关政策早有出台，尤其在近三年进一步明确产业发展目标，如鼓励优化森林康养环境、建设森林康养基地、完善森林康养基础设施、丰富森林康养产品、提高森林康养服务水平等。与此同时，随着森林康养产业的发展与完善，目前呈现出三种趋势，一是逐渐呈现专业化、科学化发展方式，即在原有旅游设施、休闲设施基础上，引入医疗设施、森林疗愈服务等产业；二是结合当地优渥的自然资源逐渐形成完善的产业链，带动当地林业、农业、旅游、房地产业等产业协同发展，如建设森林康复中心、森林疗养场所等；三是开发特色服务和产品促进消费升级，如在传统观光功能基础上针对不同年龄群体打造森林康养体验项目，充分利用林业、农业资源开发森林食疗、药疗产品等。

（三）智慧化疗愈康养将有较大发展空间

在新冠肺炎疫情的影响下，异地疗愈的时空限制和不确定性给以疗愈康养为主导的旅游产业发展带来冲击，而推动现代数字技术和疗愈康养相结合

将是未来政策发展方向之一。现有对于数字技术如何赋能疗愈康养的政策主要体现在以下两个方面：智慧化健康养老数据及服务平台、智能佩戴装配与设施。未来“疗愈康养”将与技术和科技相结合，为人们提供更加专业化、科学化、系统化且具有可及性的服务，一方面增大现代数字技术的应用场景，即利用 VR、AR 等技术构造独立的虚拟公共空间，通过声、光、电等多感刺激来达到疗愈康复的目的；另一方面，现代数字技术应用还包括康复辅助器具的数字化与智慧化，数字化疗愈康养辅助器具制造也将是未来发展的主要方向。

表 1　主要疗愈康养相关政策概览（2019～2021 年）

政策类型	政策名称	政策内容提要
森林疗愈康养	《国家林业和草原局办公室、民政部办公厅、国家卫生健康委员会办公厅、国家中医药管理局办公室关于开展国家森林康养基地建设工作的通知》（办改字〔2019〕121 号）	根据康养不同类型（保健型、康复型、养老型、综合型等）开展森林康养活动，自营或与医疗、养老等机构合作开展康复疗养、健康养老等服务，开发森林康养文学、音乐、美术等文化产品，森林康养文化体验与教育多样。
森林疗愈康养	《国家林业和草原局办公室、民政部、国家卫生健康委员会、国家中医药管理局关于促进森林康养产业发展的意见》（林改发〔2019〕20 号）	培育一批功能显著、设施齐备、特色突出、服务优良的森林康养基地，构建产品丰富、标准完善、管理有序、融合发展的森林康养服务体系。到 2022 年建设国家森林康养基地 300 处，到 2035 年建设 1200 处。
森林康养小镇	国务院办公厅转发国家发展改革委《关于促进特色小镇规范健康发展意见的通知》（国办发〔2020〕33 号）	发展先进制造类特色小镇，信息、科创、金融、教育、商贸、文化旅游、森林、体育、康养等现代服务类特色小镇。
虚拟康复性景观疗愈	《文化和旅游部关于推动数字文化产业高质量发展的意见》（文旅产业发〔2020〕78 号）	推动沉浸式业态与城市公共空间、特色小镇等相结合。开发沉浸式旅游演艺、沉浸式娱乐体验产品，提升旅游演艺、线下娱乐的数字化水平。
中医药疗愈康养	《关于进一步加强综合医院中医药工作推动中西医协同发展的意见》（国卫医函〔2021〕126 号）	有条件的综合医院可以探索开展中医治未病服务，在全院推广中医治未病理念和方法，发挥好中医药“未病先防、既病防变、瘥后防复”的优势和作用。鼓励综合医院中医临床科室开展中医药文化建设，营造中医药文化氛围。

续表

政策类型	政策名称	政策内容提要
中医药疗愈康养	《关于印发推进妇幼健康领域中医药工作实施方案(2021-2025年)的通知》(国卫妇幼函〔2021〕86号)	推动妇幼保健机构全面开展中医药服务,强化中医药在妇女儿童预防保健中的作用,组织开展中药熏蒸、小儿推拿等中医药适宜技术和中成药用药培训,提供适宜妇女儿童食用的药膳、养生调理茶饮等服务。创新完善妇幼中医药服务模式,积极推动妇幼中医药服务"沉下去""走出去",推广适宜家庭保健的中医药适宜技术。
中医药疗愈康养	《关于支持国家中医药服务出口基地高质量发展若干措施的通知》(商服贸规发〔2021〕73号)	中医药服务出口基地是以中医药相关医疗保健、教育培训、科研、产业和文化等领域服务出口为特色的中医药企事业机构,是实现中医药服务出口的重要力量。鼓励公立机构基地通过特许经营等方式,为境外消费者提供多层次多元化的中医药康养服务。支持成立区域性中医药服务贸易医联体或联盟,鼓励公立机构基地和民营机构基地加强合作。
中医药疗愈康养	《关于深入推进医养结合发展的若干意见》(国卫老龄发〔2019〕60号)	发挥中医药在治未病、慢性病管理、疾病治疗和康复中的独特作用,推广中医药适宜技术产品和服务,增强社区中医药医养结合服务能力。
中医药疗愈康养	国务院办公厅印发《关于加快中医药特色发展若干政策措施的通知》(国办发〔2021〕3号)	夯实中医药人才基础,提高中药产业发展活力,增强中医药发展动力,完善中西医结合制度,实施中医药发展重大工程,提高中医药发展效益,营造中医药发展良好环境。同时增加多方社会投入。鼓励有条件、有实力、有意愿的地方先行一步,灵活运用地方规划、用地、价格、保险、融资支持政策,鼓励、引导社会投入,提高中医临床竞争力,打造中医药健康服务高地和学科、产业集聚区。
运动疗愈康养	《关于进一步加强残疾人康复健身体育工作的指导意见》(残联发〔2019〕41号)	牢固树立创新、协调、绿色、开发、共享的发展理念,国家体育总局将促进残疾人康复健身体育纳入全民健身大局,提高服务能力,提高参与率和覆盖面。
运动疗愈康养	《国家卫生健康委办公厅关于开展加速康复外科试点工作的通知》(国卫办医函〔2019〕833号)	逐步在全国推广加速康复外科诊疗模式,提高诊疗效果和医疗服务效率,提升医疗资源利用率,改善患者就医体验,进一步增强人民群众获得感。
运动疗愈康养	国家卫生计生委《关于深化"放管服"改革激发医疗领域投资活力的通知》(国卫法制发〔2017〕43号)	鼓励社会力量举办康复医疗机构、护理机构,打通专业康复医疗服务、临床护理服务向社区和居家康复、护理延伸的"最后一公里"。

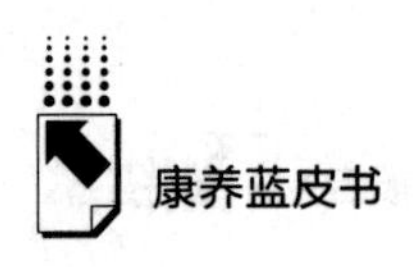

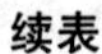
续表

政策类型	政策名称	政策内容提要
运动疗愈康养	《关于开展康复辅助器具产业第二批国家综合创新试点的通知》（民发〔2020〕149号）	鼓励地方财政通过奖励引导等方式支持非营利性康复辅助器具配置服务机构建设，鼓励、吸引和扶持社会力量兴办康复辅助器具配置服务机构等；提升配置服务能力，推动康复辅助器具配置服务机构适应消费需求升级。
医美康体疗愈	国家发展改革委、商务部《关于支持海南自由贸易港建设放宽市场准入若干特别措施的意见》（发改体改〔2021〕479号）	将医疗、文化、教育、旅游等服务业作为重点，支持海南高端医美产业发展，鼓励知名美容医疗机构落户乐城先行区，支持国外高水平医疗美容医生依法依规在海南短期行医，推动发展医疗美容旅游产业。
膳食疗愈康养	《市场监管总局关于征求调整保健食品保健功能意见的公告》（特殊食品安全监督管理司〔2019〕）	拟取消21项保健食品功能，引导消费者理性消费。其中，首批拟调整功能声称表述的保健功能有18项，包括免疫调节/增强免疫力、抗氧化、减肥、改善睡眠等。

资料来源：作者根据相关资料整理。

五　主要疗愈康养业态发展现状

疗愈康养作为康养产业的重要分支，目前主要以医疗机构和疗养旅游景区为经营主业态，与旅居康养、运动康养、研学康养等其他康养业态相比，更多的是强调运用自然力量和身体恢复周期，结合病理问诊、辅助器械、科学方案、系统方法等较为专业的手段达到身心康复、改善的功能。疗愈康养逐渐向专业化、科学化、系统化方向发展，覆盖全龄人群，同时也需要更多专业复合人才推动产业蓬勃发展。与此同时，随着环境资源在疗愈康养中的地位日益提升，专业技术和科学手段逐渐与休闲度假产业发展相结合，极大地推动了森林康养、中医药旅游、红色旅游、研学旅行、医疗旅游等产业的兴起和发展。

（一）森林疗愈产品体系分析

由于我国拥有分布广泛的森林资源，在中国文化情境里“养在山林”

 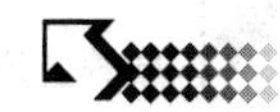

“隐居山林”具有深厚的历史文化积淀。在我国，森林生态资源保护和开发利用已是比较成熟的领域，截至2020年底，国家林业与草原局公布了901个国家森林公园，2010～2019年，中国森林公园旅游总人数从3.96亿人增长至10.19亿人，具有一定的资源开发和消费潜力。

森林疗愈是我国森林康养产业发展的升级体和综合体，它以各级别森林康养基地创建为典型，其中，国家级森林康养基地创建一定程度上能够代表森林康养产业发展水平与现状。根据2020年公布的国家森林康养基地（第一批）名单的公示，全国共有107家，申报单位分县级行政单位和实际经营主体，有21家以县级行政单位为主体申报，从一定程度上反映了在森林康养产业发展过程中的政府主导逻辑，同时也体现了资源的整合打包趋势。根据地域来看，创建单位最多的是福建省，其次是黑龙江、安徽等省市。福建、江西、云南等省市以县级行政单位申报数量较多，表明这几个省市拥有覆盖面广的优质森林资源，地方县级政府较重视森林康养产业发展。以经营单位为主体申报的国家森林康养基地中，吉林、黑龙江、浙江、贵州等省市数量较多，说明这些省市旅游及林业发展基础较好。从投资主体来看，主力为国有资本，经营主体主要分为政府旅游及林业相关部门行政事业单位（包括森林公园、景区管理处、林业研究所、国有林场等）、地方国资控股旅游投资及景区运营企业、民营旅游及农业投资运营企业等。部分国家森林康养基地就是原有国家森林公园、风景度假区、景区“套牌”，由于林业资源和以森林景观为特色的旅游资源大部分由国家或者地方政府管理，社会资本投资森林康养基地力度不足，在这一领域社会资本处于劣势，缺乏投资活力。

（二）中医药疗愈产品体系分析

传统医学在发展过程中沉淀了相当丰富的特色诊疗方法，特别是在病症缓解、体质改善方面有相当宝贵的经验，且具有广泛的群众基础。我国中医药、民族医药产业的发展历史悠久，可发展特色医药产业的地域分布广泛。其“效法自然”的传统医学哲学，强调药材的药效与生长环境息息相关，同时根据地域自然环境特色也催生了许多特色疗法，这也是驱动消费者流动

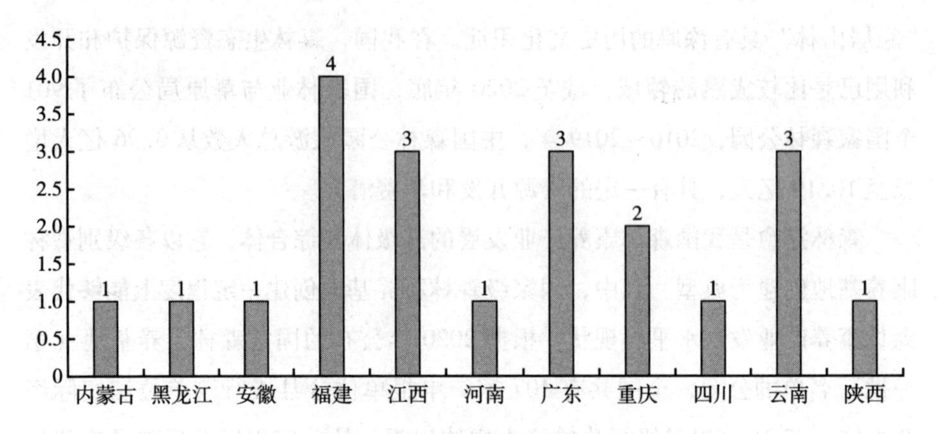

图 2　以县为单位申报的国家森林康养基地分布

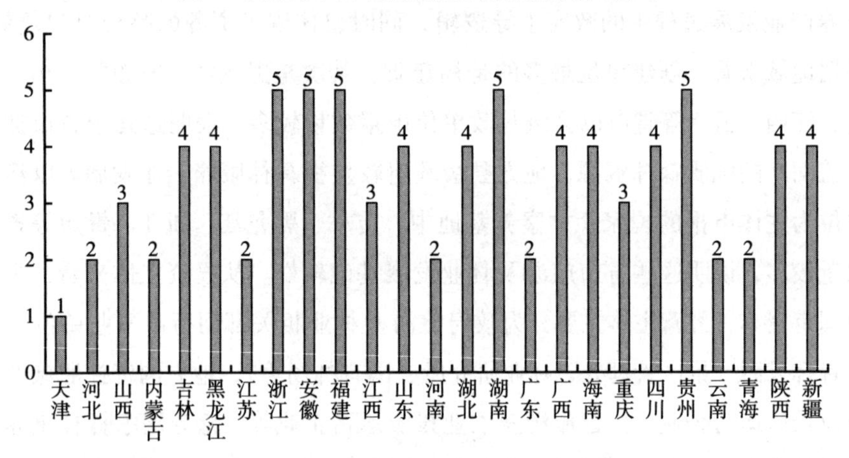

图 3　以经营单位申报的国家森林康养基地分布

的重要因素，即追求最“地道”的中医药疗愈效用。国家层面上对全国中医药疗愈康养的良性发展进行积极引导，各个省市也相应出台具有地方特色的中医药康养基地创建政策。中医药森林康养旅游基地创建，一定程度上能够反映我国中医药康养发展现状与水平。

2017 年确定四川都江堰等 15 家单位为首批国家中医药健康旅游示范区创建单位，2018 年公布北京昌平中医药文化博览园等 73 家单位为第一批国家中医药健康旅游示范基地创建单位。从地域区划示范区来看，其基本特征是富集中医药文化资源，拥有传统药材种植经验传统以及传统医药制药工业

 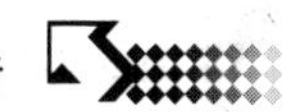

基础。如四川都江堰地区有青城山等道教养生文化品牌和资源，安徽亳州有较发达的茶叶种植及制茶产业基础及地方特色中药材种植加工基础，因此可以因势利导大力发展中医药康养产业。

从示范基地来看，医药制造企业、中医院及民族医院占据国家中医药健康旅游示范基地创建主体，医药制造企业基本覆盖中国知名“老字号”药企，如云南白药、东阿阿胶、广州白云山、九芝堂等，业务范围主要包括中药材种植、中成药制造生产、中药及保健品研发，由其申请的示范基地也主要是现有的产业园、文化博览馆，能够提升旅游接待服务功能，但是缺乏对综合性疗愈康养项目的投资。其中，石家庄以岭药业股份公司以打造全资子公司的方式，即以以岭健康城科技有限公司入局大健康产业，依托制药产业基础，结合多种医药消费场景，充分挖掘中医药传统文化、制药工业文化、售药商业文化，打造集健康管理、主题酒店、健康电商、健康旅游、健康文化为一体的疗愈康养业态闭环。在示范基地中中医院与民族医院发展具有代表性，主要代表有三亚市中医院、开封市中医院、呼伦贝尔蒙医院、青海省藏医院等。由此可见，现有中医院、民族医院、健康主题度假区是中医药疗愈康养的发展主体，现有中医药制造企业对中医药疗愈康养有一定程度的关注，但是缺乏对疗愈康养的全面投资布局。

表2　国家中医药健康旅游示范基地（节选）

申报单位	所属行业类型	特点
以岭健康城科技有限公司（石家庄以岭药业股份有限公司） 东阿阿胶股份有限公司 九芝堂股份有限公司 云南白药集团股份有限公司 广州白云山和记黄埔中药有限公司（广州白云山医药集团股份有限公司） 天津达仁堂京万红药业有限公司（天津中新药业集团股份有限公司） 漳州片仔癀药业股份有限公司 山西广誉国药有限公司（广誉远中药股份有限公司） 北京鸿博华康中医药科技有限公司 上海康桥中药饮片有限公司	医药制造（中成药、中医片剂、药材种植、保健品）	“老字号”、上市医药集团公司、以大健康产业为战略目标打造的全资子公司

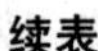
续表

申报单位	所属行业类型	特点
呼伦贝尔蒙医院 开封市中医院 咸丰县中医院 三亚市中医院 青海省藏医院 昭苏县中医院	医院（中医、民族医院）	地方特色中医院与民族医院

资料来源：作者根据相关资料整理。

（三）膳食疗愈产品体系分析

膳食疗养产业以膳食保健品的生产与销售为核心。现今，市场上的保健品，根据产品功能可以分为膳食补充剂、运动营养品、体重管理和传统滋补四大类。四大类产品从市场占比来看，膳食补充剂为主要品类，占比60%，其次为传统滋补，占比33%，体重管理占比4.77%，运动营养占比1.31%，其中运动营养类和体重管理类，随着“颜值经济”的火热，有着较大的成长空间。

根据欧睿咨询数据，我国膳食补充剂市场前五名及其市场占有率分别为汤臣倍健10%、无限极6%、安利6%、健合4%、东阿阿胶4%，CR5为31%。2016~2020年汤臣倍健市场占有率从4.6%增长至10.3%，超越无限极居市场首位。而健合呈现同样的趋势，2017年完成对澳大利亚Swisse公司的收购后，市场占有率逐年扩大，这一品类市场已经出现了较为集中的趋势。传统滋补品类在中国及东亚文化圈占有较重要的地位，主要代表企业有东阿阿胶、片仔癀等老字号药企；体重管理领域以碧生源等企业为代表，运动营养领域以西王等企业为代表。

膳食保健品行业的产业链主要分为上游原材料供应商、中游保健品生产商和下游销售渠道（线上和线下），膳食疗养产业的发展不仅仅是将保健品作为一种消费品产业来看待，更要关注随着康养观念变化带来的保健品消费的场景的变化，即膳食疗养不再是仅仅作为一种食品消费而存在。其中“东阿阿胶”老字号产业发展转型成为典型案例，其经历了线下门店低迷，

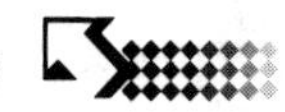

开拓线上渠道的转型过程，同时意识到医养附加服务的重要性，在部分门店增加阿胶靓汤、阿胶燕窝等以核心产品阿胶开发的养生滋补食疗体验服务，并通过阿胶博物馆、阿胶旅游城的建设，不断完善产业链。

（四）专业疗愈机构发展分析

专业型的疗愈康养产品以医养结合型的康复医院为代表。随着医养结合相关政策的出台，鼓励公立二级医院转型为康复医院、社会资本进入康复护理领域成为我国专业型疗愈康养发展的政策前提。国家鼓励社会资本办医，由于康复疗养领域进入成本与投建高资质医院相比相对较低，且可以更加灵活地进行商业化运作，逐渐受到社会资本投资的青睐。

从目前典型的康复医院项目来看，社会投资主体所属行业来源多样，主要是一些医药科技企业、保险企业、医药投资集团，这些企业一部分属于大健康行业，另一部分如大型保险企业则是依托庞大的寿险客户、强大的资金优势进入康养产业，还有一部分则是看好康养产业前景的风险投资集团。社会资本进入康复疗养医院的方式，主要分为自投自建、收购控股两大类，其中自投自建是社会资本进入的主要方式。其中还有一部分企业通过收购海外康复医院资产来进入康复医院行业，如华邦健康收购德国莱茵医院。总而言之，中国康复医院的发展除了公立龙头，如北京博爱医院，社会资本投资的康复医院在品牌塑造、康复人才队伍建设上还有提升空间。而康复医院的投建最终要回归到对专业人才的培育与投资以及对正规医疗服务运营机制的投资上，而国内对民建康复医院的认可与信任度有待进一步提升。

表3　康复医院的资本进入方式

典型案例	投资方	进入方式
湘雅博爱康复医院	天士力集团/湖南发展	投资新建＋医院托管
泰康燕园康复医院	泰康人寿	投资新建
北大医疗康复医院	方正集团、北大医疗及红杉资本	投资新建
莱茵医院	华邦健康	收购100%股权
佛山禅医健康蜂巢项目	复兴医药	投资新建

资料来源：作者根据相关资料整理。

六　发展趋势与建议

（一）以自然资源场景聚合疗愈康养发展要素

遵循与尊重自然疗法力量，依然是未来疗愈康养发展的主要方向之一。康复性景观普遍应用于疗愈康养业态发展中，是疗愈康养业态发展的特色所在，也是驱动异地疗愈康养的动力之一。康复性景观疗愈中的园艺疗法、森林疗法、温泉疗法，都是依赖特色自然资源附加人为设计规划来达到更优疗愈康养效果。其中森林场景、温泉场景、具有“3S”（阳光、沙滩、海洋）特征的滨海场景等，均比较适合聚集中医药疗愈、文化与精神疗愈、运动疗愈、膳食疗愈等多种疗愈康养业态，集聚多种疗愈康养业态的“综合体”将成为未来发展趋势之一，并有利于多业态融合与新业态孵化。国内比较典型的案例有山东威海那香海，即依托威海独特的海滨风光，打造海滨景区+健康诊疗中心+中医养生馆+文艺教育中心的多业态疗愈康养综合体，糅合了康复景观疗愈、文化与精神疗愈、传统医药疗愈等多种业态。从国家政策层面来看，发挥地方自然资源优势来创新发展疗愈康养业态，如森林康养小镇、森林康养基地、温泉康养小镇、中医药康养基地等[12]，是激活生态效益与文化效益，满足日益增长的群众健康疗养需求的一大重要举措，未来将会有更多政策指导与支持；从资本投资来看，具有优质资源依托的综合性疗愈康养项目更具有商业投资价值。

（二）以现代科技赋能全时空疗愈场景

随着现代数字技术的发展，在疗愈康养行业引入数字技术将有机会催生新兴业态，创造巨大价值空间。与自然疗法相补充的即是科技疗法，数字技术的发展为适应室内疗愈康养发展趋势，特别是被动型（因为身体机能状况、精神心理状态不适宜室外活动）室内疗愈康养创造了更多的可能，也为可移动穿戴康复疗养仪器、设备的发展奠定了基础，这是现代技术赋能疗愈康养空间拓展的一面。现有研究证明，现代数字技术结合声、光、电，能够创造沉浸感，并通过特定设计与传感的感官刺激产生影响使用者认知与行为的健康增进效果。另一方面，在以往疗愈康养发展中，时间和空间是影响疗愈康养的一个重要因素，如阳光能够对人的心理带来正向影响，但是只有在晴天并且是白天才能够享受适宜阳光的疗愈效果，对于获得疗愈康养服务的程序路径，也会因为其复杂性给及时享受服务带来障碍，而现代技术恰好为享受“一键开启式”疗愈康养创造了可能，有望成为城市疗愈康养投资的一大重点与亮点。

（三）以专业人才培养促进疗愈服务升级

现有核心疗愈康养业态如运动疗愈、文化与精神疗愈、中医药疗愈等业态的核心疗法都需要更完善、更专业的人才体系。在这一领域，一是我国高等教育和职业教育发展水平都较为落后，表现在专业配备不全面、专业知识与技术跟不上时代发展前沿；二是整个就业环境不理想，存在职业偏见，如康复师不如临床医生受尊重、待遇好，由于整个疗愈康养业态发展不完善也存在“劣币驱逐良币”现象；三是现有疗愈康养业态发展重投资建设，轻服务运营，专业疗愈康养人才的价值不能够得到充分重视；四是现有疗愈康养业态发展水平较低，如文化与精神疗愈、运动康复疗愈等专业领域涉足企业较少，特别是社会资本涉足较少，导致相关人才市场活力不足。针对医疗、康复等信任品领域，专业的人才特别是高层次人才恰是疗愈康养项目的核心资产，也是疗愈康养业态摆脱地产投资逻辑，走向特色精细化发展，轻资产运营的必要认知。专业人才短板效应将随着疗愈康养业态的快速发展愈加突出，疗愈康养业态专业人才教育与培育将越来越受到重视。

（四）以医养融合提升疗愈康养的社会信任

尽管随着人民群众健康消费意识的逐渐提升，与疗愈康养相关的康复与护理科学得到深入发展而逐渐“正名”，但是整个大行业发展还是面临着不少针对“科学性”的质疑，特别是近年来“莆田系”医院的负面新闻、私立美容整形医院的高社会影响力重大医疗事故、疗养院与老人院虐待老人事件，一是加剧了人们对非高资质医疗单位与机构的谨慎怀疑态度，另一方面则是社会对非公立医疗及健康疗养机构整体缺乏信任的反映。不仅如此，即使中国传统医学在经历过新冠肺炎疫情之后，其疗效得到一定的实践检验和社会正面宣传，中西医之争仍然不断，传统医学的科学性依然受到不少质疑。而疗愈康养业态的高质量发展离不开社会环境的宽容，“医养”深入融合是在现代医疗事业发展积累的基础上，以高标准医疗机制、高规范医疗服务、高科技医疗技术、高层次医疗人才为疗愈康养业态背书。一是规范化，疗愈康养业态的发展要提高在规范服务流程方面（包括诊疗程序、产品与项目收费、是否纳入医保等）的准入门槛，借鉴发达国家已经较成熟的疗愈康养运营模式；二是专业化，专业的康复环境设计、专业的疗愈活动与产品设计、专业的疗愈设备与器械、专业的疗愈康养人才，体现科学性和专业性是未来疗愈康养发展的必由之路；三是流动性，即促进优质医疗资源向疗愈康养业态的流动，逐渐打通高资质正规医疗与疗愈康养业态的界限，不断提升疗愈康养业态发展质量与拓宽疗愈康养业态发展空间。

参考文献

［1］何莽：《康养蓝皮书：中国康养产业发展报告（2017）》，社会科学文献出版社，2017。

［2］刘博新：《面向中国老年人的康复景观循证设计研究》，清华大学博士学位论文，2015。

［3］蔡衍坤、刘雨红、赵兵：《基于 CiteSpace 的中国近二十年康复性景观研究进展可视化分析》，《园林》2020 年第 9 期，第 88 ~ 94 页。

［4］邹雨岑：《康复花园植物景观设计》，《土木建筑与环境工程》2015 年第 S1 期，第 133 ~ 138 页。

［5］韩旭：《面向于抑郁倾向老人的虚拟康复性景观研究》，武汉大学博士学位论文，2019。

［6］韩旭、张竞：《虚拟现实技术于康复性景观领域的应用前景》，《园林》2015 年

第10期，第20~23页。
[7] 孙静、常凯：《中医“治未病”标准制修订建议项目调研分析》，《中医杂志》2015年第20期，第1731~1733页。
[8] 李英、席敏娜、申荷永：《正念禅修在心理治疗和医学领域中的应用》，《心理科学》2009年第2期，第397~398页。
[9] 张婧怡：《新概念下的康复性体能训练方法与训练理念——评〈运动损伤与运动康复〉》，《热带作物学报》2021年第7期，第2158页。
[10] 潘攀、陈蕾、杨娌、王惠芬：《480例肿瘤病人膳食营养与健康调查》，《护理研究》2016年第36期，第4579~4580页。
[11] 李建军、詹丽玉、何中声、张玮尹：《中国台湾地区森林疗愈发展计划及其内容》，《世界林业研究》2021年第2期，第85~90页。
[12] 何莽：《基于需求导向的康养旅游特色小镇建设研究》，《北京联合大学学报（人文社会科学版）》2017年第2期，第41~47页。

B.3
2021年中国旅居康养业态分析报告

尹祥锐　邢　璐　杜　洁*

摘　要： 随着疫情影响逐渐减弱，中国国内旅游市场逐渐回暖，旅居康养市场也在慢慢恢复。加之人们对生命质量的追求不断提高，全生命周期各个阶段的人群都有潜在或者已经显现出的旅居康养需求。本调研报告首先明确了旅居康养的概念内涵，通过“网络大数据检索”“专家评估”“实地调研”等方法进行数据资料收集。本报告指出旅居康养的发展经历了三个阶段，第一阶段（2002年以前是被动发展阶段），是在历史发展中形成的传统的避暑避寒地，第二阶段（2002～2015）是由被动发展向主动发展的过渡阶段，是资源依托型的旅居目的地，第三阶段（2015年以后）目前初具雏形，是主动发展阶段，主要是以康养项目为核心的旅居地。在发展过程中逐渐形成了康养型目的地酒店、演艺和会展服务、圣地型目的地和复合型康养目的地这四大旅居康养产品。旅居康养内涵丰富，其中资源依托型的旅居康养目的地发展最为成熟，并且已经形成了“林旅融合”、“农旅融合”、“体旅融合”、“医旅融合”、“文旅融合”五大发展模式。通过市场分析发现，旅居养老仍然是目前旅居康养的主流市场，并已经形成了候鸟式旅居养老、疗养式旅居养老、社

---

* 尹祥锐，中山大学旅游学院科研助理，研究方向：康养旅游；邢璐，广东白云学院建筑工程学院讲师，中山大学旅游学院访问学者，研究方向：乡村规划、康养旅游；杜洁，全国中老年网总编，研究方向：积极老龄化、康养旅游。

区式旅居养老和特色旅居养老四大发展类型。同时报告发现，旅居康养在发展中存在三大误区，即房地产误区（空心化误区）、景区误区、养老误区，需要开发主体和运营主体实事求是，具体问题具体分析，对症下药。未来旅居康养市场还需持续下沉，细分主体，抓住旅居康养的核心“居”，营造良好的旅居氛围。

关键词： 旅居康养 旅居康养产品 旅居养老

一 引言

旅居是实现康养的重要方式。2020年虽然受到疫情的影响，但是旅居康养也在稳步恢复与提升中[1]，2021年虽有零星散发的疫情，但是总体情况已经有了明显的好转。据文化和旅游部披露的数据，2021年“五一”假期，全国国内旅游出游2.3亿人次，同比增长119.7%，恢复至疫情前同期的103.2%；实现国内旅游收入1132.3亿元人民币，同比增长138.1%，恢复至疫情前同期的77.0%。旅游总体市场的恢复，为旅居康养的发展带来了信心。

康养市场前景广阔，旅居康养迎来重大机遇。根据相关报告，未来5年，旅居康养的规模呈现迅速增长态势。健康养生旅居行业作为康养产业和旅游产业的复合型，拥有良好的市场环境，发展空间巨大，随着人们生活水平的提高，人们对生命质量的追求也越来越高，生命不仅仅追求长度，还要追求广度及宽度。融合当下发展迅猛的休闲观光旅游，旅居康养将迎来重大机遇。与此同时，中国现阶段已经进入人口老龄化发展阶段。全国老龄委调查数据显示，老年旅游人数已占旅游总人数的20%以上，处于老年阶段的游客外出游玩的人数比上一年度同时期增长了3.5倍，其中处于60~75岁区间的是其主力，而年龄超过70岁的所占比重为20%，60~70岁的活力老

人有持续的旅游需求。“有钱有闲”的老年人正成为国内旅游消费的主力军。第七次全国人口普查数据显示，我国 60 岁及以上人口为 26402 万人，占总人口的 18.70%（其中，65 岁及以上人口为 19064 万人，占 13.50%）。到 2050 年，中国老龄化人口将达到巅峰，占到中国总人口的 1/3，旅居康养将会拥有更大的市场。

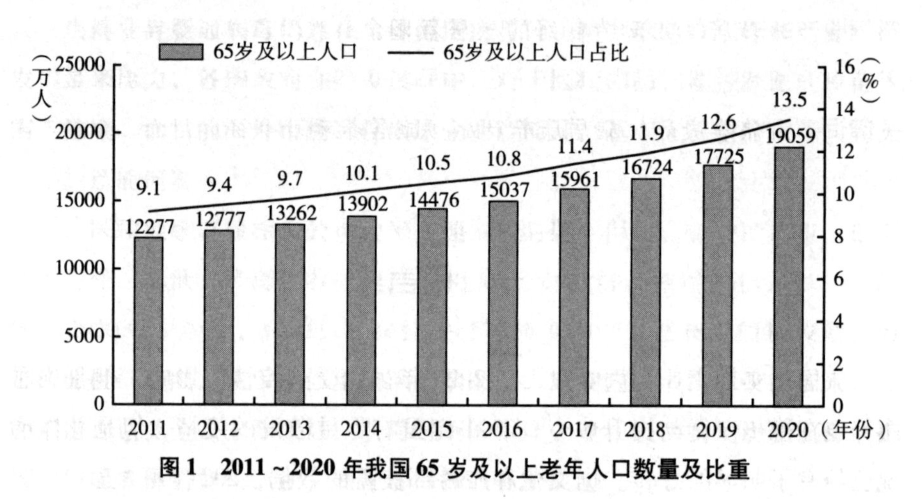

图 1　2011～2020 年我国 65 岁及以上老年人口数量及比重

资料来源：国家统计局。

作为帮助人们改善健康的重要手段的旅居康养是什么？目前旅居康养发展到了哪种程度？主要有哪些产品与服务？这些产品与服务又是怎样来改善健康的？在快速老龄化背景下，旅居养老又在旅居康养中占据什么样的地位？旅居康养在目前的发展中有哪些误区或问题存在？我们又该如何解决问题，走出误区？

二　旅居康养的内涵

（一）旅居康养的概念

旅居康养，即健康养生类旅行居住。国际上，一般称为医疗健康旅行居住，国外学者的研究也相对较多，主要集中在对旅居康养的空间行为特征、

形成机制和驱动因素等方面的研究。国内的研究尚处于起步阶段[2,3]，但也有很多学者对旅居康养的内涵进行了探究，从一般概念上来说，旅居康养是旅游者离开惯常居住地到旅游地修养身心，获得身体和精神和谐统一的活动[4]。旅居康养的目标群体年龄一般在55周岁及以上[5]；并且需要旅游者在目的地停留15天及以上[6]。综合以上定义，本报告将旅居康养界定为：在非惯常环境中以居住为主要手段提升健康的活动，并且停留居住时间在3天以上。旅居的核心是居，旅是状态（流动性），养是手段，目的是康。

最容易和旅居概念混淆的概念就是“第二居所”。目前已有的相关学术研究中，很多学者都将第二居所理解为旅居地，但在结合团队调研和专家访谈后发现，“旅居”和“第二居所”其实有所区别，它们的区别在于：旅居是与旅游相结合的，对于旅游者来说，旅居目的地只是一个旅游目的地，并且有多种不同的旅居目的地可供选择，并不固定；而第二居所纯粹就是以“日常居住”为目的，并且是固定的居所，第二居所周边环境会更注重休闲生活设施配备而不是旅游接待服务设施，简单来说，旅居目的地的选择是多样的、可变的，而第二居所是单一的、固定的。二者在运营上也存在差异：旅居目的地需要专业的运营团队来运营，如何提升入住率与旅游者满意度是首要问题；对于第二居所来说，日常运营只需普通的居民物业即可。

旅居康养的概念很容易和度假的概念混淆。度假字面意思就是度过一段假期。度假的本质就是一种令精神和身体放松的休闲方式，它不一定要游山玩水[7]。更通俗一点说，只要是能让自身身心得到放松的非惯常环境中的活动，都可以算作度假，因此度假是一个很宽泛的概念，适用范围很广。根据本报告对旅居康养的定义，与度假的定义相比较，旅居康养是度假这一大概念之下的细分概念，旅居康养是一种度假的具体方式，旅居康养者更加关注旅行中的健康因素。

（二）旅居康养的支撑条件

1. 有围绕康养的独特的核心吸引物

独特的与康养相关的核心吸引物是旅居康养发展的基础。比如典型的候鸟式旅居，候鸟式旅居又分为暖冬旅居康养和避暑旅居康养，在冬季的暖冬旅居康养目的地中，非常出名的有滨海型的海口和三亚（纬度低，气候全年高温）以及山谷型的攀枝花（独特的山地气候，冬季气温相对较高）；在夏季的避暑型旅居康养目的地中，比较出名的目的地有西南高原型的昆明与六盘水（地处高原，海拔高，夏季气温相对较低），东北平原型的哈尔滨，以及环渤海低山丘陵型的青岛和秦皇岛。这些候鸟式旅居目的地正是因为有得天独厚的气候优势才能发展起来。

2. 有丰富的康养资源做支撑

单单靠核心吸引物并不足以吸引旅游者，还需要核心吸引物周边有丰富的康养资源做支撑。单一的旅游吸引物并不能让目的地有持久长远的可持续发展。依然用候鸟式旅居康养目的地举例，优越、独特的气候条件只是基础，丰富的自然资源是辅助，旅游康养配套设施是支撑，最终形成的旅游资源集群才是候鸟式旅居康养目的地发展起来的关键。比如攀枝花，2006 年开始发展旅游业，从生态旅游一路发展到“康养 +”旅游，现在已经成为我国著名的阳光康养胜地。攀枝花本身就有丰富的自然资源，地处北纬 26°，平均海拔 1300 米左右，属于亚热带干热河谷气候，年日照时长 2700 小时，森林覆盖率为 61.99%，有着优越的发展条件。除了本身优越的自然气候条件以外，在发展过程中还逐步形成了红碧滩生态旅游示范区、红格温泉旅游度假区、阿署达国家级旅游度假区、海控湾康养小镇等支撑项目，再有康养展会活动的加持，就形成了一个支撑康养产业发展的完整资源体系。

3. 有良好的人居环境和完备的配套设施

“旅居康养”中的“居”是整个旅行中的落脚点，良好的宜“居”环境与完备的配套设施是影响旅游者停留时间长短的重要因素。按照人们的聚居形式，我们可以将人居环境分为乡村、集镇和城市，虽然聚居的形式不同，但是在人居环境的要求上也有共同之处，经济是基础，交通是必要条件，环境治理能力与治安环境是重要手段，康养相关的设施、服务是支撑。经济发展良好，交通通达度越高，环境治理与治安水平越好，人居环境就越

 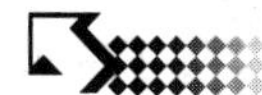

舒适。医疗卫生机构的数量越多、等级越高，医护人员配备充足，医疗设施齐全，公共休闲场所多样，康养的支撑力度就越强。

（三）旅居康养的目标人群

1. 健康维度

基于健康的维度，我们将目标群体分为以下三类：

第一类是健康人群，世界卫生组织将“健康”定义为：是一种在身体上、精神上的完满状态，以及良好的适应力，而不仅仅是没有疾病和衰弱的状态。这类人群为了维持自身的健康状态会进行一些健康提升活动。这类人群主要以强身健体为目的的运动旅居人群和以修养身心为目的的研学旅居人群为主。

第二类是亚健康人群，亚健康是指人体处于健康和疾病之间的一种状态，相关研究表明，我国目前处于亚健康状态的人口数量占到了总人口数的70%，处在亚健康状态的人群一般表现为疲乏无力、头昏头痛、情绪低落、心烦意乱、难以进行正常的社会交往活动等。因此，这一类人主要进行调理和慢病康复为主的旅居康养。

第三类是临床人群，这类人群本身就患有某种疾病，进行旅居康养的主要目的就是治疗疾病，因此主要需要以某类医疗专科为核心的旅居项目。国内的医疗旅游还处在起步阶段，目前主要集中在海南；一些比较成熟且知名的目的地主要在国外，比如新加坡、日本等。

就总体的市场来看，旅居康养目前的目标人群是以健康人群为核心，涵盖以康复为主的部分亚健康和临床人群。

2. 养生维度

从养生的维度上看，一是养“身”，二是养“心”，因此我们可以将其分为以养“身”为目的、以运动基地为核心的旅居康养项目；以养“心”为目的的禅修、以精神和心理健康为主要目的的旅居康养项目。

3. 养老维度

从全生命周期来看，在备孕期及孕期就已经有了为待孕妈妈提供的服务

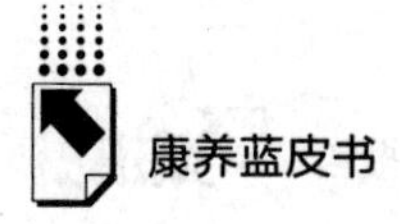

或产品，目前这类服务也是主要依托月子中心。生产以后，也就是产褥期时，则有以月子中心为基础的旅居地，比如现在攀枝花在凭借原有的月子中心产业基础上，尝试打造月子中心集群，为其康养胜地打造更多吸引力；青少年时期则是以研学营地为核心吸引物的研学旅居；到了中老年时期，则主要是旅居养老。

三　调研方法

（一）专家评估法

本次调研开始前召开了康养专家研讨会，听取了《康养蓝皮书》编委团队专家的相关意见，依托专家多年来深耕康养领域的专业知识与经验，搭建总体的调研框架，确定调研对象，并对旅居康养目前的发展现状、发展趋势进行综合分析。

（二）文献查阅法

由于旅居康养概念并不是很完善，因此本文通过中国知网、万方、维普等中文文献数据库，聚焦检索“旅居”、“旅居康养”、“康养目的地”、“旅居养老”、“避暑避寒地”、“旅游地产”、“康养酒店”、“度假”、“第二居所”等相关主题文献，通过对复杂门类文献的广泛阅读与梳理，逐步明晰概念含义，厘清各概念之间的关系。

（三）网络在线检索法与实地调研

鉴于旅居康养目前的研究还停留在概念阶段，客观数据较少，因此，本次调研主要采用了“网络在线检索”的方法进行数据收集。通过百度搜索引擎，以“旅居”、“康养”、“旅居养老”等关键词进行检索，查阅相关新闻、报告及案例地情况，了解旅居康养的发展动向、发展热点与项目建设情况。

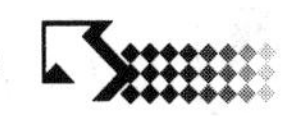

同时也结合团队去到四川省攀枝花市、宜宾市，重庆市石柱县，河北省张家口市等地的实地调研情况，对相关案例进行补充、完善。

四　旅居康养发展历程

（一）旅居康养发展阶段

调研团队通过网络在线检索的方式收集了全国31个省区市总计236个康养项目的数据并进行了整理分析，结合专家团队意见后发现，旅居康养的发展大致经历了三个阶段：

第一阶段是被动发展阶段，这一阶段的旅居目的地主要是依靠气候资源，历经上千年而形成的避暑避寒地；旅游者是被动地选择目的地。第二阶段则是由被动向主动发展的过渡阶段，旅居目的地开始从单一依靠气候资源的地区，转向拥有森林资源、地热资源、中医药资源等其他资源富足的地区；在此阶段资源富足是发展的基础，地产项目则是发展的关键，旅居目的地是资源富足和地产项目融合发展的旅游综合体；目的地的多样化让旅游者有了一定的选择权。第三阶段是主动发展阶段，这一阶段更聚焦在具体的旅游项目上，强调旅居的核心是康养项目；项目大多是依据旅游者的需求而建，旅游者的自主选择性更大。在旅居目的地发展过程中，目的地在向精细化的方向发展，旅游者也逐渐从被动选择到自主选择。需要强调的是，三个阶段的划分并不是简单的串行取代关系，而是并存的，依赖气候资源形成的避暑避寒地是旅居康养的雏形，除气候资源外其他资源依托型的旅居康养是目前发展中的主流，以康养项目为核心的旅居康养目的地是未来的发展趋势。

（1）第一阶段（2002年以前）：依赖当地自然气候而形成的避暑避寒地，是在上千年的历史发展中受地理条件等因素影响被动形成的。

已经有学者根据对全国气候数据的分析整理，发现了我国避暑避寒气候的分布特征[8]：我国的避暑型气候主要集中在中高纬度、高海拔的地区，呈现“两高”的分布特征，主要集中分布在两大区域，其一集中在青藏高原周边海拔1200～3800米的高原山地；其二集中在北纬42°以北的中国东北和西北的中高纬度区域。再具体一点，我国的避暑型气候可以分为西南高原山地型、中东部山岳型、东北山地平原型、西北山地高原型和环渤海低山丘陵型等五种类型。我国的避寒气候分布则是呈现出明显的低纬度集中分布的特征，基本都位于北纬25°以南。我国的避寒型气候主要分为热带岛屿型、岭南沿海型和西南河谷型等三种类型。

我国主要的避暑避寒地也基本围绕避暑避寒气候分布，但是也略有不同，并不是所有的避暑避寒气候都能有适宜人居住的环境，尤其是避暑地。根据团队的调研，我们认为避暑地主要有五种类型：西南高原山地型（纬度低、海拔在800～2600米，海拔过低，山地气候不能起作用，海拔过高容易产生高原反应，都不适宜夏季避暑）、中东部山岳型（主要受季风和山地地形影响）、东北山地平原型（纬度高）、西北山地高原型（纬度高、海拔高）和环渤海低山丘陵型（地势低，距海近）等五种类型。避寒地主要有三种类型，热带岛屿型（低纬度热带地区、四面环海）、岭南沿海型（低纬度热带地区）和西南河谷型（受地形影响）等三种类型。

我国的避暑避寒地是在上千年的历史发展中自然形成的，人们在选择避暑避寒胜地时大多是一种基于当地气候的被动选择。

（2）第二阶段（2002～2015年）：传统避暑避寒地开始转型升级并促使资源依托型旅居目的地得以发展，旅游者可以根据自己的喜好选择目的地。

目前，我国传统避暑避寒地依旧是热门的旅游目的地，但是在日益激烈的市场竞争中想要走得长远，就必须做出改变。20世纪90年代开始，旅游者去避暑或避寒时，在当地舒适的气候的基础上，开始关注目的地的居住环境，因此，避暑避寒地就开始关注自身的居住条件，直到2002年左右，我国房地产市场的开发开始走出城市，传统的避暑避寒地才开始进入新的发展阶段，尤其是城市周边的避暑避寒地才开始有新的发展生机。

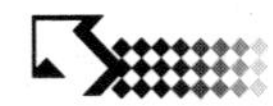

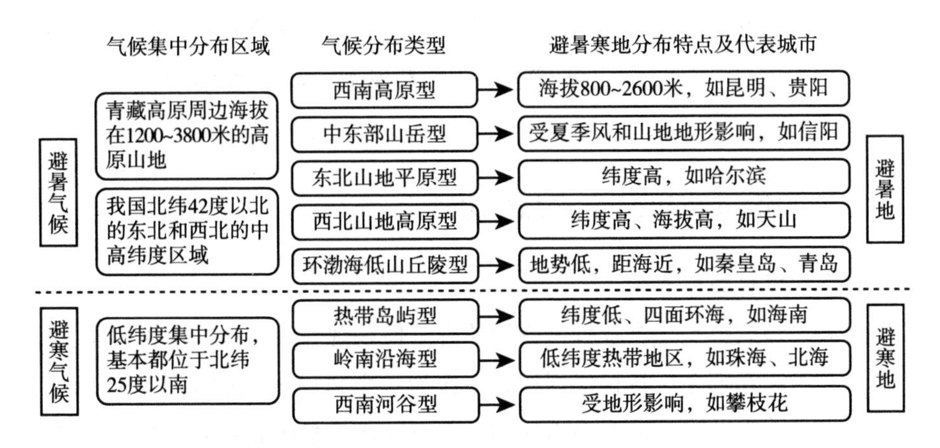

图2　我国避暑避寒气候及避暑避寒地分布情况

因为低廉的土地价格，所以大量的房地产商开始涌入这些避暑避寒地，各种旅游地产项目也如雨后春笋般纷纷涌现。“第二居所”、“旅居”等概念也逐渐进入大众视野，被大众所熟知。随着市场的逐渐多样化，各种文旅地产项目也不仅仅在气候资源优良的地方开花结果，在中医药资源、森林资源、地热资源等资源丰富的地方也进行开发。

目前资源依托型的旅居目的地还在如火如荼地发展，依旧是目前旅居市场的主流发展方向。

（3）第三阶段（2015年以后）：多样的康养需求开始出现，以旅游者康养需求为导向、康养项目为核心的旅居地初具雏形，旅游者有了更多的主动选择权。

就前面两个阶段的发展来看，目的地资源是核心吸引物，不管是开发商还是旅游者在进行选择时都处在被动的地位。在新发展阶段中，因为旅游者的康养需求呈现多样化的发展趋势，再加上各种先进的医疗康养设施设备、技术的引入，所以就形成了以康养项目为核心的医疗康养综合体。医疗康养综合体通过打造优势技术形成核心竞争力，再通过医疗服务、健康管理服务、康复保健等服务形成完整配套，从而对旅游者形成吸引力。

这一阶段的发展中，不管是旅游者还是开发商，对目的地资源的依赖性

都大大减弱，并且旅游者在目的地选择上也拥有了更多选择权。目前这种以康养项目为核心的旅居地在我国还处在初期发展阶段，未来有很大的发展空间。

（二）旅居康养的主要产品与服务

1. 康养型目的地酒店

过去，酒店只是一个歇脚过夜的地方，但是现在酒店可以作为一段旅行的终点，酒店在哪儿，行程就到哪儿。作为一个目的地型的旅居康养酒店，其所提供的产品并不是以客房为核心，主要的产品是康养服务。服务流程也和一般酒店的服务流程有所区别，康养酒店入住前会调查即将入住的客人生活方式，并告知客人相关资料让客人做好减压准备；入住时会提供专业的健康检查、养生建议和相关主题健康课程等；离店时提供教学课程和咨询建议产生客户黏性和持续影响客人。康养酒店会提供很多专业的康养设施，例如体检中心、医疗咨询用房、专业健身中心、蒸汽房、温泉池、多功能锻炼空间等，以达到更好的以疗养主导的目标与服务，相对应的消费自然而然就会更高。目前就国内来说，还没有比较成熟的目的地型的康养酒店，发展较好的目的地型康养酒店都集中在医疗旅游发展较好的国家和地区，比如泰国、印度、马来西亚、以色列等。

近几年随着民宿业的快速发展，康养型民宿也呈现出迅猛发展的势头，并且逐步成为康养型目的地酒店的重要补充。目前我国部分地区已将康养型民宿作为旅居康养规划的重点。攀枝花作为我国康养产业发展的示范地区，在 2020 年成功举办了“攀枝花康养民宿设计大赛”，大赛吸引了众多行业内优秀的设计师、设计团体、设计单位及运营机构的积极响应与参与，极大程度上推动了当地康养民宿的发展。为以攀枝花为康养龙头的西南地区进一步发展康养民宿产业提供了新视角、新思路、新方向。

想要从头开始打造一个目的地型的康养酒店或康养民宿并不是易事，因此也可以转换思路，从已有的酒店、民宿的转型与改造着手。以传统酒店为例，在疫情发生之前，国内的酒店业在激烈的竞争中就已经有力不从心的表

 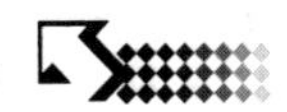

现了，相关数据显示，2019年上半年中国酒店平均景区指数低于2018年同期，出现了供给过剩的局面。与此同时，我国的旅居康养市场也在不断壮大，如果传统酒店能够抓住时机，向旅居式康养酒店转型[9]，引入康养相关设施设备，升级服务，将会达到共赢。

2. 演艺、会展服务

在国务院发布的《文化产业振兴规划》中，文化产业发展的八项重点工作之一就是发展文艺演出院线。随着人民物质生活水平的不断提高，人民的文化娱乐支出比重在逐步增加。政府、企业、旅游目的地也把演艺活动作为营销传播的重要手段，通过高质量的演艺活动提升了景区的知名度，为景区带来了收入增长。但是就目前来看，康养演艺活动还比较薄弱，还有很大的挖掘发展空间。

随着"康养"这一概念的逐步成熟，政府对民众健康越来越重视，越来越多的大型康养类论坛、康养展会也随之出现在大众视野中，人们也愿意通过参加康养论坛、康养会议等方式使自己的身心状况得到改善。从2014年开始，中国康养产业发展论坛依托秦皇岛和攀枝花，已经成功举办四届，参会人数达500～1000人，在国内也有一定的吸引力和影响力；从2017年开始，每年举办的博鳌国际养生论坛更是致力于将其打造成为辐射中国、影响世界的国际性养生品牌。

3. 圣地型目的地

圣地型目的地一般都是人们出于对某种事物的强烈喜欢或者信仰而形成的。主要有以下三种类型：

一是群众广泛参与的运动型圣地。因为中国2022冬奥会的成功申办，"冰雪旅游"迅速吸引了很多普通群众的注意，全国各地都掀起了一股"滑雪热"，很多具有得天独厚地理位置与气候条件的滑雪圣地便一跃而上，比如国内最大的综合性滑雪场黑龙江的亚布力滑雪场、位于北纬41°的黄金滑雪度假带的长白山万达滑雪场等。

二是世界级的山地型圣地。这类圣地一般需要三天以上的游玩时间，让旅游者可以尽情地感受自然、放松身心。欧洲的阿尔卑斯山、位于尼泊尔境

内的安娜普尔徒步大环线皆是闻名世界。

三是全球知名的文化型圣地。这类圣地一般是出于某种宗教信仰而形成的，比如基督教、犹太教、伊斯兰教的圣地耶路撒冷，伊斯兰教的圣地麦加等。

4. 复合型康养目的地

复合型康养目的地一般都是由于开发区域内没有明显的特色资源，所以只能通过强化开发主题，以该主题为核心布局相应的产业产品。比较典型的比如疗愈旅居小镇、运动旅居小镇、研学旅居小镇等。

（三）旅居康养业态与旅居康养产品相辅相成

旅居康养在发展过程中逐步促成了其核心产品的形成与发展。

康养型目的地酒店会随着旅游者逐渐增加的康养需求而逐步转型。由原有的仅仅提供普通休闲度假相关设施服务，向专业的康养度假酒店转变。在发展过程中，康养型的目的地酒店也在不断细分，形成自己的特色，目前市场上已经形成了四种主要的康养酒店：（1）以精神健康和修养为核心的康养酒店；（2）融合传统医疗和现代诊疗技术的康养酒店；（3）将 SPA、饮食调养、户外运动融合的三位一体的康养酒店；（4）以美容美体为主的康养酒店。

康养是全身心的康养，不仅追求身体上的健康，还有精神上的提升。因此，很多康养地也在不断推出演艺项目，不仅能够丰富旅游者的夜生活，满足其精神需求，还能增加游客的停留时间，为目的地带来更多收入，一举两得。

人们都会有自己强烈喜欢的事物，在当代巨大的生活压力下，这种喜欢的表达方式会更加直白。大家因为相同的信仰聚集在相同的地方，圣地型目的地就自然而然地被大众熟知。

复合型目的地则是在康养旅游地发展过程中，在面临优质资源已经开发殆尽但又必须发展的两难局面中做出的平衡。通过打造综合性的康养旅游目的地，弱化资源劣势，强调综合优势。

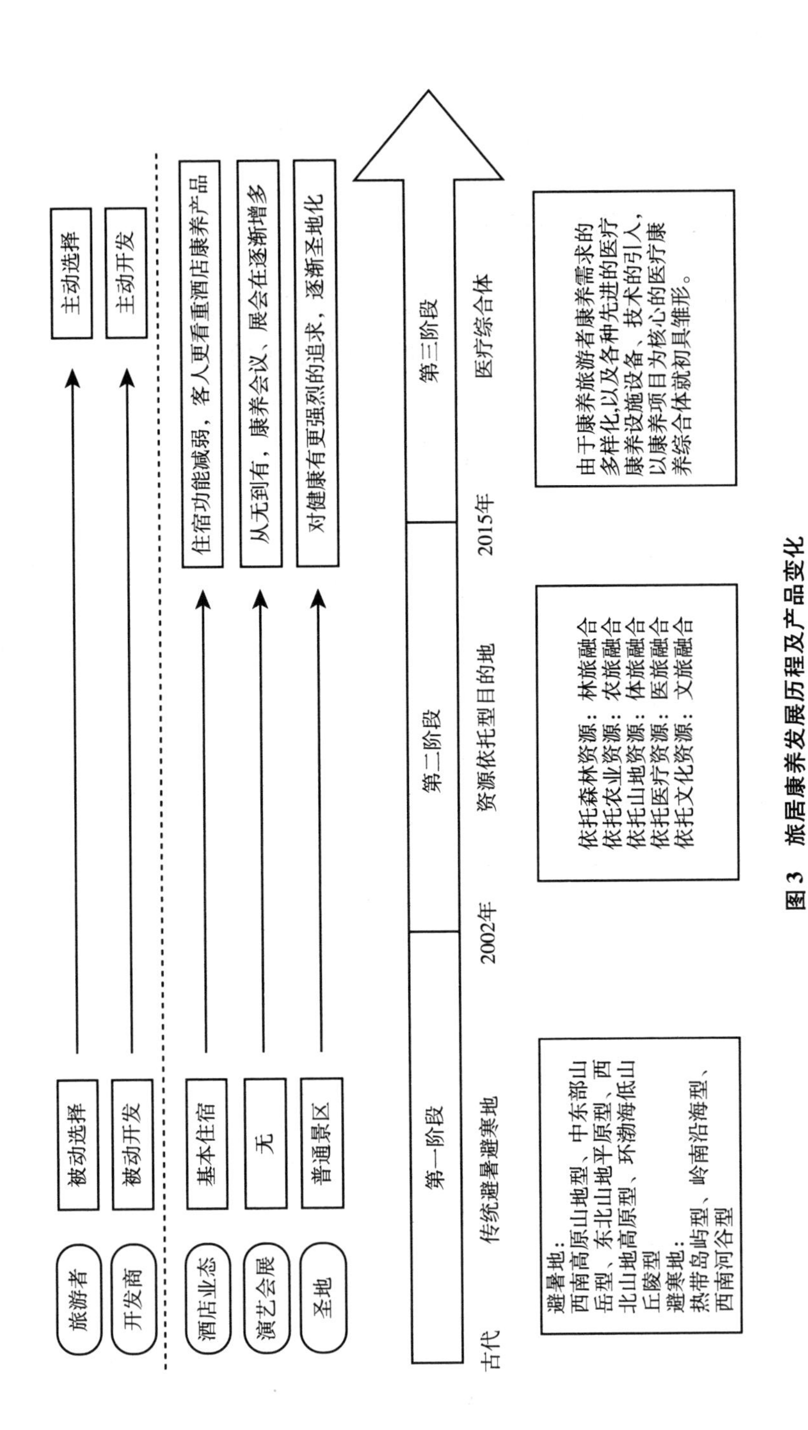

图 3　旅居康养发展历程及产品变化

五　旅居康养发展现状

（一）旅居康养的发展模式

在旅居康养发展的第一阶段，气候资源就占据了主导地位，但是随着旅居康养的发展，进入第二阶段以后，各种资源依托型的目的地开始涌现，逐渐形成了五种主要的资源依托型旅居康养发展模式——林旅融合、农旅融合、体旅融合、医旅融合、文旅融合[10]，具体如下。

1. “林旅融合”旅居康养模式

森林资源不仅能够起到调节城市温度、净化空气、平衡生态的作用，还有很多珍稀物种和名贵中草药材，为开发夏季避暑、医药疗养产品提供了可能。因此，以森林资源为依托，可以开发森林浴、森林禅修、森林瑜伽，形成疗养与康养结合的产业链[10]。

文成森林氧吧小镇位于浙江省文成县西部山区，森林资源丰富，自然环境优美，2016 年就成功入选浙江省省级特色小镇第二批创建“榜单”。森林氧吧小镇，顾名思义，这里树多空气好，核心景区海拔在千米以上，森林覆盖率高达 96%，水质、环境空气均达到国家 I 级标准，负氧离子浓度常年在 1 万个/cm^3 以上。小镇还依托高海拔、高森林覆盖率、高负氧离子含量的“生态三高资源”优势，创新谋划高山度假、山地探险和养生养老等项目，实现生态资源的价值利用。

2. “农旅融合”旅居康养模式

党的十九大报告明确提出了乡村振兴战略，而农旅融合则为乡村振兴提供了方向。以城市为圆心，借助日渐完善的高速公路网和高铁网络的通达性，依托农村丰富的农产品资源和良好的生态资源，走农旅融合的旅居康养之路。利用良好的生态环境、便利的交通、友善的邻里氛围以及闲置农房和土地资源，打造生态宜居的康养旅游产品[10]，吸引旅游者尤其是城市旅游者。

 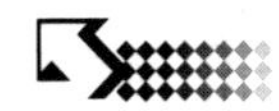

华沙生态旅游度假村位于绵阳市梓潼县石牛镇，依托当地良好的自然环境和便利的交通，发展出了以“桃”为特色的文化旅游项目，现在已经是一个集赏花、采摘、度假、娱乐于一体的乡村旅游胜地。2017年，新西兰开心农场入驻度假村，建设了很多健康休闲娱乐新项目，大大丰富了景区的游玩项目，延长了游客的停留时间，让游客有了更多时间享受不一样的乡村生活。

3. “体旅融合”旅居康养模式

随着我国老龄化程度的不断加快，以及慢性病年轻化的特征，再加上疫情的冲击，大众对健康越来越关注，全民健康的理念逐渐深入人心。各种运动健康类的手机App发展火热，运动挑战赛、城市马拉松等活动也深受大众喜爱，为体旅融合创造了条件。依托山水旅游资源可以打造观光康体环道，比如滨水骑行绿道、环山旅游公路、环山栈道等，也可开展登山、攀岩、滑翔、低空旅游等专项运动，并进一步打造具有影响力的国家级、省级精品体育赛事，以体育赛事为依托，强化健康生活理念，创建国家体育旅游示范基地，以体助旅，以旅兴体[10]。

目前国内还是缺少“体旅融合”旅居康养的优秀案例，需要学习借鉴国外的优秀案例。奥地利的奥茨山谷是阿尔卑斯山东部最大的冰川地带，不仅有徒步、山地自行车、登山、滑雪等体育运动项目，还建设了温泉中心和医疗中心，医疗中心专门从事体育医学、疾病预防的相关研究，为来到奥茨山谷的游客量身定制健康计划。通过温泉中心和医疗中心的建设，有效地将体育运动、温泉理疗和健康管理[3]结合在一起，成功地将奥茨山谷打造为世界知名的运动型旅居康养目的地。

4. “医旅融合”旅居康养模式

第七次全国人口普查数据显示，我国60岁及以上人口为26402万人，占总人口的18.70%，庞大的老年人群体使得养老、医疗服务等需求旺盛，在这样“供不应求”的情况下，依托中国现有医疗资源的基础，建设医养结合旅居目的地就很有必要。中国的中医药资源丰富、民族医药疗法多样，可以顺势与传统的福寿文化相结合，打造养老旅游小镇、温泉养生度假区，

形成中医药养生保健产品体系，打造以瑶医瑶药、苗医苗药等为基础的民族医药诊疗体系和温泉 SPA 为特色的康养旅游产品，完善医疗预防、医疗救治服务体系。同时，针对亚健康人群，结合中医治未病的理念，以中医药膳食、民族医药文化为主题，创新保健养生类旅游产品，传承和活化少数民族医学技艺，养成积极健康的行为习惯，打造“轻简”生活方式[10]。

目前国内还未形成成熟的医疗旅游旅居市场，但是国际医疗旅游市场已经发展成熟，形成了“日本体检、德国看病、瑞士抗衰老”的市场格局。日本静冈医药谷位于日本静冈县东部，邻近富士山，依托静冈丰富的医药产业资源，以“康复保健中心”为特色之一，主打高端体检、癌症筛查与治疗，目前已经形成了医疗、科研、企业三位一体的产业集群，成为闻名世界的集癌症治疗、生物试验、保健、度假于一体的健康基地。德国的巴登小镇是以康复医疗技术为核心，依托温泉资源、气候资源、成熟的医疗健康服务以及健全的度假配套设施，成为全球知名的温泉康复疗养胜地。瑞士的蒙特勒则是依托当地的城市自然风景与人文资源，通过提供抗衰老体检、细胞活化治疗等高端医美服务，成功打入全球高端医美市场，形成了抗衰老、养生、度假的服务链[11]。

5. “文旅融合”旅居康养模式

文旅融合，是满足人民群众日益增长的美好生活需要的重要手段，是推动旅游高质量发展与实现文化高效能传播的必然要求。因地制宜开发文旅融合式康养旅游产品，是在保证消费者身体健康的基础上，以传统优良文化和新时代社会主义核心价值观为依托，以地方文化为特色，展现文化的深度、广度及厚重感，丰富旅游者的精神世界，提高文化修养层次，从而达到从养身到养心的层次递进[10]。

随着“健康中国”战略的不断落实推进，“文旅融合”的康养型旅游小镇也在不断涌现。位于云南省红河州弥勒市的东风韵艺术小镇就是其中的代表之一，一个集葡萄文化、自然风光、人文旅游于一体，以文化艺术为核心的特色小镇，有滇中的“普罗旺斯”之称，2020 年成为国家 4A 级景区。东风韵艺术小镇的成功与其在规划过程中对自身文化的挖掘息息相关。通过

对小镇属地历史文化的追根溯源，精准提炼文化内涵，将“农垦文化”、“创业文化”、“艺术文化”有机结合起来，并引入国际艺术中心、文创集市、名家名人园等产业类配套项目，对“文化”进行了充分的挖掘和发展[12]。

（二）旅居养老发展情况

我国的旅居养老兴起时间早，奠定了早期旅居康养发展的基础。就目前的市场来看，旅居养老也依旧是当前甚至未来五年旅居康养市场的主流，因此有必要进一步对目前旅居养老的发展模式进行探究。

1. 旅居养老的发展现状

目前旅居养老的发展模式可以分为以下四类：

第一类是候鸟式旅居养老，包括夏季去避暑的避暑旅居和冬季去避寒的暖冬旅居。夏季著名的避暑型康养目的地中，西南高原型的目的地昆明、六盘水等，因为地势高，所以夏季气温相对较低，体感温度比较舒适；也有东北平原型的哈尔滨，因为纬度较高，所以夏季相比于全国大部分地区气温偏低；还有环渤海低山丘陵型的青岛以及秦皇岛，在纬度、海陆等综合因素的影响下，夏季气候十分舒适。冬季避寒的暖冬旅居康养目的地中，海南的三亚和海口，因为纬度因素，一直以来都是非常受大众青睐的滨海型暖冬旅居地；这两年的后起之秀攀枝花也因其独特的干热河谷气候受到了越来越多的关注。候鸟式旅居需要的成本较低，老年人大多只需要支付往返的交通费用和旅居地的房租费用。候鸟式旅居养老兴起时间早，坐拥庞大的银发群体，很多旅居地也形成了互补的局面，从大范围来说，东北与海南就形成了互补，冬季去海南，夏季去东北，将两地的气候优势发挥到了最大；从小范围看，四川成都的青城山和四川的攀枝花地区也能形成良好的互补关系，夏季去青城山避暑，冬季去攀枝花过冬。

第二类是疗养式旅居养老，纯粹以医疗保健康养为目的的旅居。这类老年群体一般会选择到医疗设施设备齐全完备、医疗服务完善的地区。目前主要将疗养式旅居分为中医养生旅居养老、西医护理旅居养老、食疗旅居养

老。中医养生旅居养老以中医为核心，围绕中医诊疗、中草药种植园等中医旅居养老项目，提供包括中医养生知识讲座、中医医疗服务等不同的服务。目前全国各地也都在积极打造中医养生旅居项目，比如重庆市石柱县、黑龙江省虎林市、吉林省通化市都在依托当地的中医药资源，大力发展中医药康养项目。西医护理旅居养老以西医疗养为核心，以医院的医疗资源和专业的医疗服务为依托，为老年群体打造涵盖健康检查、医疗护理、健康咨询等项目的立体化养老服务体系。目前国内以西医疗养的旅居目的地也在探索建设阶段，比如海南就正在利用其独特的旅游资源与气候条件，打造博鳌乐城国际医疗旅游与先行区[13]。美食旅居康养是指以食疗养生为核心，围绕我国丰富多彩的饮食文化，打造以食疗康养饮食为主题的服务体系。疗养式旅居与目的地自然资源的独特性和优质医疗资源的集中趋向有关。在疗养式旅居养老发展的早期，因为信息获取途径有限和相关资源开发的不足，大家的关注并不多，近年来，随着养老保险的全民覆盖、医疗保险异地结算制度的完善，疗养式旅居养老模式的巨大发展潜力正在被逐步挖掘。

三是社区旅居养老。社区旅居养老又可以细分为城市社区养老和乡村社区养老。城市社区旅居养老有两种发展模式，一种是比较主流的发展模式："'养老地产'+'社区养老'"；一种是"机构+社区+居家"的发展模式。"'养老地产'+'社区养老'"能够发展得益于我国城市化进程的加速，越来越多的中心城区的老年人选择到城市远郊置业养老，由此逐步兴起了环京津养老带、环长三角养老带和环珠三角养老带，成都、南京和武汉等二线城市周边也有如泰康、椿萱茂等大品牌养老企业入驻进行养老地产开发，结合销售、持有、经营和租赁等多种经营模式，打造长周期、全产业链的养老地产开发项目。"机构+社区+居家"的发展模式则主要是在城市社区出现，比如上海银康老年公寓，定位中高端城市养老，划分了多个特色照护专区，提供长期入住、短期入住、日间照料等服务，通过市场化运作，常年入住率在90%以上，实现了老有所养、老有所医、老有所乐。乡村社区旅居养老与人们"落叶归根"的思想紧密联系。由于过去四十多年的高速城市化，当前很多城市老年人都来自农村，回到农村养老也算是落叶归根。

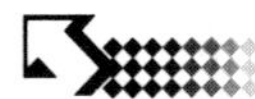

加上我国大力推进社会主义新农村建设和乡村振兴战略，农村的基础设施不断完善，乡村环境也更加舒适，也促进了乡村社区旅居的发展。近年来，一些自然资源条件较好、交通便利的农村也兴起了农家乐、民宿、采摘园等项目，乡村社区旅居养老的吸引力在逐步增加。

四是特色旅居养老。当一个地方既缺少良好的自然资源条件，又没有大规模的人口聚集时，最好的引流方法就是打造特色旅居养老。目前的特色旅居养老主要是依托当地特色的历史文化资源进行开发，主要有古镇、民宿、宗教、文化等类型。由于自身资源的吸引力不够，这类特色旅居养老地往往需要依靠互联网打造爆点，成为“网红打卡地”，吸引追求时尚潮流的老年群体前往。这类特色旅居养老地往往因为资源的欠缺，配套设施不够完善，服务水准也普遍较低。

2. 旅居养老的发展方向

老年群体旅游消费升级，社区式圈客是旅居养老的发展基础。在AgeClub的一项调研中，在旅游频次、单次消费、体验水准、出境游占比等各方面，中老年群体的旅游需求呈现出全面升级的趋势，老年群体更愿意出游，也愿意花更多钱旅游。旅游需求只是基础，客源则是旅居养老的关键。养老机构、养老社区等是很好的客源渠道，在社区里面聚集客源也更为容易，老年团体、老年大学等也是很好的客源聚集地。尽管有客源，但是如何获取老年人的信任，继而选择相应的产品也是一大难题。相关调查显示，旅行社仍然是老年人出游的首选，旅行社贡献了70%左右的老年客流。乐龄网发布的《关于老年人旅居养老的需求调查报告》显示，安全问题是老年人旅居当中的首要关注因素。在这种情况下，选择长期为老年人提供服务的社区机构、老年群体、老年大学等就占据了天然的优势。

老年群体服务需求升级，联盟式发展是旅居养老的发展趋势。单一的养老服务机构并不能满足老年群体多样化的需求，资源效用的最大化和资源区域分布不均的特点，也都要求旅居养老向联盟式方向发展。逸和源是一家专门为老年人提供全方位养老服务的机构，目前在浙江嘉兴、千岛湖、杭州，广西巴马建立了四个养生养老基地，在自有基地的基础上，成立旅居地联盟，覆盖哈尔滨、大连、北戴河、珠海、深圳、厦门、琼海等16个度假旅游基地，整合了地区之间的资源优势，互补发展，能满足老年群体多样化的需求。

老年群体精力有限，精细化服务是旅居养老的发展核心。随着年龄的增加，人体的机能会逐渐衰退，老年人的身体健康情况与年轻人相比存在明显差距，因此旅游供应商需要针对老年人提供相应的服务。当前，我国老年人旅游市场开发还不充足，相应的政策配套和外部环境支撑不足，导致旅游供应商没有水平和能力为有精细化服务需求的老年人提供服务。在旅居养老的旅途中，老年群体需要医疗作保障，无法进行高强度的旅游活动，对旅行细节有更强的感知，对居住环境和活动范围也有更高的要求，这也就要求供应商细致地感知老年群体的服务需求，进而提供精细化的服务。

（三）目前的发展误区

1. 发展误区

近年来，旅居康养成为很多房地产企业、传统旅游企业的又一投资热点。投资越是火爆，也越容易忽视问题。在旅居康养目前的发展中，出现了以下三个主要的问题。

（1）房地产误区（空心化误区）

旅游地产的出路在于鲜明的主题，康养地产也是如此。很多开发商为了项目建成后能迅速回笼资金，在开发项目的时候就只做地产，缺少核心吸引物的打造和周边环境设施的建设，因此项目往往收效甚微。还有一些开发商则是将重点放在提升项目环境以提升价值上，但是这样又会导致过度投资从而拉长投资回报期。据权威机构数据测算，中国旅游地产的空置率高达80%。超高的空置率加上缺少有效、持续的运营管理，就会造成旅居康养地空心化现象出现。对于旅居康养目的地来说，运营大于投资。做运营，找准主题是关键，没有主题就很难将整个旅居地“聚集”起来，旅居就会虚无化。除此以外，不仅需要有长期的运营计划，以及运营主体、营收项目、营收团队三者之间的默契配合，还需要有实实在在的运营内容，最终达到既能

够获得长期回报，又能得到短期收益的效果。

（2）景区误区

相关数据显示，我国2019年房地产开发面积为89.38亿平方米，投资金额13.2万亿元，占比14.57%；而旅游地产项目开发面积为31.07亿平方米，投资金额1.2997万亿元，占比4.13%。从数据中可以看出旅游地产项目的占地面积很大，一些开发商将旅居地打造成了景区，但却很难获得景区收入，或者随着景区生命周期衰落导致旅居地消亡。在运营过程中不注意控制运营成本，投资过大、过于奢华，也会给后期盈利带来巨大的挑战。在打造景区的开发案例中，成都的龙潭水乡项目为旅居康养地景区的打造提供了借鉴。龙潭水乡的定位为成都的“清明上河图”，占地面积220亩，建筑面积16.1万平方米，投资20亿元，但是却只是红极一时，因为交通不便、缺乏文化影响，再加上运营不当，以及开发商的个人因素，开业四年后就成了一座空城。

（3）养老误区

据调查，我国现在老年群体退休后第一大需求就是——旅游，据全国老龄委一项调查，老年人旅游人数已经占到全国旅游总人数的20%以上，平均每人每年达4次，超过全国人均水平的1/3。面对如此巨大的市场，对老年群体进行细分有助于我们更好地开拓市场。根据旅居地与自己居住地的距离进行划分，可以分为省内旅居、邻近省份旅居、距自己省份较远的旅居以及不限距离的旅居等四类；根据旅居地的资源进行划分又可以分为自然风景型旅居、文化古迹型旅居、民俗风情型旅居、人造主题公园型旅居等。在找准客群的基础上，关注其复杂多样及不断变化的需求和市场发展动向并及时调整，才能成功攻克这一客群。

2. 走出误区：旅居康养开发路径

（1）提概念，建立方法论和科学体系

首先要有不同资源条件的方法论支撑，比如生物干细胞、中医药等。其次进行文化提炼，讲好故事，提炼符号。最后是确定核心康养吸引物，可以借助康养地周围的吸引物，也可以自己打造吸引物。

(2）再造势，支撑方法论的活动体系及氛围打造

第一步，需要符号植入，打造康养氛围。第二步，建立康养示范项目，作为核心吸引物，构建康养圣地。第三步，打造康养相关节事活动，并做好营销体系建设。

(3）房产开发与旅居项目运营

旅居项目运营通常都是与房产开发分不开的。房地产销售能够为项目的运营形成正向的现金流，同时服务型产品的开发与自持物业的运营，能提升整体项目的知名度，实现长期的团队运营。

(4）长期运营

旅居项目能长期运营的关键就在于旅居服务的创新。人们总是喜欢猎奇，需要有产品的更迭来吸引游客。完善的营销渠道与新颖的营销方式是项目在日常运营中增加入住率的重要保障。

（四）七里坪案例借鉴

1. 七里坪旅游度假区概况

中国眉山七里坪国际旅游度假区（以下简称“七里坪”）是四川金杯半山集团全资打造的“医、养、游、居、文、农、林”七位一体的综合型康养旅游度假项目。项目位于四川省眉山市洪雅县七里坪镇，规划占地面积13.5平方公里，计划总投资120亿元，目前累计已投入资金超80亿元，开发建筑面积近80万平方米，已建成面积5平方公里，年接待游客逾160万人次。七里坪地处北纬30°，左依峨眉，右靠瓦屋，距世界双遗峨眉山风景区约3.5公里，距瓦屋山国家森林公园约50公里，距成都约2小时车程（大峨眉旅游西环线），是周公山—峨眉山—瓦屋山环形旅游线路的中枢节点。七里坪平均海拔1300米，是适合人类养生的黄金海拔高度，拥有神奇的天赋“五宝”，即适宜温度、薄荷空气、不老山泉、千年净土、罕见阳山。森林覆盖率高达90%，平均每立方厘米的空气中含有1万~3万个负氧离子，这就为七里坪发展生态旅游和康养产业提供了得天独厚的自然条件。七里坪已成为世人向往的康养圣地、避暑天堂、避霾天堂。

2. 发展路径

（1）提概念

七里坪依托峨眉山的优质自然资源，提出了天赋“五宝”的概念，即适宜温度（夏季均温24℃，无分明四季）、薄荷空气（植被覆盖率高，空气中的负氧离子含量也很高）、不老山泉（业主用水为峨眉山富含微量元素的弱碱性山泉水,）、千年净土（有机黑土）、罕见阳山（是川内少有的阳山）。以抗衰老健康产业为核心，依托独家研发的半山5S智慧健康管理平台，形成了自己的康养项目特色。

（2）再造势

七里坪整体项目打造按照“一半天赋，一半人设”的思路进行。“一半天赋”即天赋“五宝”，“一半人设”即相关配套设施。经过14年的发展，目前七里坪已经形成了生活购物配套（康养小镇、购物中心、特色有机餐厅、红提商业街等）、康体健身配套（梦幻养生温泉、森林养生禅道、西古栈道、景观大道、易筋经生命养生馆、仙草园等）、休闲娱乐配套（三大主题酒店、国际文化交流中心、国际汽车露营公园、七里坪美术馆、百合园等）、医疗保障配套（门诊中心、体检中心）及业主社群生活（管家体系、金杯半山·青春学院等）等。除了完善的配套设施外，还会举办避暑节、康养节、山花节、温泉节、灯会节等特色节事活动，吸引人气。

（3）房地产运营

七里坪项目亮相以来，房产销售情况在2009年、2013年、2014年表现突出，其他年份表现平稳。2009年的销售峰值出现是因为其开创中国西部首席山地避暑康养旅游度假区，将“避暑”打造为其核心吸引物，吸引了一波人流；2012年，集团开始向健康产业全面转型，开始布局以“抗衰老健康产业”为核心的健康产业，又在房产销售上迎来了一波高峰。房地产的良好运营促进了度假区整体配套的建设，度假区的良好运营又反过来推动了房地产项目的销售，二者相辅相成。

（4）长期运营

金杯半山集团在宣传“半山健康生活方式”的同时也在加快全球布局，

提出“全球旅居换住”的新发展思路，即避暑在七里坪、仙女山，越冬去米易、清迈、钦州，正在着手打造一个全球旅居体系。

为了维系长久的客户关系，金杯集团在社群运营上也下足了功夫，通过半山会和青春学院，搭建和发展各项目半山会俱乐部、再青春研修班、旅居旅养游学、同城业主联谊、忠实积极客户及专家库建立、搭建提供再就业平台、房产圈层渠道营销、半山会员系统管理等营销系统。

3. 案例小结

没有一个成功的项目是一蹴而就，成功之后就一成不变的。七里坪项目的成功，源自敢于突破的创新精神以及其自身在项目上的积累与打磨。七里坪项目很好地抓住了旅居目的地由第二阶段向第三阶段转型的东风，由地产开始逐渐转向以康养为重点的核心项目，形成了自己的独特竞争力。在“森林康养”概念被正式提出之前，七里坪便开始了健康产业的相关尝试和发展，聚焦“抗衰老产业”，形成了项目的核心竞争力；通过不断丰富完善康养旅游配套设施，提供多样化的康养体验服务，积极营造康养氛围，让旅游者可以从中找到实现自我的成就感，满足其康养需求；通过积极维系客户关系，营造良好的“康养社区”氛围，维持“康养社区”的良性运营，最终使房地产与旅居之间能平衡发展。但是，这种“七里坪”模式能不能被复制？未来整个集团的项目能不能都像七里坪一样成功？都是需要时间来检验的。

六 总结

（一）核心资源支撑是旅居康养目的地发展的基础

旅居康养和当地的资源都是息息相关、不可分割的。旅居康养已经形成了“林旅融合”、“农旅融合”、“体旅融合”、“医旅融合”、“文旅融合”的五大发展模式，进一步总结我们可以将这五大发展模式归成三类：资源依托型、产业驱动型以及综合开发型。资源依托型，主要依靠当地的自然资源、文化资源等，有规模地开发，目前已经开发的并且比较成熟的自然资源有温泉冷泉、森林山地、海滨资源；文化资源有宗教、茶文化、长寿文化等，比如“林旅融合”和“农旅融合”。产业驱动型，即当地并没有明显的特色资源，但是通过强化康养主题来打造相关产品，比如运动旅居、研学旅居、疗愈旅居等，代表就是“体旅融合”。综合开发型，就是以现有的特色资源为平台或者植入国内外医疗美容、医药资源等相关产业，再结合区域内具有一定康养价值的资源综合开发康养集群度假区，比如“医旅融合”和“文旅融合”。从旅居康养的发展过程中也可以看出，不管是被动发展阶段还是主动发展阶段，都需要有资源的支撑，旅居康养才有发展的基础。

（二）人群支撑是旅居康养目的地发展的保障

随着生活水平的不断提升，物质生活的不断丰富，人们对于健康长寿的渴望也在不断增强。与之而来的则是巨大的生活压力，与逐渐增大的亚健康状态人群，并且呈现年轻化的发展趋势，在这一趋势下，更多的年轻人想要“逃离”，去放松身心，恢复状态。除此之外，大众对“美”的追求也让医美旅居康养有了新的发展。虽然目前旅居养老是旅居康养的主要形式，但是中青年的旅居康养也大有可为。如果仅仅开发了一个旅居康养项目，但是没有人去，就很容易陷入旅居康养发展的误区，导致项目最终只能以失败收场。因此，旅居目的地对客群进行精准定位，对客群需求进行精确识别是十分必要的。

（三）旅居氛围是旅居康养目的地可持续发展的关键

旅居氛围营造的前提条件是有“居”，即有居所。“居”是旅居康养得以顺利实现的载体，居所问题得到解决，才会衍生出后续一系列服务和设施设备。有“居”以后就要考虑氛围营造问题。氛围营造需要三个步骤：第一步，打造良好的生态环境，健康与环境是密不可分的，良好的生态环境可以从物质和精神两个层面来保证身体的健康；第二步，完善医疗配套体系，旅居康养的目标是“康养”，健全的医疗服务体系、完善的康养配套设施与服务就是旅居氛围营造的重要保障；第三步，营造和谐的旅居社区氛围，因为旅居康养和一般旅行有所不同，所以营造良好的旅居社区氛围是必需的，通过定期在旅居地举办各种活动，增加旅游者对社区的归属感。只有旅居氛围营造充足，形成良性的、和谐的社区氛围，旅居地才能实现可持续发展。

参考文献

［1］何莽：《康养蓝皮书：中国康养产业发展报告（2020）》，社会科学文献出版社，2021。

［2］杨亚萍：《郴州康养旅居适宜性评价研究》，《黑龙江生态工程职业学院学报》2019 年第 4 期，第 7 ~ 10 页。

［3］张雷：《运动休闲特色小镇：概念、类型与发展路径》，《体育科学》2018 年第 1 期，第 18 ~ 26 页。

［4］宋欢：《养老旅游的概念与本质》，《三峡大学学学报》（人文社会科学版）2016 年第 6 期，第 37 ~ 41 页。

［5］谈志娟、黄震方、吴丽敏等：《基于 Probit 模型的老年健康休闲旅游决策影响因素研究——以江苏省为例》，《南京师大学报》（自然科学版）2016 年第 1 期，第 117 ~ 123 页。

［6］周刚、罗萍李、运娥：《旅游养老消费者行为模式研究》，《荆楚学刊》2016 年第 6 期，第 36 ~ 45 页。

［7］宋飞：《关于度假旅游的研究综述》，《经济研究导刊》2013 年第 15 期，第 194 ~ 196 页。

［8］陈慧：《中国避暑型与避寒型宜人气候的地域类型及其时空特征研究》，南京信息工程大学，2015。

［9］付菡：《传统酒店的转型——“旅居养老”型酒店》，《农场经济管理》2019 年第 8 期，第 12 ~ 14 页。

［10］易慧玲、李志刚：《产业融合视角下康养旅游发展模式及路径探析》，《南宁师范大学学报》（哲学社会科学版）2019 年第 5 期，第 126 ~ 131 页。

［11］陈卉、张照、王骏：《国际医疗旅游经验及其对我国医养小镇规划的启示》，《小城镇建设》2017 年第 12 期，第 90 ~ 97 页。

［12］丁惠玲、孙之淳：《文旅型康养小镇考察研究》，《合作经济与科技》2021 年第 11 期，第 6 ~ 7 页。

［13］黄光海：《海南国际医疗旅游发展中的问题和对策研究》，《现代交际》2021 年第 10 期，第 221 ~ 223 页。

B.4

2021年中国研学康养业态分析报告

李宗霖　李 军*

摘　要： 在新时代我国人口结构性变化加速、个体素质全面发展需求日益旺盛的因素影响下，以促进思想发展和提升精神丰度为核心的研学康养业态逐渐受到社会各方的高度关注。本报告在对“研学”与“康养”相关概念进行辨析的基础上，明确研学即康养。经过调研分析，报告得出以下结论：（1）研学康养业态发展具有良好支撑：政策利好不断释放，市场投资热度高涨，研学客群极大扩充，信息技术规模运用，为研学康养发展奠定坚实基础；（2）依据依托资源、年龄阶段和健康水平的差异，研学康养包含多种产品形态及活动内容，青少年健康群体是当前研学康养产品的主要客群；（3）随着社会人口结构性变化和疫情冲击的影响，以青少年研学旅行为代表的研学产品逐步转向全龄研学产品体系，尤其是孕婴群体、中年群体和老年群体的研学康养需求将持续增加；（4）早教机构、研学旅行、研学基地和研学营地、红色旅游、党建教育、企业团建、老年大学等研学产品将大有可为，主要体现在客群规模持续扩大、市场增速不断加快、产品形态不断完善等方面；（5）从发展趋势而言，研学康养具有高度资源依赖性，森林、温泉、红色文化等地方资源对发展研学康

* 李宗霖，中山大学旅游学院科研助理，研究方向：康养旅游；李军，博士，硕士生导师，华南师范大学旅游管理学院会展经济与管理系主任，主要研究方向：旅游分享经济、酒店业大数据、社交媒体营销等。

养起重要促进作用，青少年群体依然是研学康养市场的重要客群，孕婴群体和老年群体的研学需求将进一步释放，精神文化类研学产品是市场发展热点，科技手段运用将加快研学康养的发展步伐。

关键词： 全生命周期 研学康养 资源依托 研学产品

一 调研背景

在健康中国战略上升为国家战略后，养心休闲、康体养生已逐渐成为人民对幸福生活的普遍诉求。自2016年中共中央、国务院发布《“健康中国2030”规划纲要》以来，健康中国建设行动稳步推进，预期到2030年，全民健康素养水平大幅提升，健康生活方式基本普及，居民主要健康影响因素得到有效控制，健康公平基本实现。在相关国家战略和地方政府的积极推动下，多种市场主体纷纷加大对康养产业的资金投入力度，康养市场趋于火热。后疫情时代的中国社会仍处于疫情常态化防控时期，国民健康意识持续加强，健康消费不断增长，康养产业的受重视程度也不断提高，康养产业也将迎来重要的发展机遇期。

随着康养产业的快速发展，以文化素质提升、精神思想升华为特点，主要关注心理健康和精神健康的研学康养逐渐成为康养产业的重要业态之一。研学康养是重要的学习休闲活动，是拓展生命丰度、实现心灵康养的重要途径。近年来，随着国家对素质教育和个体全面发展的高度重视，研学市场正受到越来越多资本的关注，针对中小学生的研学旅行是当前研学市场的主要业务板块。然而，其他年龄群体的需求同样不可忽视，不同群体的研学需求是否有所差异，需求差异如何影响产品形态，这些问题都有待回答。

火热的市场投资的背后，以研学旅游为代表的研学市场也出现了价格过高、游而不学、师资缺乏等问题，而且大量资本主要关注以青少年为客群的研学旅游市场和研学基地，对其他年龄段人群的研学需求关注相对较少。除研学旅行外，伴随学习活动关注个体心灵成长和精神健康的早教培训、科普教育、红色旅游、老年大学等都属于研学康养的内容范畴，因此研学康养产业包括多种产品形态。为推动研学康养产业的持续发展，有必要厘清研学康养与其他康养业态之间的区别，进一步明晰研学康养的概念内涵，明确研学康养的客群对象，并就当前研学康养的主要产品形态及其发展情况作深入探究，对上述问题的回应有助于投资者更好地认识和把握当前研学康养市场的发展情况，为将来研学康养产业的稳步发展奠定基础。

二　调研设计

（一）基本概念

1. 研学概念

理解把握研学康养离不开对“研学”的认识理解。在汉语词典中，“研”字本义是细磨、深入地探求；“学”字本义是指对幼儿进行启蒙使之明了事理，原是专用于被动接受教育，由此引申出论述、讨论、知识等含义[1]。结合“研”与“学”的汉语释义，“研学”可以理解为通过深入而细致地观察和论述来接受外界的知识，再进一步则可理解为研究性学习，或探究式学习、探究式科学教育等，是综合实践活动的重要模块之一[2]。

研究性学习作为一种科学的教学理念和方法，于21世纪初被引进中国，逐渐发展成“做中学”，即让学生在动脑动手的过程中利用所学发现并解决问题。这种对研究性学习的理解主要是以中小学生为主体，这也是目前研学旅行的主要关注点。而广义上的研究性学习则并不局限于中小学生，可以指任何出于研究性、探究性目的而开展学习活动的所有个体，即学习求知的主体并不一定是学校学生，任何人在人生的不同阶段都有学习的需求，因此理

解研学应从个体全生命周期加以考量。从这个角度理解，研学是全年龄层皆可进行的探究性学习活动。

2. 研学旅行

研学旅行的相近概念较多，有游学、大游学、修学旅游、教育旅游等[3]，狭义上的研学旅行是特指学校组织、学生参与，以学习知识、了解社会、培养个性为主要目的的校外考察学习活动，广义上则是指以研究、探究为目的的专项旅行，是以一定研学资源为依托，以特定的旅游产品为载体，以个体的知识研修为目标的市场化专项旅游项目[4]。研学旅行是研学者将自身探究学习的需求与旅行相结合，以审美、求知为目的本身就体现了旅行的认知与教育作用[5]。在旅行流动过程中，研学者借助异地自然风光和文化环境，达到增长见识、增强体魄、磨砺意志等健康结果。研学旅行是研学康养的一种表现形式，并非所有研学都以旅行方式实现，从目前研学市场发展来看，研学旅行是研学活动的重要组成部分，研学旅行在促进个体思想层面发展、实现心灵康养效果等方面起到重要作用。

3. 研学康养

2017 年《康养蓝皮书》首次对康养概念的内涵进行梳理和界定，认为康养统摄健康、养老、养生三个维度，是对生命的长度、丰度和自由度的全面拓展，是全面关注和改善个体身体、心灵和精神并使之不断趋于最佳状态的行为活动。从康养概念对研学加以理解，不难发现，研学即康养。研学活动是通过客观探究、学习外界事物来促进思想发展、实现精神成长的健康手段，进而促进个体全身心的健康发展，最终实现康养效果。除研学康养外，康养产业进一步呈现出旅居康养、运动康养、疗愈康养等主要业态，康养产业结构体系趋于清晰。

结合“研学”和“康养”概念，本报告将研学康养定义如下：研学康养是指各类通过研究、探讨、学习等探究式方式改善人们身体、心理和精神健康的行为活动。正如同研学的主体并不局限于中小学生，研学康养的客群为全年龄段个体，个体在不同生命周期会有不同的研学需求，因此也衍生出不同的研学康养产品，例如面向婴幼儿群体的早教机构、青少年群体的研学旅行、中青年群体的团建活动、中老年群体的老年大学等。

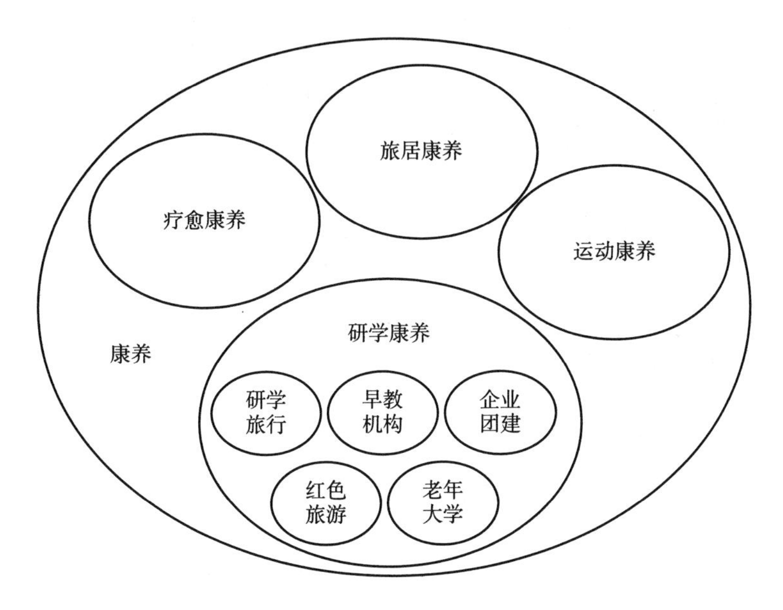

图1　本报告涉及概念的关系图

（二）调研内容

研学康养的客群动机是多种多样的，人们会出于知识学习、掌握自我健康和精神升华等多层次需求去进行研学康养，因此研学康养的客群不仅仅局限于青少年群体，研学康养的业态也不仅限于研学旅行、研学基地和研学营地，而是面向全龄群体，涵盖多种以研究性学习为主的内容和活动。依据研学康养依托资源基础和划分维度的不同，研学康养涵盖多种产品类型。

（三）调研方法

1. 实地调查法

康养旅游与大数据团队通过实地走访和现场调研，对全国多个地级以上城市和县（含县级市、市辖区）进行资料收集与实地走访，围绕地方康养

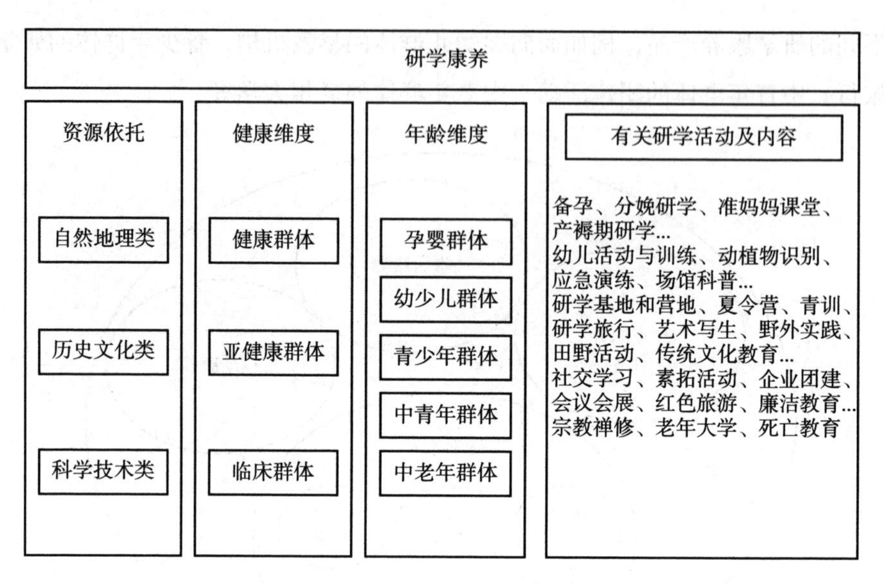

图2　研学康养的划分维度及有关研学活动

发展与产业可持续发展能力建立评价体系，在大量数据和案例的基础上对全国多个区域的研学康养发展情况进行了扎实、科学的调查，为报告写作提供了广阔的案例视野。

2. 网络在线检索

本报告选取了百度网站的新闻咨询和中国知网（CNKI）的学术成果作为主要的资料来源。在调研过程中，调研团队通过百度网站的检索功能，以“研学康养”、“研学小镇”、“研学基地”等关键词进行有关研学康养的新闻资讯检索；在中国知网（CNKI）上以“探究性学习”、“研学康养”、“健康学习”、“终身学习”、“研学旅行”、“红色旅游”、“禅修”等涉及研学康养的活动及内容作为检索关键词，分别收集到大量关于研学康养的新闻资讯、二手资料和学术成果。本报告将相关资料进行汇总、梳理和分析，把握各研学活动的市场发展动态，从实际发展层面分析研学康养市场的发展情况。

3. 产业数据查询

本报告对研学康养行业进行市场发展分析，主要通过相关产业数据网检索相关行业报告，如智研数据、艾美咨询、洞见研报等主流产业数据库，去对相关行业进行宏观把控。与此同时，通过查阅核心企业官网及相关宣传报道，了解核心企业的相关产业链发展与项目现状，进而对相关行业的龙头企业形成深入了解。

三 调研发展

（一）研学康养发展背景

1. 政策环境

健康中国行动持续推进，政策利好持续释放。近年来，为进一步推进“健康中国”发展战略实施，相关的论坛活动和学术研究等行动不断，国家层面也将康养视作实现健康中国战略的重要支撑和乡村振兴的重要路径，不断出台加快我国康养事业发展的重要政策，其中与研学相关的政策和行动在近年来更是频繁不断。

自2004年开始，依托爱国主义教育基地的未成年人教育得到重视，2013年之后，国家对研学的相关政策陆续出台，执行力度不断加大。2021年7月，国务院下发《关于优化生育政策促进人口长期均衡发展的决定》，推动建设一批面向婴幼儿群体的托育服务机构，提倡全面开展课后文体活动和社会实践项目，这一系列政策的出台反映出国家层面对于研学领域的高度重视，反映出研学逐步转向为康养的政策体系趋势释放出研学客群规模将持续扩大的积极信号。

表1 国家颁布的研学康养相关政策

时间	公布单位	文件名称	相关政策内容
2004	国务院	《关于进一步加强和改进未成年人思想道德建设的若干意见》	加强以爱国主义教育基地为重点的未成年人活动场所建设管理
2012	教育部 外交部等	《关于进一步加强对中小学生出国参加夏（冬）令营等有关活动管理的通知》	保障中小学生出国参加夏（冬）令营等有关活动健康有序安全进行

续表

时间	公布单位	文件名称	相关政策内容
2013	教育部	《关于开展中小学生研学旅行试点工作的函》	规定研学旅行活动范围、时间、形式等内容，开展研学旅行试点
2013	国务院	《国民旅游休闲纲要（2013－2020年）》	提出“逐步推行中小学研学旅行”、“鼓励学校组织寓教于游的课外实践”
2014	教育部	《关于促进旅游业改革发展的若干意见》	建立各阶段研学旅游体系
2015	国务院	《关于进一步促进旅游投资和消费的若干意见》	将研学旅行纳入学生综合素质教育范畴
2016	国家旅游局	《关于公布首批“中国研学旅游目的地”和“全国研学旅游示范基地”的通知》	授予10个城市及地区“中国研学旅游目的地”称号，20家单位“全国研学旅游示范基地”称号
2017	国家旅游局	《研学旅行服务规范》	对研学旅游服务各方面进行详细规定
2017	教育部	《关于公布第一批全国中小学生研学实践教育基地、营地名单的通知》	对全国多家单位授予“全国中小学生研学实践教育基（营）地”称号
2018	教育部	《关于公布2018年全国中小学生研学实践教育基地、营地名单的通知》	继续对全国多家单位授予“全国中小学生研学实践教育基（营）地”称号
2019	教育部	《教育部基础教育司2019年工作要点》	加强对校外教育事业发展项目的专项资金支持
2020	国务院	《关于全面加强新时代大中小学劳动教育的意见》	明确全面构建体现时代特征的劳动教育体系，家、校、社会多主体协同广泛开展劳动教育实践活动
2020	农村农业部 教育部	《关于开展中国农民丰收节农耕文化教育主题活动的通知》	建设安全适宜的农耕文化主体教育研学基地，规划农事节庆专题研学教育线路
2021	国务院	《关于印发全民科学素质行动规划纲要（2021－2035）的通知》	提升青少年、老年人科学素质，高效衔接校内外教育资源，实施智慧助老行动，实现全民有所学
2021	国务院	《关于优化生育政策促进人口长期均衡发展的决定》	发展普惠托育服务体系，全面开展课后文体活动和社会实践项目

资料来源：项目团队整理。

2. 经济环境

研学康养行业规模庞大，中高端市场需求旺盛，可挖掘空间巨大。以研学旅行为例，研学旅行作为研学康养的组成部分之一，其参与机构呈现出多元化特征，如专业研学机构、旅行社、培训机构、相关营地基地机构及教育行政部门下属单位等，行业参与主体众多。统计数据显示，截至 2020 年 8 月，全国中小学研学实践教育基地超过 1600 个，全国中小学研学实践教育营地有 177 个①。市场上对于高品质研学产品具有较大需求，近 75% 的消费者可以接受 3000 元以上的中长途研学旅行产品，反映出消费者愿意为高质量研学康养产品付出合理费用，预计未来 5 ~ 10 年研学旅行市场规模将突破 1000 亿元。除此以外，面向其他年龄段群体的研学康养产品也有着广阔的市场空间，如早教机构、研学营地、企业团建、老年旅行等业已进入快速发展阶段。在中青年客群方面，2018 年携程旅行发布的《我国企业团建定制旅行指数报告》显示②，近年来企业团建定制需求单量呈倍数增长，团建人均消费也出现正增长，团建定制中的学习考察主题活动如企业考察、名校培训等普遍受到欢迎，以新团建玩法激发出新乐趣，研学康养的需求进一步显现。

表 2　部分研学康养重大项目

项目名称	项目规模	研学康养内容
安徽黄山青春谷	首期投资 5.18 亿元，总规划面积超 1.3 万平方米	划分四大板块，结合自然山林生态，打造以“山地生活”为核心的康养修居社区
山东德州石斛小镇	总投资 35 亿元，占地面积 220 公顷	以自然环境为依托，划分温泉养生旅居区、研学拓展体验区等五大主题区，打造康养旅游综合体
陕西草堂研学小镇	投资 7.8 亿元，规划建设面积 2000 亩	依托草堂等自然资源和地缘文化资源，打造多功能、多业态融合的国际研学小镇

① 《中国研学旅行发展白皮书 2019》，https：//www. sohu. com/a/432419129_ 114835。

② 《我国企业团建定制旅行指数报告》，http：//www. 199it. com/archives/1122281. html。

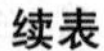
续表

项目名称	项目规模	研学康养内容
陕西汉中古路坝国际研学小镇	总投资 180 亿元，规划范围 4.5 万亩，核心建筑区 3500 亩	打造多文化体验营地和户外拓展营地，打造集教育、研学、旅游、度假、康养于一体的人文生态度假休闲胜地
江西朱坊康养小镇	总投资 5500 亿元，2019 年 1 月试运营	利用红色文化沉淀，挖掘中央红色医院健康文化内涵，打造全国医疗系统红色研学溯源地
黄河生态廊道示范带	总投资约 13 亿元，占地面积 3876 亩，预计 2023 年完成	传承地域宋文化和黄河文化，开发黄河研学资源优势
四川绵阳国际康养小镇	总投资 115 亿元，整体规模 6000 余亩，建设用地 1800 余亩	结合绵阳城市特色，以"山、水、田、乡"为理念，打造涵盖康养住宅、研学基地等多业态的山水康养小镇
四川（蜀南竹海）运动生态康养项目	总投资 10 亿元，占地 1500 亩	围绕当地特色竹资源和文化，新建艺术馆、科普展示区，推动竹文化科普研学。

资料来源：项目团队整理。

3. 社会环境

健康理念深入人心，人口结构性变化进一步扩大研学康养客群规模。健康生活已成为国内社会各界人士的普遍追求，随着新时代社会经济发展稳中向前，公民平均寿命不断延长，人们对于身心健康的关注愈加重视，健康消费需求不断攀升，以身体素质提高和思想精神升华为目的的研学康养很好地切合了人们对健康产品的消费需求。

国内人口结构性变化激发研学客群规模扩张。第七次全国人口普查数据显示，国内人口总量持续增加，婴幼儿群体与老年人群体规模扩大，这进一步扩大了研学康养的客群规模。在 2021 年 5 月的中共中央政治局会议上，放宽生育政策提上日程。2021 年 7 月，中共中央、国务院出台《关于优化生育政策促进人口长期均衡发展的决定》，三孩生育政策正式放开，母婴及幼少儿行业的发展环境将持续向好，直接拉动准妈妈课堂、婴幼儿早教等研学康养产品的发展。此外，随着国内人口老龄化问题加剧，为贯彻落实积极应对人口老龄化战略，围绕"银发市场"的养老护理、老年大学、智能养

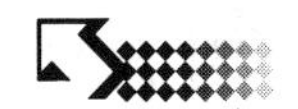

老等产品市场空间或快速扩张。

另外值得注意的是，近期国家市场监管总局对15家校外培训机构分别予以顶格罚款，反映出国家对校外培训乱象的严厉监管，同时也是对全面素质教育的方向把控，校外培训不应单纯是学校课堂的延伸，相关课程更应重视学生素质的全面提升，这反映出以个体全方位素质提升为目标的研学康养未来大有可为。

4. 技术环境

现代信息技术推动研学体验深化和主客互动在线化。在科技类研学产品中，产品运营方主要通过VR、AR、3D/4D等高科技手段向研学者提供观看或体验服务，以此实现科技教育目的，科技革新为研学产品的动静态展示提供了更加多元且具深度的手段。另一方面，新冠肺炎疫情加速了研学产品在线化趋势。疫情期间，全国众多场馆闭馆不闭展，各研学机构积极推出线上亲子沟通、VR云游览等在线方式，积极维护原有客源渠道，开发研学新产品新方式，积极探索“自救”。在数字化时代，在线研学响应时代趋势，融合“互联网+”“智能+”技术优势，较好地克服时空限制，为研学康养的发展提供了新前景。

5. 小结

总体而言，研学康养的发展环境持续向好。政策利好不断释放，市场投资热度不减，后疫情时代公民健康理念增强和人口结构性变化，都极大扩展了研学康养客群，信息技术手段的运用也为研学康养提供了发展优势。在此发展背景下，对目前研学康养业态的发展进行梳理分析有利于帮助各界科学认识研学康养，对研学康养的主要产品形态有宏观把握，引导研学康养的相关投资方向，为我国研学康养行业的稳步发展添砖加瓦。

（二）研学康养分类

1. 以依托资源划分

按照研学活动所依托的资源差异，研学康养活动可以划分为自然地理类、历史文化类和科学技术类。

（1）自然地理类研学产品

自然地理类研学产品主要是指在研学活动中依托项目地的自然资源、地理景观等所进行的康养活动及产品，主要关注研学客群的身体健康和素质提升，让消费者在享受项目地良好自然环境的同时，提升个体健康意识，促进和谐人地关系发展，以期实现人与自然的和谐发展。依托自然地理资源的研学活动也可以理解为自然教育，是以自然环境为教育背景，为生活在远离自然的所有个体提供释放天性的探索机会和体验空间。2021 年 10 月 12 日，第一批国家公园正式设立，以大熊猫国家公园为代表的、具有典型生态功能的自然保护地得到重点保护。国家公园无疑是最好的自然课堂，在广袤的地域范围内有着最好的生态系统、最独特的自然景观、最宝贵的自然遗产，面向社会群体开展科普教育、自然观察和自然体验，引导社会公众走进自然、亲近自然，是自然研学康养的重要载体。

自然地理研学在整体研学康养市场中有着重要地位，其在普及地理科学知识、提升国民科学素质、增进人地关系和谐认知等方面发挥着重要作用，比如针对青少年群体健康成长的运动青训和户外拓展，以及受众广泛的中医药基地旅游、温泉康养、森林研学等康养产品，都是通过利用蕴含健康元素的自然资源，在提高消费者身体素质的同时，促进消费者在自然环境中尊重自然地理、建立生态世界观、遵循自然规律行事，以期实现人地关系的和谐发展。

以森林康养基地为例，2016 年起中国林业产业联合会启动中国森林医学康养基地建设试点项目评选，截至 2021 年 9 月已经评选出六批共 827 家试点单位，这些森林康养基地通过严格执行林地保护利用等规则，不断优化基地森林康养环境，丰富、提升森林康养元素，完善基地森林康养基础服务设施，丰富森林康养产品，打造森林康养品牌，繁荣森林康养文化，不断提高森林康养服务水平，以满足消费者对森林自然环境的精神康养需求。

（2）历史文化类研学产品

历史文化类研学产品是当前研学市场的发展热点，主要依托地域独特的历史故事和文化资源，让研学客群在活动文化体验中陶冶情操、修身养

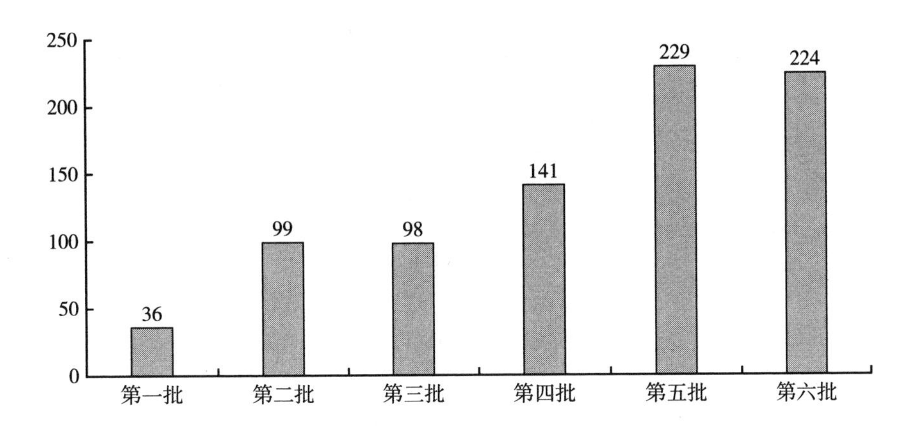

图3　全国森林康养基地试点建设单位数量变化

数据来源：项目团队整理、中国林业产业联合会。

性，寻求精神上的成长。历史文化类研学康养产品通过深度挖掘地域独有的宗教、民俗、历史文化等特色文化资源，结合市场文化体验需求及现代生活方式，运用创意化手段，打造利于养心的精神层面产品，主要依托的文化资源包括古村古镇、寺庙观堂、宗教文化、传统国学、名人胜迹、历史传说、传统农耕、红色遗迹等。目前各地方正因地制宜开发文旅融合式的康养旅游产品，在有利于消费者身体健康的基础上，以地方文化为特色，展现文化的深度、广度及厚重感，提高消费者文化修养层次，丰富精神世界。

以爱国主义教育基地为例，自1996年起国家有关部委机关为激发爱国热情、凝聚人民力量、培育民族精神，大力推动爱国主义教育基地建设，截至2021年9月，全国爱国主义教育示范基地总数达到544个，基本覆盖从中国共产党成立到解放战争胜利各个历史时期的重大事件、重要人物和重要革命纪念地，建设爱国主义教育基地有利于丰富新时代人民的爱国精神，激发广大群众建设祖国的信心，也是提升全民族整体素质的基础性工程。

表3　部分历史文化类研学康养产品

历史文化资源	代表性研学康养产品
影视文化	浙江横店影视城、沂蒙红色影视研学基地
军事文化	宁夏黄河军事文化博览园、长途岛军事研学基地
红色文化	井冈山爱国主义教育基地、延安革命纪念馆
农耕文化	湖南稻花香里农耕文化园、台湾休闲农庄
传统文化	孔子故里曲阜研学基地
名人文化	绍兴鲁迅故里研学基地、孙中山故居
民俗文化	四方井公园三峡民俗文化研学营地

资料来源：项目团队整理。

（3）科学技术类研学产品

科学技术类研学产品主要是指依托现代科学技术，开展提高消费者对科学技术的认识、培养科学兴趣的研学活动，这类研学产品的主要客群为青少年群体，开展研学活动的场所主要是科普教育基地、科技园区、科研场所等。科学技术的运用加速了科技与教育的融合过程，比如以 VR、AR 为代表的虚拟现实技术可以打造出沉浸式、立体化的教学影像，为消费者带来完全不同的教育体验，深化教育效果的同时，更能强化消费者进行健康教育的动机。科技类研学产品主要表现为参观工业园区、高新技术园区、国防科技园区、科普教育基地、先进科研机构等，具有较强的知识学习性。

2. 以健康维度划分

世界卫生组织认为，现代健康不仅指个体身体没有出现疾病或虚弱现象，同时也指个体在生理上、心理上和社会上的完好状态。由此可见，现代意义上的健康含义丰富，健康内涵从生物学意义扩展到精神和社会关系层面。

（1）健康群体

健康群体以技能提升、社会交际、自我学习成长为研学重点，是当前研学康养市场的最主要客群。当前研学康养产品主要针对健康人群，提供的相关研学产品立足于客户健康，通过科学课程设置、合理研学训练等方式提升

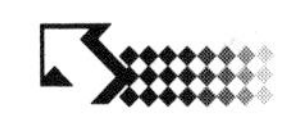

消费者技能水平，实现自我效能。此类研学产品贯穿全生命周期，如青少年文艺教育、研学旅行、企业团建、老年大学等都以健康群体为开展对象，部分产品在研学项目开展前会要求消费者签订健康申明，对处于非健康状态的消费者实际上起到了劝阻作用。

（2）亚健康群体

亚健康群体的研学康养关注身心神疗愈，主要通过开展研学活动提升其对健康的科学认识，学会自我调适和疏导，亚健康群体是未来重要的研学康养消费客群。导致亚健康的原因有很多，如饮食不规律、作息不合理、缺乏运动、心理压力大等，这些引发亚健康的问题在现代社会十分普遍，导致我国亚健康人口基数庞大，据统计，国内主要城市的白领群体亚健康比例高达76%，超过六成的城市居民处于过劳状态，真正意义上的健康群体比例不足3%[①]。在巨大的人口基数下，是多数中青年群体的漠视和有心无力，因为自身重视度不足、研学康养产品缺乏等各方面原因，亚健康群体鲜有研学康养的经历，随着国民健康意识转变和研学产品逐步完善，亚健康群体的研学康养需求将得到释放。目前针对亚健康群体的研学康养产品集中在老年市场，主要原因在于老年群体有充沛的时间和相对较高的支付意愿，针对老年群体的老年旅行和老年大学等众多研学康养产品都有良好的发展势头。

（3）临床群体

临床群体的研学康养以自我疗愈为核心，主要开展促进身体康愈与精神提振的研学项目。市场上针对临床群体的研学康养产品主要表现在两个层面，一是身体层面的健康康复，如营养课程、身体机能恢复等；二是针对精神层面的健康提振，如禅修、冥想等。以冥想为例，相关医疗调查显示，冥想疗法对于老年性高血压、冠心病、神经衰弱等疾病疗效显著，可以调节大脑神经，增强人体免疫力，美国食品药品监督管理局就推荐冥想用于辅助治疗焦虑、失眠、抑郁、虚弱、慢性疲劳等病症。

① 中国社会科学院《人才发展报告》，https：//www. sohu. com/a/224530014_ 437035。

国内冥想行业起步较晚，但一线城市居民尤其是处于亚健康、临床状态的群体对于排解压力的需求更为旺盛迫切，许多拥有相关资质的心理导师开始设立内观冥想课程，建立冥想馆、内观心理咨询中心等，催生了冥想经济。

3. 以年龄维度划分

康养需求贯穿于个体“婴—幼—少—青—中—老”的全生命周期，康养不仅仅关注青少年研学旅行或老年养老，更应该从孕婴期开始，聚焦产褥期的产前教育也是典型的研学康养产品之一。综合考量，本报告将个体生命周期划分为五个阶段：孕婴阶段、幼少儿阶段、青少年阶段、中青年阶段、中老年阶段，对各个阶段的主要研学内容进行梳理。

（1）孕婴阶段

孕婴阶段，准父母以学习掌握养育下一代的各种知识技巧为出发点，广泛开展产前产后健康教育。随着全国三孩生育政策的放宽，产前健康教育已成为医学界的关注热点之一。早期临床的产前宣教以产前检查为重点，对孕妇的分娩更多关注生理层面，而对孕妇及其家属的心理健康状况以及分娩知识储备重视程度不足，部分医院为此专门开设“孕妇学校”提供妊娠期健康宣教，主要产品则以准妈妈课堂方式呈现，主要课程内容包括孕期瑜伽、音乐胎教、准爸爸训练营、真人分娩预演、孕期膳食护理等，帮助产前准父母们更好地迎接新生儿的到来。在产后护理康复方面，以月子中心、医疗机构康复中心为代表的康养产品针对女性分娩后的身体心理以及新生儿护理和成长发育提供专业的知识教育和健康服务。

（2）幼少儿阶段

幼少儿阶段，研学康养产品主要以大脑健康发育和认知发展为出发点，集中形成以早教托育、科普教育为代表的产品形态。第七次全国人口普查数据显示，全国0~14岁人口数量为2.53亿，占全国人口总量的17.95%，与2010年相比这一比重上升了1.35个百分点，反映出随着生育政策的逐步放开，我国幼少儿群体人口数量呈增长态势。脑科学和心理学研究显示，大脑发育最为迅速的时间点是生命诞生后的前几年，抓住这个时间关键点对人类

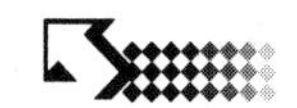

后期发展至关重要[3]。正因如此，幼少儿阶段的研学康养产品主要从促进大脑健康发育、正向影响个体认知发展、促进个体积极社会化等方面打造，逐步形成以早教机构、托育机构、科普场馆、应急场所为依托的早期教育体系。

（3）青少年阶段

青少年阶段，研学产品品类丰富，内容聚焦多种健康维度。青少年健康问题集中体现在由不良饮食习惯、缺乏体育锻炼、长期久坐等引发的身体机能问题，同时青少年心理健康问题相对其他年龄群体更加突出，容易表现出逆反、自卑等不良心理。目前市场上针对青少年群体提供的研学项目包括研学旅行、研学基地（营地）拓展活动、运动青训、艺术写生、野外实践、田野活动、特殊文化教育包括军事文化教育、农耕文化教育等，研学产品种类丰富，身体、心理和精神健康维度皆有涉及。青少年开展研学活动具有多种意义，一是增长见识，开阔眼界，从实践中把握所学知识，体验多元文化；二是有助于培养学生探究发现、组织策划、沟通协作等社会能力；三是有利于加深同龄友情，培育师生情谊，培养青少年共情能力；四是有助于增强体魄，形成集体观念、团队精神、责任意识[4]。

（4）中青年阶段

中青年阶段，该群体日常工作压力较大，经常出现由久坐、饮食作息不规律、精神压力大等引起的健康问题，目前市场上针对此类群体的研学康养产品较少，这与该群体倾向于通过运动产品、疗愈产品解决自身健康问题有一定关系。中青年阶段的研学康养产品主要包括素拓团建、会展会议、廉政教育、职业培训、企业考察等，基本与工作事业密切相关。企业团建包含团队的文化建设、精神建设和福利建设等，从员工层面理解，团建有利于丰富业余生活，培养员工之间、员工与企业间的情感；从企业层面理解，团建培训有利于激发员工潜能与认知，彼此赋能，增强团队战斗力和凝聚力。会展会议活动主要提升个人工作能力，帮助了解行业知识技能，为高质量开展个人工作打好基础。红色教育和廉政教育是近年来事业机关单位主要开展的研学康养产品，既是为了响应党和国家强化党风廉政教育、筑牢思想防线的号

召，也是事业机关单位成员加强自身思想文化素质、接受文化教育和精神洗礼的重要方式。

（5）中老年阶段

中老年阶段，研学康养目标主要是延续生命长度、维系生命质量，相关产品包括保健养老和高龄看护等方面。第七次全国人口普查数据显示，全国范围内60岁及以上人口占总人口的18.7%，相比2010年的11.6%提高幅度较大。基数庞大的老年群体拥有充足的闲暇和一定的经济能力与支付意愿，具有一定自理能力的老年群体在退休后往往会选择进行旅游活动，在旅行过程中体验工作期间无法获得的愉悦，旅游目的地的选择既包括生态胜地如长寿之乡等，也包括充满地域色彩的文化圣地如红色摇篮延安等，老年人旅行既是调养保健身体的方式手段之一，也是老年群体寻求精神升华的重要途径。另有一部分追求生命丰度的老年群体会选择进入老年大学，提升个人素质，追求终身学习。

表4　不同年龄阶段的研学康养活动及特点

研学年龄段	研学活动及内容	研学康养特点
孕婴阶段	备孕相关	掌握养育下一代的知识 关注孕妇生产全过程呵护 新生儿健康护理与成长发育
	分娩研学	
	准妈妈课堂	
	产褥期研学	
幼少儿阶段	幼儿活动与训练	关注大脑健康发育和健全的认知发展，正向影响幼少儿个体认知、促进积极融入
	动植物识别	
	应急演练	
	场馆科普	
青少年阶段	研学基（营）地	全面关注青少年的身体、心理和精神健康，以增长见识、培养能力、增强体魄为目的，促进青少年健康成长
	夏令营	
	青训活动	
	研学旅行	
	艺术写生	
	野外实践（田野活动）	
	传统文化教育	

 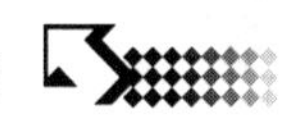

续表

研学年龄段	研学活动及内容	研学康养特点
中青年阶段	社交学习（素拓、团队建设）	加强个体工作能力，缓解工作压力，增强员工间、员工与企业间的情感联系
	会议会展活动	
	红色旅游与廉政教育	
中老年阶段	禅修	延续生命长度，维系生命质量，满足老年群体社交、休闲、学习交流等多种需求
	老年大学	
	银发旅游	
	临终关怀	

资料来源：项目团队整理。

（三）研学康养主要业态发展情况

1. 早教机构

作为幼少儿群体早期教育的主要场所，早教机构包括全日制托儿所、品牌早教机构、公办早教指导中心、社区早教服务中心（或社区儿童之家）等多种形态。在国家系列利好政策以及公民早教意识不断提高的影响下，市场规模在2020年突破3000亿元，并持续受到资本青睐。

目前，我国幼少儿早教市场蓬勃发展，早教服务机构遍布全国。科技的更新换代和行业的分工明确使早教机构在不断开拓服务空间的同时，也在不断地总结经验，完善管理，扩大内部规模和外部资源，切实在孩子智能等各方面发展上取得了显著成效，得到了社会各界人士的认可和赞赏。从早教内容看，中国早教倾向于兴趣技能培养方面，语言技能则以英语早教为主。

总体而言，中国早教研学市场兴起态势明朗，行业龙头地位基本确立，但依然存在行业续报率低、内容研发困难、规模化扩张较难，专业早教人才缺乏、监管体制有待完善等问题，随着后疫情时代市场需求进一步扩张，行业将进入集中整合阶段，未来将呈现出线上线下结合、IP打造、科技教学深度融合等发展趋势，行业整体仍将平稳向前发展。

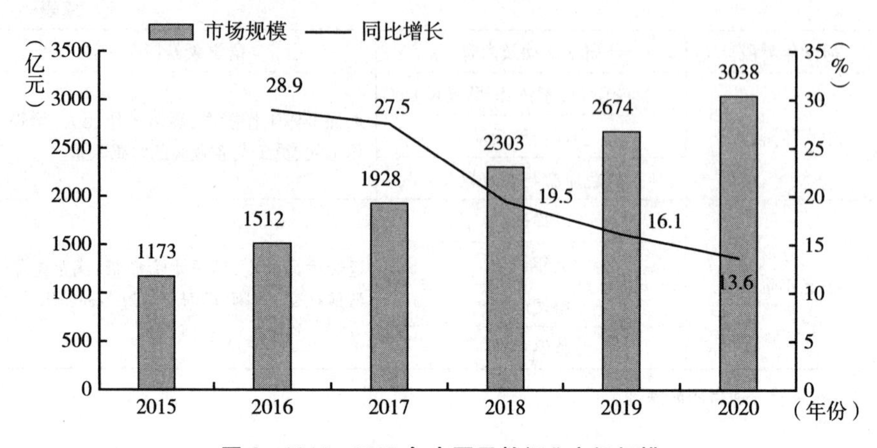

图4　2015～2020年中国早教行业市场规模

数据来源：《2021－2027年中国早教产业竞争现状及发展趋势研究报告》，https：//www.chyxx.com/industry/202105/952526.html。

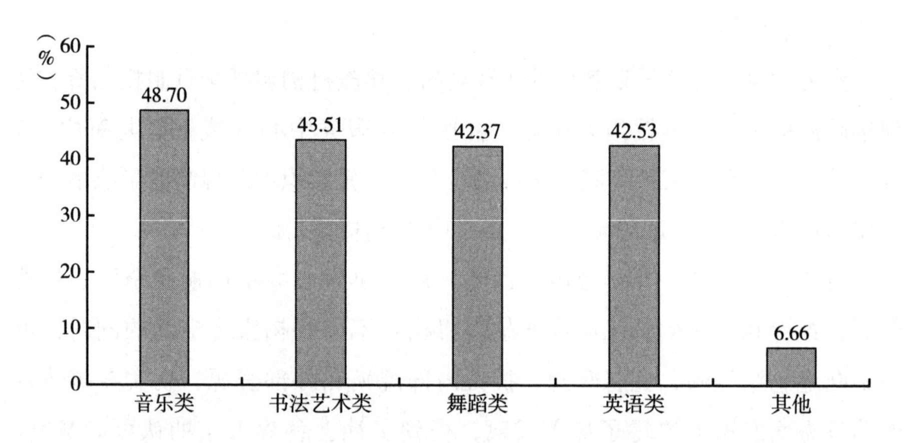

图5　幼少儿早教行业研学内容结构

数据来源：艾媒咨询。

2. 研学旅行

研学旅行市场前景广阔，发展速度快，是未来研学市场的主要抓手。2013年2月，国务院办公厅印发《国民旅游休闲纲要（2013—2020年）》，最早提出研学旅行，此后，研学旅行作为一项撬动素质教育改革和探索旅游转型发展的崭新方式，逐渐走入国内教育界及旅游界的研究视野并成为提振

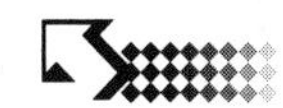

综合育人的新领域[7]。随着近年政策利好以及消费需求攀升，国内研学旅行市场不断增长。研学旅行横跨教育与旅游两个万亿市场，在“学”与“游”的交叉领域拥有蓬勃的发展空间。相关数据显示，目前国内研学旅行的学校渗透率仅为5%，远低于发达国家，预计未来5～10年内研学旅行的学校渗透率将迅速提升，总体市场规模将突破千亿①。

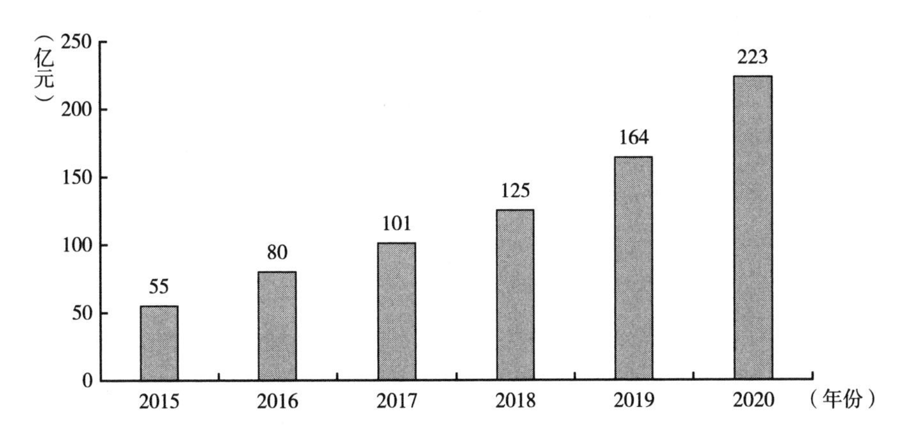

图6　2015～2020年中国研学旅行行业市场规模

资料来源：前瞻产业研究院、项目团队整理。

受研学旅行政策落地、校外培训机构被加码等社会因素影响，更多机构会涌入研学服务市场，研学旅行服务和研学品牌的角逐将趋于激烈。中国研学旅行的参与主体包括专业研学机构、旅行社（开辟研学旅行专线或独立运营团队）、语言培训机构、亲子教育机构、留学中介机构和教育行政部门下属的单位，相关数据显示，2019年主要参与研学旅行业务的企业达7300家。目前研学旅行市场呈现出参与者众多、良莠不齐、高度分散、竞争激烈的竞争格局。

研学人数和客群需求不断提高，相关研学课程有待提质。相关数据显示，2020年我国国内与海外研学人数近600万人，消费者在研学过程当中

① 《2021年中国研学旅行行业分析报告——市场供需现状与发展动向研究》，http：//baogao. chinabaogao. com/lvyou/292209292209. html。

通过研究和探究事务、参与各种社交活动，不断唤醒学习求知欲，并通过主动参与，强化其在研学过程中的生活体验，学生通过亲身实践和身体力行来解读教科书、认知世界。现阶段国内的研学旅行处于探索期，供学校和学生进行研学的基地营地尚在初期发展阶段。目前绝大多数地区还未建立一套完善的中小学生参加研学旅行的评价机制，而商业性质的研学旅行平台较少能够认识到研学旅行的核心元素是实现教育和旅游的融合，游而不学、学习浮于表面的问题比较突出。

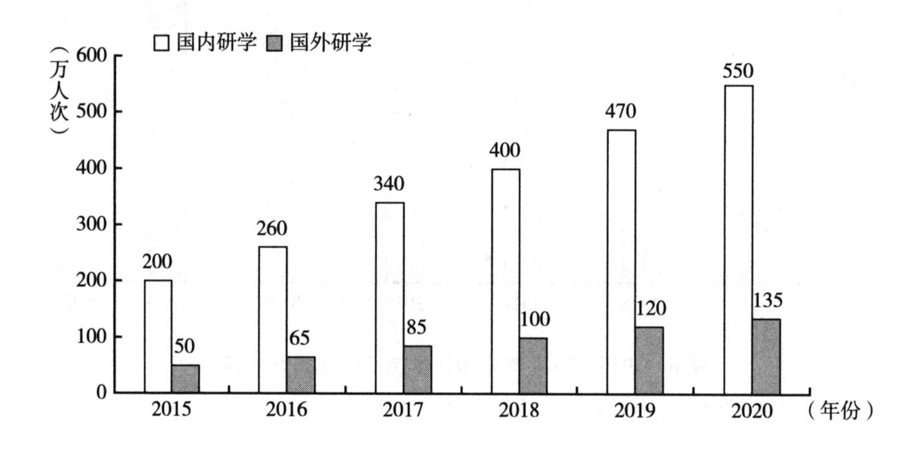

图 7　2015 ~ 2020 年国内研学与海外研学人数

数据来源：项目团队整理。

3. 研学基地和研学营地

研学基地和研学营地发展迅猛，产业链初步形成，行业发展动力强劲。从概念上理解，研学基地（营地）是具有研学课程资源和完善的接待服务设施、教育教学设施，服务青少年研学实践教育活动的场所[8]。这类研学活动是在基地或营地以集体生活、学习为形式，主要面向青少年群体，通过系列专业课程，为青少年带来创造性和教育性的持续体验，促进青少年身体、心理、社交能力以及心灵方面的成长。随着政策利好不断释放和高涨的投资热度，“十三五”期间全国已遴选 622 个全国中小学生研学实践教育基地和营地，开发 6397 门研学课程和 7351 条研学精品线路，未来与研学基地

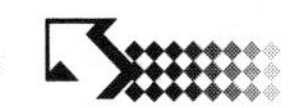

和研学营地有关的研学活动数量仍将快速增加。

研学基地（营地）产业链已初步形成，参与主体多元化。产业链上游为资源供给方，主要提供规划设计、交通、住宿、场地等资源，中游主要是提供研学服务的专业机构，下游是需求方，主要面向 B 端学校和 C 端家长学生，其他的支撑性服务包括投融资、保险、人才培训、营销等。作为一种教育服务，研学基地（营地）行业向前发展的关键因素主要有四点：一是场地，场地专业性和规划建设有着严格要求；二是研学课程，相关课程设计要有鲜明的研学主题，同时种类丰富、趣味性强、内涵深刻也必不可少；三是管理运营，基地和营地应加强外联与协作，建立高效运营架构，形成自身核心竞争力；四是安全保障，建立健全安全管理机制，明确落实安全责任，持续降低安全风险。未来研学基地和研学营地的发展需要做好三点：一是规避同质化恶性竞争，探索资源新供给途径；二是单点突围，可选择小而精特色方向；三是整合供应链，构建行业生态圈，提升盈利空间；四是探索数字化应用，提升产品服务附加值，增强盈利能力。

4. 红色旅游

红色旅游是伴随中国旅游业发展而兴起的一种特色主题旅游，是具有政治、经济、文化、社会和生态多重意义，凸显中国特色的一项新式旅游方式，其中红色是指回顾革命传统和接受爱国主义教育，红色旅游将红色精神与休闲旅游融为一体，让消费者在观光赏景、放松休闲的同时，学习了解革命历史，增长革命斗争知识，感悟革命斗争精神，培育新的时代精神，这正是红色旅游的魅力所在。

近年来，随着国家政策利好不断，全国红色旅游投资增速不断提高，接待人数高速增长，红色旅游已成为文旅融合的新焦点，成为研学康养的重要板块。特别是 2019～2021 年这三年期间，适逢新中国成立 70 周年及中国共产党建党 100 周年，两大重要时间节点的到来助推红色旅游愈加火热。相关数据显示，2020 年我国红色旅游出游人数超过 15 亿人次，红色旅游收入接近 7000 亿元，整个“十三五”期间红色旅游出游人数保持稳定，在全国国内旅游市场中维持在11%以上的市场份额，2023年红色旅游综合收入有望突破万亿元。

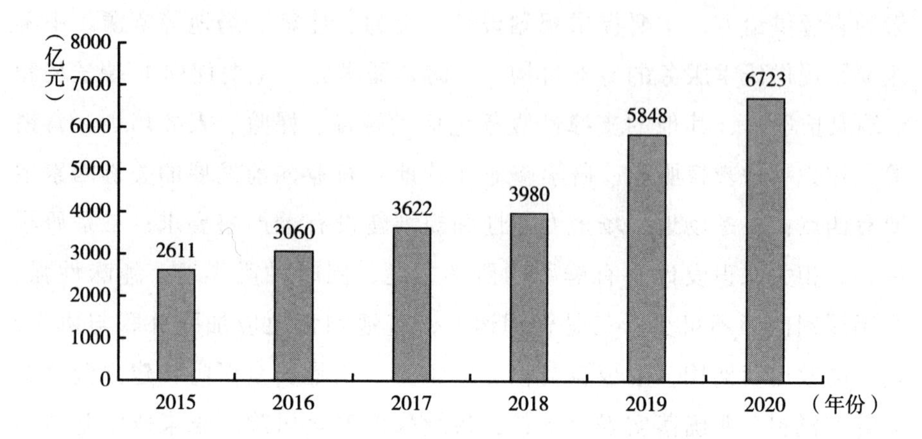

图8　2015～2020年国内红色旅游收入规模

数据来源：项目团队整理。

红色旅游正受到越来越多年轻群体的青睐。携程《2021年上半年大数据报告》显示，2021年上半年，红色旅游景区预订量同比增长超2倍，其中80、90、00后人群预订红色旅游的热情高涨，预计比2019年同期增长约2.5倍。同程发布的《红色传承·"Z世代"红色旅游消费偏好调查报告2021》也显示，"Z世代"在各类红色文旅产品的消费用户中占比接近60%，已成为红色旅游市场的核心消费群体。这些数据都反映出红色旅游在时代特色、意义内涵等方面的特殊性已经对年轻群体产生了强有力的吸引，随着红色旅游产品体系逐渐多样化，越来越能够契合不同游客类型的需求，红色旅游消费主力仍继续呈现年轻化的发展态势。

多维感官加深消费者对革命精神和红色文化的体悟理解。虽然年轻群体逐渐成为红色旅游的主要客群，但相关数据显示年轻群体在红色旅游景区的消费水平相对较低，其中主要的原因在于年轻群体的成长年代和生活阅历与革命年代差异很大，难以产生共情，红色教育效果相对不

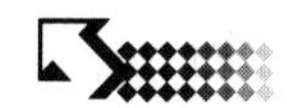

明显。科技的发展为这一问题提供了解决途径。以创意开发、现代技术为支撑，依托5G信息技术、人工智能等数字科技手段，提升红色景区项目可视化效果、互动参与深度，这不仅能让游客通过多元互动感受更深层次的红色精神体验，更可以让受流行文化影响较深、在传统阅读上更缺乏耐心的年轻人，更愿意来体验红色文化。而通过直观的体验，口味更独特的年轻人会更容易理解红色旅游中的“内核”，也会更愿意去消费相关的文化产品。

5. 企业团建

企业团建的客户群体主要为中青年企业员工，是一种为了实现团队绩效及产出最大化而进行的人员激励行为，有助于帮助企业成员增进沟通交流，营造良好的企业人际关系，有利于社交健康。企业团健主要针对企业团队类的外出活动策划和拓展训练，包括但不限于团建活动、户外拓展、定制旅行、企业会务等内容。据携程旅行发布的相关数据，近年来中国企业团建需求量大幅增长，团建人均消费也有所增长，各行业公司中以互联网公司的团建比例最高。

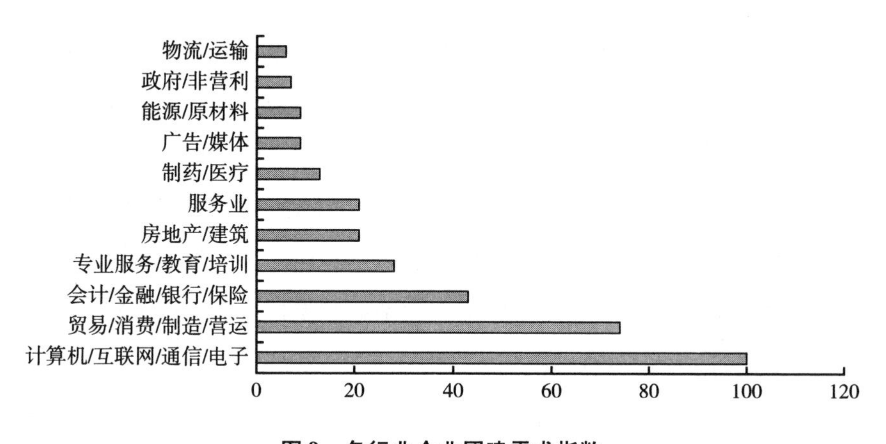

图9　各行业企业团建需求指数

数据来源：携程旅行《我国企业团建定制旅行指数报告》。

近年来，我国企业团建呈现专业化、个性化特征。企业团建逐渐被赋予更大的企业价值，通过团建筛选员工、提高凝聚力、强化沟通、统一价值

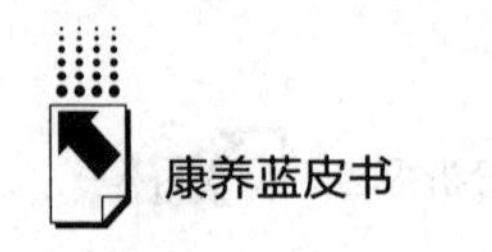

观、学习企业文化，因此企业对团建活动的专业度要求越来越高，对个性化定制产品及服务的需求也将越来越多。近些年来，企业团建逐渐形成三大活动类型，一是以休闲放松为主旨，如美食旅行、自然观赏、农庄体验等；二是拓展活动，相对需要更多的精力投入，如荒岛求生、远距离徒步、野外穿越等；三是以学习考察、个人工作能力提升为核心的企业考察，如名校培训、企业参观等。值得注意的是，随着游戏娱乐行业的热度高涨，把线上游戏搬运到现实世界、玩真人秀节目同款游戏已逐渐成为当下企业团建的前沿玩法，是当前年轻企业员工所青睐的团建方案，这类团建活动在安全方面的专业保障要求也随之提高。

6. 老年大学

老年阶段，研学康养目标主要是延续生命长度、维系生命质量，有一部分追求生命丰度的老年群体会选择进入老年大学，提升个人素质，追求终身学习。满足老年人不断增长的精神文化需求是老年事业发展的基本要求之一[10]，为积极应对人口老龄化，国家大力发展老年教育，依据《老年教育发展规划 2016—2020》目标，明确到 2020 年全国县级以上城市至少应有一所老年大学。得益于老年人口红利、政策支持和资本青睐，老年教育市场规模不断扩大，据 60 加研究院预测，到 2050 年中国老年教育市场规模将超过千亿元。老年大学经过多年发展，逐步形成了“因需施教，寓教于乐，健康长寿，余热生辉”的教育理念，积极探索“教育造福老年”的教学方式，通过开设包括书法、绘画、语言、历史、电脑在内的多种教学班，培育浓厚的学教氛围，从而培养老年学员的多方面情趣和爱好，极大地丰富了老年人的精神文化生活，提高生命质量。

老年教育发展存在的问题主要表现为老年教育机构供需矛盾突出、老年人付费意愿不高、教育发展不均衡等，相关优化对策可以从学界层面建立坚实阵地，夯实老年教育地位；优化老年学校管理体制，落实养教结合；将老年教育纳入公共服务，推动政府发挥更多职责；进一步推动公共教育资源向老年群体开放，鼓励多方力量深入参与公共教育。

四　报告结论

（一）研学康养具有终身性和全民性

研学是一种贯穿个体全生命周期的终身活动，各个年龄层皆有研学康养需求。学习教育伴随个体全生命周期，既有学校教育，也有社会教育，研学康养主张在个体不同的人生阶段以不同方式获取必要的知识和技能。出于求知探索本能，个体在一生中参加各种使之生存发展的教育、学习活动，利用各种机会去更新、深化和充实所学所得，使自身适应不断变化的世界。目前市场上往往将关注中小学生的研学旅行和关注老年群体的养老产品视作研学康养的组成部分，忽视了其他年龄层群体的研学需求。未来，各年龄阶段的研学康养需求将被进一步细化，客群不断扩大，研学康养市场主体将从以青少年为主转向青中老并重。

（二）研学康养发展具有资源依赖性，自然、文化和科技资源起重要促进作用

研学康养产品涉及范围广，绝大多数研学产品在具体发展过程中需要依赖研学地的各种资源，并依托研学资源开展资源观光、课程设计、活动提升、康养植入等系列促进个体心灵成长和精神健康的研学活动。从目前市场发展情况而言，自然地理类、历史文化类和科学技术类这三大资源类型都是开展研学康养的重要资源，其中森林资源、温泉资源、红色文化、农耕文化、民俗文化、高新科技对研学康养发展具有重要促进作用，大部分实现市场盈利的产品也主要依托上述资源，未来研学康养产品的资源依赖性会进一步提高。

（三）青少年群体是主要客群，孕婴群体和中老年群体的研学需求增加

研学旅行作为研学康养的重点业态，未来一段时间内依然会是发展热

点，在教育理念和课程设计上将把优秀传统与国际前沿相结合，其在产品层面上的丰富是未来发展重点，工业科技、农业研学、红色旅游、素拓活动等旅行产品将持续增加。此外，诸如早教培训、企业团建、老年旅行等主要研学康养产品也将因人口环境变化而获得更大发展空间。值得注意的是，成人研学尤其是中年群体研学是目前市场上较为缺乏的产品形态，但中年群体相对其他群体而言无论是消费能力还是消费需求上都要突出，针对个人兴趣与爱好的细分研学康养产品少之又少，未来可以进一步挖掘中年群体研学需求，丰富产品体系。

（四）以精神洗礼、文化熏陶为内核的研学产品是发展热点

研学康养消费者不仅追求身体健康，更崇尚思想进步和精神升华，因此研学康养与森林温泉、红色教育、特色民俗等具有深厚历史底蕴或特色地域文化的资源结合度更高。未来，文化类研学康养产品将获得更多关注，这对业态产品的文化内核提出了更高要求，简单的健康活动如观光、讲解等难以满足消费者对文化体验的要求，侧面反映出研学康养消费需求已经发生质的变化，市场供给在提质增量的同时，还需要紧抓文化内核，凸显研学活动对个体心理和精神成长的重要价值。

（五）信息技术作用愈加突出，线上线下双轨并行

在疫情防控常态化时期，线下研学不可避免地会受到国家和地方疫情管控的影响限制，相关数据显示，新冠肺炎疫情给部分高度依赖线下教育的研学机构带来不小的经济损失，部分研学机构积极开展自救，利用现代信息技术推出线上研学产品和研学方案。在后疫情时代，线上研学依旧是重要的教育方式，数字化时代也迫切需要科学技术全方位融入教育，因此，线上与线下研学相结合将成为今后研学康养的发展趋势之一。疫情的突发加速了科技融入教育，而科技的运用也极大提升了教育带来的文化熏陶和心灵触动的效果，是教育领域在现代信息技术社会跨越式发展的重要契机。

参考文献

[1] 王子璇：《小学地方特色研学旅行课程设计的策略研究》，沈阳师范大学，2021。

[2] 吴支奎、杨洁：《研学旅行：培育学生核心素养的重要路径》，《课程、教材、教法》2018 年第 4 期，第 126 ~ 130 页。

[3] 陈东军、谢红彬：《我国研学旅游发展与研究进展》，《世界地理研究》2020 年第 3 期，第 598 ~ 607 页。

[4] 杨艳利：《研学旅行：撬动素质教育的杠杆——访上海师范大学旅游学系系主任朱立新教授》，《中国德育》2014 年第 17 期，第 21 ~ 24 页。

[5] 任唤麟、马小桐：《培根旅游观及其对研学旅游的启示》，《旅游学刊》2018 年第 9 期，第 145 ~ 150 页。

[6] 高佳：《我国早教机构发展现状及对策研究》，《现代教育论丛》第 9 期，第 58 ~ 61 页。

[7] 李军：《近五年来国内研学旅行研究述评》，《北京教育学院学报》2017 年第 6 期，第 13 ~ 19 页。

[8] 杨崇君、薛兵旺：《我国研学旅行基地营地的内涵与建设要素探讨》，《武汉商学院学报》2019 年第 6 期，第 5 ~ 8 页。

[9] 朱琼：《“十四五”规划引领老年教育办学新思路》，《晚晴》2021 年第 5 期，第 94 页。

[10] 国卉男：《普惠：老年教育面向教育现代化 2035 发展的核心路径》，《职教论坛》2021 年第 5 期，第 107 ~ 116 页。

评 价 篇

Evaluation Report

B.5
2021年中国康养产业可持续发展能力区域评价报告

何 莽　吴沅琳*

摘　要：为了了解2021年我国不同区域康养产业发展水平和可持续发展能力，项目团队围绕康养资源、康养环境、康养设施以及康养发展水平4个一级指标、15个二级指标和47个三级指标修订并完善康养产业可持续发展评价系统后，对全国2800多个县级行政单位和330多个市级行政单位的康养产业可持续发展能力进行评估，最终评选出中国康养20强市（地级）和100强县（市）。调研还发现，2021年西南、华南和华东三个地区的康养产业发展水平继续保持全国领先。其中，四川省、重庆市、贵州省和云南省对康养产业发展重视程度相对

* 何莽，管理学博士，中山大学旅游学院副院长，副教授，博士生导师，主要研究方向：康养旅游与大数据、流动性与健康、旅游扶贫与乡村振兴、休闲与运动管理等；吴沅琳，西安交通大学管理学院硕士研究生，研究方向：康养旅游与大数据、创新创业与战略。

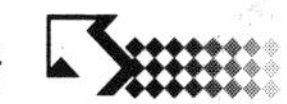

较高，预计未来我国各区域康养产业发展出现特色聚集化格局。目前，康养产业发展已逐渐形成研学康养、旅居康养、疗愈康养和运动康养四种较为成熟的康养业态，并且这四大业态是以气候资源、温泉资源、森林资源、农业资源、中医药资源五大资源为支撑，其中群众性运动康养产业或将获得长足发展。此外，康养产业凭借其自身特点成为以大同市、焦作市为代表的资源枯竭型城市成功转型、实现可持续发展的一条重要路径。康养产业的重要性逐渐凸显，未来将是实现乡村振兴、促进观光型旅游地向度假型旅游地转型的重要途径。

关键词：　康养产业　可持续发展　区域康养

一　研究方法

2021 年，受老龄化进程加速以及大众健康保健意识提升的影响，康养产业发展得到更好的发展契机。全国各地纷纷挖掘独具特色的康养资源，推动当地康养产业发展，并逐步构建康养产业的发展体系。在 2021 年全国康养产业发展进程中，多数区县正在积极探索凸显自身资源特色的康养发展路径，部分地区瞄准市场需求，针对细分康养领域大力发展特色康养，也有部分区县持续加强康养产业的政策支持力度并大力引进康养投资和建设项目，逐渐形成了具有鲜明特色的康养产业，极大地提高了综合竞争实力。2021 年，康养产业发展呈现出多业态、全方位、强特色等特征，并与当地的生态环境、宗教民俗、文化教育和城市建设等众多领域密切相关。在未来很长一段时间内，康养产业将持续获得地方政府、社会资本和广大公众的高度关注。

为了解2021年全国各区域康养产业发展的最新情况，项目团队采用往年建立的康养产业可持续发展评价指标体系，通过多种方式收集资料，对收集到的全国各区县2021年康养政策和项目数据进行评估，目的在于对当前区域康养产业可持续发展能力和潜力进行有效评估，同时将评估结果与过往数据相对比，探究我国康养产业发展的最新趋势和发展特征。

（一）调研设计

调研对象为全国（除港澳台地区外）各个省区市、市州、区县。调研初期，项目团队主要通过网络检索获取数据资源，通过国家及各地统计局的统计年鉴等相关部门官网获取各市、县的环境与资源数据；长寿之乡、全国地理标志产品数据主要来源于中国老年学会以及中国地理标志产品网；网络检索各市、县的政府工作报告及机关公文中有关康养规划、大健康产业布局等信息，形成地方政府的康养产业政策数据库等。基于以上调研以及往年康养数据，项目团队选出重点区县并进行实地调研。通过网络以及实地考察获取数据后，调研团队对数据进行科学量化，分别就资源、环境、设施等各方面评选出康养产业可持续发展能力20强市和100强县（市）。

（二）指标评价体系

本报告采用跨学科研究视角，通过文献研究法、问卷调查法、层次分析法、专家打分法逐步建构康养产业可持续发展评价指标体系。在指标体系建立过程中，项目组首先通过广泛的资料收集与整理、国内外专业文献查阅、相关指标体系评价与对比，选取资源、环境、设施、康养发展水平四大要素作为一级指标；其次参考国家统计局等部门制定的相关指标和各地方政府常用统计数据，依照各影响因素之间的隶属关系和层次高低进行二、三层级指标细分，建立多层次、多要素的康养产业可持续发展评价系统（如图1所示）。

该指标体系涵盖4个一级指标、15个二级指标以及47个三级指标。其

 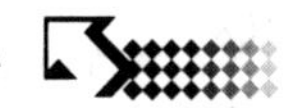

中，四个一级指标具体是指康养资源、康养环境、康养设施和康养发展水平。这四个方面被认为是评估区域康养可持续发展能力的基本指标。针对每个一级指标，项目组通过不断向下挖掘、细分，在康养资源部分选取森林覆盖率、保护地数量及级别（省级以上）、生物多样性、特色康养林草资源、湿地面积、水质情况、饮用水源情况、康养农产品丰富度、优质康养农产品、特色性康养农产品、特色康养资源共 11 个指标进行评估；在康养环境部分选取政策支持度、政策支持持续性、经济规模、经济素质、经济繁荣程度、孝文化、传统养生文化、运动健康文化、居民友好度、环境质量、居住环境、市政基础设施、交通出行、公共服务、城市绿化、全年温度适宜人居的天数、全年湿度适宜人居的天数、全年可见阳光的天数、全年气压适宜人居的天数以及海拔共计 20 个指标进行评估；在康养设施部分选取医院数量及等级、每千人床位数、每千人执业医师数、医疗科研水平、养老服务机构的数量和等级、千人养老床位数、老年友好设施覆盖率、公共休闲空间的规模及分布、公共体育休闲设施的规模及分布共计 9 个指标进行评估；在康养发展水平部分选取寿命水平、健康人群占比、疾控水平、康养类服务业产业产值、康养类制造业产业产值、获康养相关奖项称号的数量、康养品牌知名度共计 7 个指标进行评估。

为提高康养区域排名的合理性，项目组通过专家讨论和比较法对所有的指标进行分值设定。基于确定的分值设定，项目组对目标区县的具体指标进行赋分，最终，经过加权的总分值即为区县评价标准。按照从高到低的顺序，选出具有较强康养可持续发展能力的区县。

二　康养产业可持续发展能力20强市和100强县

（一）康养产业可持续发展能力20强市

康养城市和康养区县是落实康养产业发展的重要载体，由于受到历史文化、气候环境、社会经济发展等因素影响，不同城市和区县康养产业的

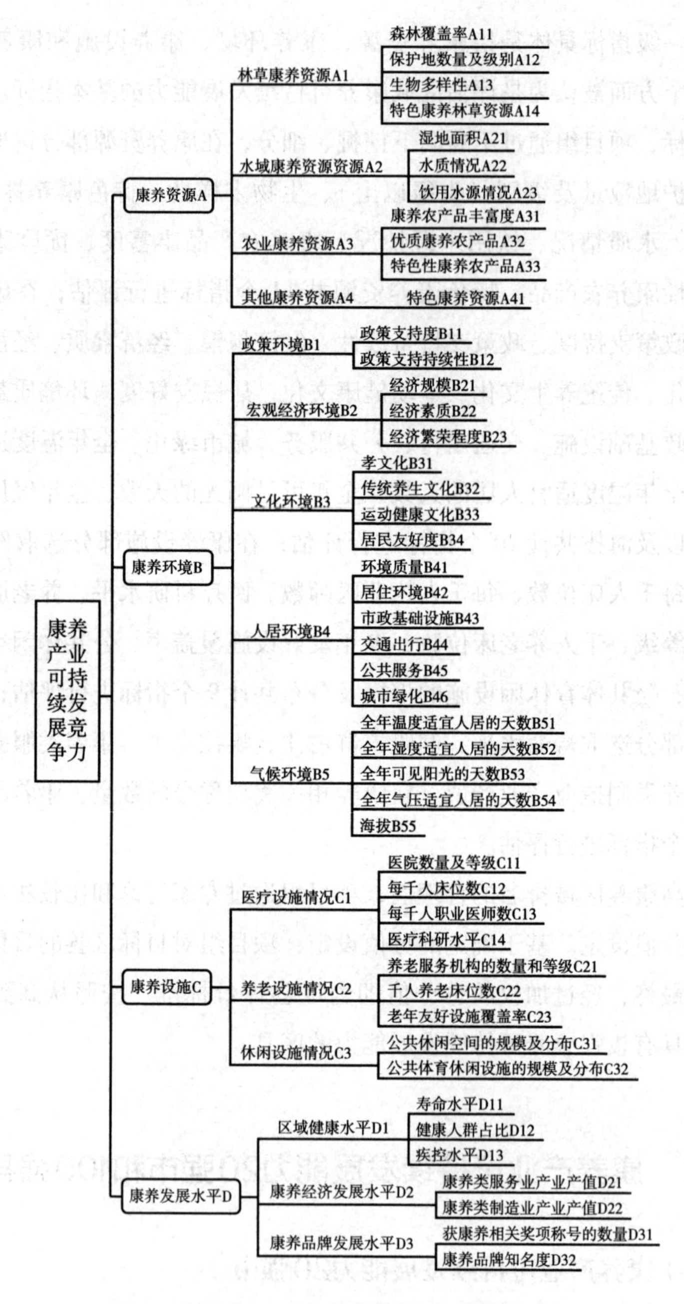

图1　康养产业可持续发展能力评估指标体系

资料来源：专家讨论与团队整理。

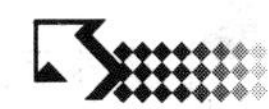

发展程度参差不齐，同时城市和区县发展康养产业可利用的资源规模和开发程度不同，难以依据同一套标准进行评价，因此项目组根据康养产业可持续发展评价指标体系和各城市/区县政策支持力度和康养项目建设情况，分别评选出中国康养20强市和100强县，以便更科学地帮助各地政府结合自身区域特点促进康养产业地可持续发展。

表1 康养产业可持续发展能力20强市（地级）（排名不分先后）

省份	城市	康养特色	城市形象
安徽省	黄山市	围绕“医、药、养、健、游、食”六大领域将生态康养、文化康养、温泉疗养、运动健身、中医养生等产品结合发展，推动建设“世界一流休闲康养旅居目的地”	世界一流休闲康养旅居目的地
福建省	三明市	发挥“中国绿都·最氧三明”的品牌优势，以文化为引领、旅游为主体、康养为支撑，助力构建文旅康养全产业链，着力打造文旅康养千亿级支柱产业	中国绿都·最氧三明
广东省	珠海市	依托粤港澳大湾区优势，以“健康+医疗服务”为抓手加快构建“大健康格局”，创新医养结合和养老服务新模式，打造高端综合医疗和康养中心	粤港澳大湾区高端医疗康养中心
广西壮族自治区	桂林市	以“医、康、养、健、智、学”为导向，建设成为具有国际影响力、国内一流的“山水名城、康养胜地”	山水名城、康养胜地
广西壮族自治区	贺州市	全力打造天养、食养、康养、医养、颐养“五养融合”的独具贺州特色的长寿健康产业，推动贺州成为粤港澳大湾区康养旅游首选地	粤港澳大湾区康养旅游首选地
贵州省	遵义市	充分利用自然资源禀赋和红色历史资源，多元化发展研学康养和疗愈康养业态，打造“醉美遵义·康养福地”	醉美遵义·康养福地
贵州省	六盘水市	充分发挥“凉都”城市形象，将“候鸟式养老、护理式养老、度假式养老”融入新型养老体制中，打造中国夏季康养最佳目的地	中国凉都·康养胜地
海南省	三亚市	依托滨海环境和区位优势，撬动千亿级资本市场，成为医养结合型康养产业发展典范，带动高端养老和健康服务项目发展	医养结合型康养产业发展典范
海南省	海口市	利用自贸港的建设优势，不断优化康养环境与设施条件，打造全康养旅居产业链，建设成为“全球康养旅居之都”	全球康养旅居之都

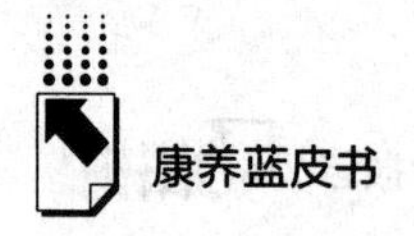

续表

省份	城市	康养特色	城市形象
河北省	秦皇岛市	国内首个国家级生命健康产业创新示范区，构建“医药养健游”五位一体健康养老产业格局，成为中国北方生态宜养地和国际健康医疗旅游目的地	北中国的康养旅居新坐标
河北省	张家口市	借冬奥会之机实现突破性发展，建设成为“居家置业康养福地”和京西北地区疏解非首都医疗康养功能的节点型城市	居家置业康养福地
吉林省	通化市	人文资源、自然资源丰富，健康医养、生态游养、食疗药养等多业态融合发展，“红色之城·康养通化”特色鲜明	红色之城·康养通化
山东省	烟台市	突出仙境海岸、海洋药物优势，以地域文化为特色发展康养产业，打造国际生命科学区和养生养老胜地	仙境烟台·康养胜地
山西省	大同市	承接京津冀与“一带一路”康养人群，打造宗教文化与自然生态特色鲜明的康养旅游目的地	清凉古都·康养大同
四川省	攀枝花市	搭建融合农业、工业、医疗、运动和旅游等多产业的康养旅游目的地发展平台，推进“康养+”产业融合发展，打造中国阳光康养旅游城市和阳光康养度假目的地	中国阳光康养旅游城市
四川省	雅安市	推进打造森林康养、中医药康养、医疗康养、温泉康养、运动康养、旅居康养“六养”特色产业发展，打造成西蜀生态康养目的地	西蜀生态康养目的地
四川省	广元市	加快建设中国生态康养旅游名市，打造绿色生态康养全产业链，立足“生态立市”建设成渝地区生态康养“后花园”	成渝地区生态康养“后花园”
云南省	普洱市	依托特有的自然地理环境、多彩的民族文化，着力打造世界一流旅居康养目的地，建设生态宜居之城、健康养生之地、普洱茶文化之源	世界茶源地，中国康养城
云南省	昆明市	围绕候鸟式养生养老和生命科学创新建设具有国际影响力的中国健康之城，打造“最美云南·康养昆明”	最美云南·康养昆明
浙江省	丽水市	依托良好生态和区位优势，在全国率先出台森林康养行动方案，探索森林生态产品新价值，积极发展森林康养助推生态产品价值转化	全国森林康养创新高地

资料来源：项目团队整理。

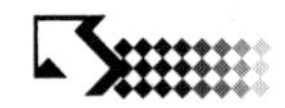

与2020年相比，2021年康养20强市总体变化小，主要表现为安徽省黄山市进入榜单。安徽省黄山市积极利用当地生态资源开发疗愈康养和旅居康养，同时借助当地的地理环境发展运动康养，且其拥有浓厚的红色资源用于开展研学康养项目。2021年，黄山市在四个康养业态方面全面发力，致力于打造世界一流的休闲旅居康养目的地。

通过分析各个康养强市的康养产业发展特点，发现一个有趣的现象：康养产业可持续发展能力强的城市都具有明确的康养产业发展宣传理念和城市形象，这些宣传理念根据指标分为三类，一是以资源作为提炼要素，口号中重点突出城市特色资源，如：三明市提出“中国绿都·最氧三明”、通化市依据独特的红色资源提出“红色之城·康养通化”；二是重点突出优越的区域康养环境，如桂林市的“山水名城、康养胜地”、雅安市要打造成西蜀生态康养目的地等；三是重点关注当地完备的康养设施为游客带来优越的康养体验，如：海口市旨在建设“全球康养旅居之都”、张家口市提出“居家置业康养福地”、贺州市提出打造“粤港澳大湾区康养旅游首选地”等。这些宣传理念用最简洁的语言表达了该区域的康养资源特点以及康养产业发展的方向和目标，有效地向消费者展示了该区域发展康养产业的相关城市形象。

（二）康养产业可持续发展能力100强县

我国现有的可持续发展指标体系大多是以省份或者城市为测量尺度，较少关注区县层面的发展。而康养产业为全国多个区县的经济发展带来新的增长点，是对“两山理论”的生动实践，了解全国各区县康养产业的可持续发展能力能够更好地了解我国康养产业发展的实际情况并且更有针对性地为区域康养产业的发展提供有效的建议。

因此，项目组结合县域康养产业发展的特征，通过更加精细化的处理，采用加权打分的方法，评选出全国康养产业可持续发展能力100强县，最终得出具有较高可信度和权威性的强县榜单。每年的遴选工作都是基于当年的最新数据，并使用了完善、科学的指标评价体系，因此入选的区县真实代表

了当前国内走在康养产业发展前列且具有足够潜力的区域，名单具有动态变化性和相对稳定性。

表 2　康养产业可持续发展能力 100 强县（县级市、区）（排名不分先后）

省份	区县
四川省	米易县、盐边县、洪雅县、朝天区、都江堰市、崇州市、峨眉山市、苍溪县、兴文县
云南省	腾冲市、景洪市、澄江县、大理市、勐海县、弥勒市、思茅区、晋宁区、安宁市
浙江省	桐庐县、仙居县、磐安县、淳安县、安吉县、武义县、普陀区、衢江区、开化县
贵州省	息烽县、赤水市、凤冈县、凯里市、水城区、兴仁市、湄潭县、荔波县
福建省	将乐县、武夷山市、泰宁县、永泰县、清流县、仙游县、永春县
广东省	新兴县、从化区、蕉岭县、梅县区、博罗县、东源县
广西壮族自治区	恭城瑶族自治县、巴马瑶族自治县、昭平县、浦北县、大新县、阳朔县
海南省	琼海市、五指山市、陵水黎族自治县、文昌市、万宁市、保亭黎族苗族自治县
山东省	即墨区、东阿县、青州市、费县、蒙阴县
安徽省	黄山区、岳西县、霍山县、青阳县
湖北省	保康县、英山县、长阳土家族自治县、罗田县
陕西省	石泉县、凤县、宜君县、镇坪县
重庆市	石柱土家族自治县、南川区、綦江区
河南省	修武县、鄢陵县、卢氏县
河北省	北戴河区、崇礼区
黑龙江省	五大连池市、漠河县
江苏省	宜兴市、姜堰区
江西省	庐山市、井冈山市
山西省	阳高县、沁源县
湖南省	宁乡市
吉林省	抚松县
辽宁省	桓仁满族自治县
内蒙古自治区	牙克石市
宁夏回族自治区	沙坡头区
天津市	蓟州区
新疆维吾尔自治区	温泉县

 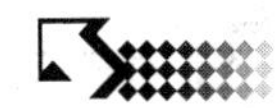

康养产业可持续发展能力100强县的评选工作是项目组的核心工作内容，前后各项指标的复核与确定都经过了多轮的集体讨论。通过查找并掌握真实的数据，2021年的强县分布与上年大体相似，这进一步说明项目组所建立的指标评价体系是科学的。同时，由于各区动态的变化，百强县名单仍然具有小规模的变动，2021年新晋的康养强县有13个。在康养百强县中，变化较大的省份有贵州省、福建省和浙江省，新晋强县数量增加。此外，通过对比往年各省份具体康养强县名单发现，安徽省、广东省、广西壮族自治区和新疆维吾尔自治区等省份的康养强县具体名单与往年基本一致，说明这些强县的康养产业发展模式和发展路径是可持续的，持续保持着区域内康养产业发展的领先地位。

根据对各区域康养政策以及项目建设情况的调研，发现目前四川省和重庆市是全国康养产业发展的领军者。两省市正在积极探索适合当地康养产业发展的最优路径，其中攀枝花已形成阳光康养城市形象，广西壮族自治区的康养产业继续保持以长寿文化为基础的发展特色。2021年，四川省和重庆市的区县康养产业发展依然迅猛，政策支持力度、康养项目投资、康养会议举办等方面都稳中有进，部分具有代表性的区县引领着康养产业发展。区县都是较早在当地政府的大力支持下发展康养产业，并且大多拥有优越的自然资源和人文资源，现已经在消费者心目中建立了良好的康养城市形象。另外值得关注的是海南省和贵州省的康养全季化发展。海南省的城市形象从冬季避寒地转向康养旅居目的地，逐步实现旅游的淡旺季均衡发展。贵州省的康养产业开始全季化发展，成为夏季避暑、冬季温泉的康养旅居胜地。而广东省和云南省的康养产业发展水平则有待进一步提高。广东省康养业态继续呈现多元化发展局面，粤北地区与珠三角地区康养产业发展不平衡；云南省目前在贯彻实施省级层面发布的促进康养产业发展相关政策上有待于进一步提升，仍处于旅游向康养转型的初级阶段。华东地区则凭借相对成熟的森林康养和运动康养业态在全国康养市场中占据有利地位。

华北地区、东北地区和西北地区的康养产业发展尚未成熟，但这些区域也都在逐渐探索适合自身区域发展的康养业态，如山西省、山东省、黑龙江省和河南省等已经开始重视康养产业发展。2021 年，华北地区以老工业城市转型与体育康养业态为特色，以大同市、焦作市为例的资源枯竭型城市通过发展康养产业促进当地经济转型。华北地区部分具有冬季冰雪资源的区域凭借冬奥会举办契机以及当地独特的山地优势，大力发展运动康养，尤其是冰雪运动。东北地区和西北地区的康养强县拥有相对生态优势、森林覆盖率高。此外，这些区县大部分具有珍稀中药材种植的环境条件，故而将康养产业的发展重点放在中医药康养，尤其是特色中药材的培育和种植上，包括人参、黄连、玄参等名贵中药材。

三　区域康养产业可持续发展能力分析

目前我国康养产业发展具有地域性特征，每个区域内的气候环境、经济发展情况、历史文化背景和政策支持程度等因素都存在一定程度的差异，因此我国各个区域的康养产业发展情况不一。从区域层面上看，目前康养产业发展较成熟的是华东地区、华南地区和西南地区。这三个地区的康养强县分别占总比例的 29%、18% 和 29%，共占 76%，可见这三个区域康养产业发展对我国整体康养产业发展的重要性。从省份层面上看，拥有康养强县数量最多的前三个省份分别是浙江省、云南省和四川省，各自都有 9 个区县进入康养百强榜单；其次是贵州省，有 8 个区县进入康养百强榜单。与 2020 年康养百强县数据相比，贵州省百强康养区县的增幅最大，这主要得益于贵州省对发展康养产业的政策支持以及项目投资力度的增强。

（一）西南地区

该区域内共有康养强县 29 个，在百强县中约占 1/3。从数据可以看出，西南地区仅包括 5 个省份，但是却拥有约 30% 的康养强县，西南地区高度关注康养业态的发展，整体的康养发展实力全国领先。从康养产业可持续发展竞争力各维度来看，西南地区拥有优越的康养环境，尤其是气候环境和人居环境。2021 年，西南地区各省区市根据自身的生态气候、人文条件和政

 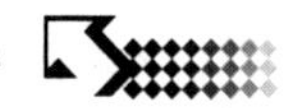

策条件等因素积极探索适合自身发展的特色康养业态，擦亮康养招牌，加快康养产业化突破。

1. 四川省和重庆市是全国康养产业发展的先行者

四川省和重庆市共有 12 个康养强县，绝大部分分布于四川盆地边缘，包括重庆市石柱土家族自治县、南川区、綦江区和四川省广元市朝天区、成都市都江堰区、成都市崇州市、眉山市洪雅县、眉山市峨眉山市等，其中 2021 年四川省新增加的康养强县广元市苍溪县也位于四川盆地边缘，这些区县的分布将四川盆地团团包围。一方面，这些区县的区域发展水平较高，四川盆地经济圈经济发达，人口稠密，聚居着川渝绝大部分人口，截至 2020 年四川省人口数量前四的城市成都市、南充市、达州市和绵阳市，都位于四川经济圈内。这些区县受到经济圈中心城市（如重庆、成都）的辐射带动作用，有着充足的康养市场需求，促进了其康养产业的发展。另一方面，这些区县的康养气候环境优越，四川盆地地形闭塞，气温高于同纬度其他地区，霜雪少见，年无霜期长达 280 ~ 350 天，与同纬度上的其他城市（如武汉）相比更具有气候条件优势。此外，四川盆地降水充沛，森林覆盖率高，具有优良的自然环境。但是四川盆地区域夏天整体气温较高，而盆地边缘由于海拔原因温度较为适宜，因此位于盆地边缘的区县十分适合发展康养产业。

在享有当地优越地理位置和气候条件的同时，四川省的大多数康养强县都有着较高的康养品牌发展水平，以巴蜀地区流传至今的美誉和著名的自然资源为抓手，增强康养产业的吸引力，打造康养名县。在康养政策环境方面，四川省攀枝花市盐边县在 2021 年政府工作报告中明确指出“奋力推进‘康养名县’行动，构建全域旅游格局，着力建设阳光康养旅游示范县”。依托当地日照时间长、无霜期长等气候优势，攀枝花首先提出“阳光康养”的概念，不断丰富阳光康养的内涵及产业形式，向建设国际阳光康养旅游目的地的目标努力。四川省成都市都江堰市明确提出要用好国家级天府青城康养休闲旅游度假区这块金字招牌，构建“康养 + 医养 + 旅游”新模式。四川省成都市崇州市以创建天府旅游名县为抓手，着力构建极核引领、错位协同的康养旅游产业生态圈。四川省乐山市峨眉山市指出，要用好用活“峨眉山”区域品牌，充分考虑峨眉山市康养产业的发展实际，预留足够发展空间，要坚持高质量发展，做大、做强、做精、做优康养产业，擦亮“峨眉山康养”金字招牌。重庆市南川区更是在博鳌国际康养文旅论坛中促进金佛山与都江堰、峨眉山组件“巴蜀世界遗产联盟”，凸显“世遗净土、康养胜地”的品牌效应。

而重庆市在康养产业发展方面已经找到了一条可持续发展路径，拥有极好的康养政策环境和康养区域发展水平。重庆市石柱县在发布的2021年政府工作报告中指出，“风情土家、康养石柱”价值定位得到市委市政府的充分肯定，且康养经济增加值占GDP比重达到50.2%，2021年的重点工作之一是推动康养产业高质量发展，坚持以提高康养产业供给质量为主攻方向，推动康养经济增加值占GDP比重达51%。依据地方特色，2021年石柱县积极提升康养产品供给水平，在“疗养”方面，巩固提升黄连、黄精等中药材种植加工基地，支持发展中医养生保健；在“食养”方面，提升以莼菜为重点的四大康养宴品质；在“文养”方面，扶持金音石砚产业，新培育新兴文化企业。

2. 云南省目前仍处于康养产业发展的政策推动期

在康养政策环境方面，云南省2021政府工作报告中明确指出，要持续打造健康生活目的地品牌，创建国际康养旅游示范区。聚焦“文、游、医、养、体、学、智”全产业链，打造以大滇西旅游环线为代表的旅游新品牌，建设旅游大数据中心，建立智慧旅游标准体系和统计体系，发展新型乡村旅游，开发生态旅居、休闲度假、户外运动、研学科考、养生养老等新业态新产品，加快建设高原特色体育训练基地群，建设富有文化底蕴的世界级旅游景区和度假区。云南省虽然拥有优越的旅游资源，但康养产业发展政策在各区县的落实层面尚不明确，同时受整体经济发展水平影响，目前很多区县仍然关注以旅游为核心的康养产业发展模式，处于康养产业发展的政策推动期。从云南省2021年康养项目建设情况也可以看出这一发展现状，云南省2021年只有思茅区以普洱康养为特色建设的普洱国际大健康学院和普洱国

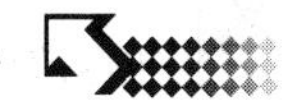

际康养中心项目，并以茶道打造“世界一流健康养生胜地”。

3. 贵州省发展成为夏季避暑、冬季温泉的全季康养旅居胜地

“夏季避暑、冬季温泉”成为2021年贵州省康养产业发展的主要方向。贵州省早已是为人熟知的中国最适合避暑的省份之一，康养品牌发展水平起点高。而2021年贵州省则全面发力打造冬季温泉康养产业，开始发展全季化康养产品体系。贵州省息烽县在2021年政府工作报告中指出围绕“红色息烽·氡泉之城”的定位，重点发展温泉康养、红色旅游等旅游产品，以氡泉之城为品牌促进温泉产业的发展。为进一步落实温泉康养产业发展，2021年息烽县投资促进局打造胡家湾医养度假温泉项目，以温泉为载体，以温泉养生为核心，围绕客人的“住、食、游、娱、够”等要素，研究开发大健康产业，深挖中药文化。

（二）华南地区

该区域内共有康养强县18个，在百强县中占18%。从康养产业可持续发展竞争力各维度来看，华南地区各项指标都相对较好，较为突出的是康养设施维度，入选的百强县大多具备先进完善的康养设施体系。整体而言，华南地区康养强县发展已经较为成熟，海南省琼海市的医疗康养、广西壮族自治区河池市巴马瑶族自治县的长寿文化、广东省云浮市新兴县的禅宗文化等都已经在全国乃至世界闻名。2021年，华南地区各康养强县进一步借助现有康养产业发展成果积极发展康养产业。

1. 海南省的城市形象从冬季避寒地转向康养旅居目的地

从康养环境中的气候环境指标来看，地处北纬18度的海南，媲美美国夏威夷、佛罗里达，瑞士等世界著名旅居康养目的地，具有独特的气候优势与自然优势，为旅居康养产业提供了天然的生态优势。在区域发展水平方面，海南省的康养旅居业态已经形成了一定产业规模，每年都有超过百万的消费者去海南省进行“候鸟式”旅居康养，海南省计划构建“康养+”的综合服务体系，包括运动、养老、旅居、智能和运动等内容，将呈现以康养旅居为核心的海南城市图景。2021年，海南省持续促进旅居康养产业发展，

各类新建项目不仅满足游客冬季避寒的需求，而且逐渐关注游客夏季康养旅居需求。在政策环境方面，海南省五指山市将用好“中国天然氧吧”金字招牌，吸引更多高端人群到五指山进行康体养生。海南省琼海市2021年新落地的“华龄智·惠+”全新康养项目将设立国龄新时代老年大学的海南基地，推行康养管家和生活管家的双管家服务体系，为海南及全国的老年人提供高标准全方位的智能化康养和护理服务。这些政策和项目的落地都大大促进了海南省旅游全季化发展，实现旅游淡旺季平衡。

2. 广西壮族自治区的康养产业继续维持以长寿文化为基础的发展特色

广西壮族自治区桂林市恭城瑶族自治县坚定“魅力瑶乡、康养恭城”战略定位，面向粤港澳大湾区的东大门，积极融入粤港澳大湾区，面向全国南迁人群，突出特色健康服务优势，打造最适合人类居住的幸福健康大社区，吸引大量养老人群、旅居人群和康养产业创业人群到恭城居住，打造“恭城瑶汉养寿城”、“鹅山康养中心”等项目，努力建设成为桂林面向粤港澳大湾区的东大门、康养后花园。广西壮族自治区具有优越的康养环境，尤其是养生文化环境，而且区域康养品牌发展水平高。河池市巴马瑶族自治县以长寿养生文化为核心，以巴马国际长寿养生旅游胜地为依托，以发展全域康养旅游产业为主线，推动高端健康医养基地建设，积极推动会展产业、文体产业等发展，形成融“饮、食、医、药、养、居、游、娱”于一体的康养服务体系。聚焦“养心、养身、养老”，重点发展“候鸟式”养老和“体验式”养生，推进“医—养—游”融合发展，高标准打造国际老年人养生度假村，高质量推动大型养老社区、养生度假区等建设，探索度假养生、森林养生、避暑养生、田园养生等多元化养生业态，大力引入地产、金融、保险以及境外资本，打造国际知名“医养交融、游居一体”的长寿健康养老养生目的地。

3. 广东省康养业态继续呈现多元化发展局面

在广东省入选的多个康养强县中，各个康养强县都有自己独特的康养业态发展模式，康养资源多元化，但也面临粤北地区与珠三角地区康养产业发展不平衡的问题。总的来看，由于珠三角地区经济发展水平高，康养产业发

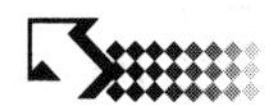

展集中在中心城市的郊区。以广东省广州市从化区为例，其温泉以“百丈飞泉”而闻名，素有“岭南第一温泉”的美称。为充分发挥广东省从化温泉的活力，从化区于2021年制定了《从化新老温泉一体化发展规划(2020—2035年)》，高标准建设从化温泉总部集聚区，打造践行“绿水青山就是金山银山”理念的实践样板，计划把从化温泉打造成湾区国际交往中心、生态经济总部聚集区、世界级旅游度假目的地，实现从化温泉“湾区生态价值创新谷、岭南山水田园新画卷”的发展愿景。

粤北地区山地较多且经济较为落后，主要依靠当地优越的环境资源发展康养产业，吸引更多的游客到当地消费从而提升当地的经济发展水平，典型的例子包括梅州市蕉岭县、云浮市新兴县等。广东省梅州市蕉岭县将全力打造“世界寿乡·富美蕉岭”的名号，打造梅州寿乡品牌之星，全方位加快蕉岭苏区的乡村振兴发展，聚力打造生态经济发展新标杆，奋力谱写“绿水青山就是金山银山”广东样本的蕉岭壮丽篇章。广东省云浮市新兴县以“中国新兴·禅宗文化”为发展口号，加快建设禅文化创意产业园、中国新兴·禅宗文化产业项目、紫色天堂、天祐生态乐园、禅宗六祖文化研究基地、禅文化主题“数字图书馆”等项目，将《六祖大典》打造成省大型实景演艺标杆项目，用好用活红色文化、禅文化、民俗文化资源。广东省惠州市博罗县围绕“岭南第一山”罗浮山和“北回归线上的绿洲”南昆山生态康养产业带综合开发，打造生态养生康养胜地。

（三）华东地区

该区域内共有康养强县29个，在百强县中占比接近1/3。从康养产业可持续发展竞争力各维度来看，华东地区的康养强县具有优越的康养资源和较高的区域发展水平，尤其是林草康养资源丰富，具有生态相对优势。整体而言，华东地区是全国康养产业发展的重要地区，康养产业发展水平较高。2021年，华东地区的康养强县都具有优越的康养资源条件，在森林康养、运动康养、医疗康养等康养业态中有着突出的表现。

一方面，华东地区的森林康养与运动康养业态齐头并进。华东地区在康

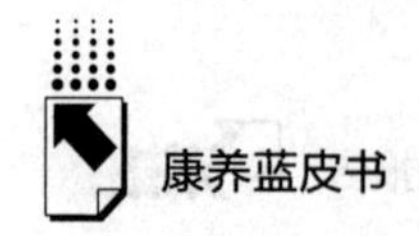

养资源这一指标上得分高，自然资源丰富，生态环境优越，拥有许多高知名度的山脉，如黄山、武夷山、九华山等。华东地区的区县的森林覆盖率整体较高，在入选康养强县的29个区县中，绝大部分区县的森林覆盖率超过75%，其中井冈山市的森林覆盖率高达86%以上。在拥有良好的生态资源的条件下，大部分区县的森林康养产业已经日趋成熟。如：福建省南平市武夷山市政府依托武夷山良好的发展条件，积极推进武夷山地区的生态康养基地建设；浙江省杭州市桐庐县围绕长三角森林康养旅游节的承办，以森林康养示范区、森林氧吧、康养基地、生态文化基地等为载体，打造长三角一流的森林康养目的地。福建省三明市将乐县围绕打造“森林康养第一县”目标，以“森林+”为主线，因地制宜打造多层次、多种类的森林康养特色产品，构建养生养心养老全产业链。

在康养政策环境方面，2021年，华东地区各区县在做好森林康养产业的基础上，依靠当地优良的自然环境和地势优势，纷纷加大对体育康养的投入力度，形成森林康养和体育康养齐头并进的发展形势。安徽省黄山市黄山区在2021年的工作计划中明确提出要做强打响“黄山—太平湖”体育康养品牌，全年举办黄山太平湖国际铁人三项赛、太平湖公开水域游泳赛、环湖自行车骑行等品牌体育赛事12场，力争赛事数量、质量和效益位居全国前列。福建省三明市将乐县充分利用金溪百里画廊的禀赋，举办不同类型的全民健身运动，持续办好越野挑战赛、皮划艇马拉松公开赛等，努力建设成为国内知名的体育名城。浙江省杭州市淳安县借助亚运测试赛，聚焦运动产业培育，精心举办自行车、马拉松、铁人三项等品牌赛事，支持石林运动休闲、界首自行车等特色体育小镇建设。

另一方面，华东地区的疗愈康养产业发展速度和规模引领全国。华东地区是中国经济最发达的地区，康养设施条件优越，医疗水平居全国前列。统计数据显示[①]，华东地区医院成功入选全国顶级医院100强的比例高于全国平均水平，其中上海市11家医院，浙江省6家医院，江苏省5家医院，福

① 数据来源：http://ailibi.com/web/rank。

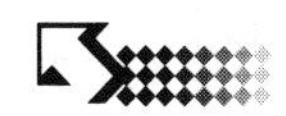

建省 5 家医院，安徽省 2 家医院，江西省 2 家医院。以上医疗条件为华东地区发展医疗康养产业奠定了良好的基础。上海市是全国最早发展医疗旅游的地区之一，上海市的“十四五”规划中明确指出“培育发展大健康产业，拓展国际医疗旅游服务”。受到上海市医疗康养发展的影响，浙江省、江苏省、山东省等地积极整合医疗资源，推动医疗和康养产业的融合发展。

在康养政策环境方面，2021 年，华东地区许多区县都积极出台推动促进医疗康养产业发展的政策文件并与企业合作打造大规模的医疗康养项目。山东省青岛市崂山区在 2021 年的政府工作报告中明确提出“推动健康产业发展政策先行先试，拓展全方位、全周期健康产业链，加快发展健康科技产业，高标准打造大北海产业示范园，基本建成医药健康产业集聚区”；青岛市政府与融创集团合作打造“融爱家”藏马山颐养社区，呈现“高品质的融爱家颐养社区 + 高能级区域医疗中心”医养新模式①；江苏省宜兴市仅在 2021 年上半年就陆续出台了《宜兴市生命健康产业发展规划（2021—2025 年）》《市政府关于印发〈关于加快推进宜兴市生命健康产业高质量发展的若干政策措施（试行）〉的通知》等政府文件，并启动了投资总额达 80 亿元的雅达健康产业园等项目，可见其医疗康养产业发展之迅猛。此外，2021 年浙江省安吉县、浙江省淳安县等区县的政策文件都对医疗康养产业发展有所提及。

（四）华北地区

该区域内共有康养强县 6 个，整体而言占比较低，但是区域内的康养产业发展各有特色，主要体现在老工业城市转型与体育康养业态突出这两个方面，有一定的发展潜力。从康养产业可持续发展竞争力各维度来看，华北地区的人居环境和文化环境指标相对较弱，但是政策环境和山地资源等指标具有相对优势。

目前，资源枯竭型城市普遍面临着城市转型的问题，河南省焦作市和山

① https：//mp. weixin. qq. com/s/2HAIMQmLDlU_ 4SmhhkK5Qw.

西省大同市是典型的资源枯竭型城市，这些城市积极挖掘自身康养资源，开始重视康养产业发展，从而促进当地城市经济转型并带动整个华北地区康养产业的进一步发展。受到前期工业发展的影响，消费者感知的人居环境较差，但是当地仍然有不错的康养资源，结合优越的康养政策环境，可以有效促进当地康养产业发展。

此外，华北地区康养强县的运动康养业态较为突出，有着充足的发展机遇和康养政策环境。河北省张家口市崇礼区以举办冬奥会为契机大力推动冰雪运动康养产业，推动冰雪运动大众化，带动越来越多的民众参与冰雪运动，充分挖掘和释放冰雪运动市场的消费能力。截至 2021 年 6 月，崇礼区已经成功举办了多个冰雪运动的国际性和全国性赛事，其中包括全民参与的全国新年登高健身大会河北会场暨翠云山冰雪越野挑战赛以及职业型的国际雪联自由式滑雪和单板滑雪世界锦标赛、国际雪联高山滑雪远东杯（中国）精英滑雪联赛、国际雪联单板滑雪平行项目亚洲杯平行大回转比赛等。相信随着崇礼区举办的冰雪体育赛事数量的增加以及冰雪运动文化的普及，崇礼区能成为冰雪运动康养产业的引领者。2021 年新增加的康养强县山西省长治市沁源县同样也注重培育体育康养业态。山西省长治市沁源县依托当地独特的山地优势，融合发展文化、体育、康养等业态，全面发展体育运动，积极打造运动健康产业集群。凭借当地的山地优势，沁源县成功举办“沁河缘”杯第二届环菩提山全国山地自行车邀请赛（D 级）、“康伟杯”环菩提山全国山地自行车邀请赛等自行车赛事，并且近期成功与赛事主办方达成中国·沁源太岳国际山地自行车拉力赛的举办协议，成功向举办国际性自行车赛事迈出关键性一步。

（五）东北地区

东北地区共有 4 个区县入选康养强县，分别是黑龙江省黑河市五大连池市、黑龙江省大兴安岭区漠河县、吉林省白山市抚松县和辽宁省本溪市桓仁满族自治县。东北地区自南向北跨中温带和寒温带，属温带季风气候，四季分明，夏季温热多雨，冬季寒冷干燥，所以在人居环境方面优势不算突出。

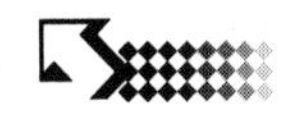

2021年，东北地区开始关注康养产业的发展，各康养强县因地制宜，发掘当地康养资源，积极探索合适的康养产品，如：黑龙江省黑河市五大连池市以五大连池景区为依托，着力打造火山康养文化产品；吉林省白山市抚松县和辽宁省本溪市桓仁满族自治县着力发展温泉康养。从康养产业可持续发展竞争力各维度来看，包括特色中医药资源在内的当地特色康养资源是东北地区发展康养产业的重要抓手。

除此之外，各区县在康养产业发展的探索过程中较为突出的成果是以中药材种植为主的中医药康养业态的发展，各区域都有优质的中草药资源。东北地区属于温带、寒温带季风气候，是人参、鹿茸、防风、细辛、五味子、关木通、刺五加、黄柏、知母、龙胆、哈蟆油等关药的主产区。对于入选的康养强县而言，它们不仅积极落实加快推动中药材规模化、标准化的发展方向，更是积极推动中药材种植产业与康养产业融合，将中药材打造成特色康养产品，同时推进当地中药材产业和康养产业的发展。吉林省白山市抚松县是目前人参栽培种植的主要地区，当地依托生态资源优势，发展以人参为主的医药健康业，打造康养产业集群，构建中医药全产业链；黑龙江省大兴安岭区漠河县与内蒙古京南医药公司合作研发北药、医养康复等产品并在漠河百环北极泉生态旅游度假区投入使用。

（六）西北地区

西北地区共有6个区县入选康养强县，整体数量与华北地区和东北地区相近，但是目前西北地区康养产业发展程度不如华北地区成熟，各区县的康养产业发展仍处于探索阶段，目前这些区域主要是以康养资源为突破点发展康养产业，但在康养设施和区域发展水平方面还有待提高。在这五个省份中，陕西省的康养产业发展比其他四个省份成熟，所入选的康养强县数量也较多。但是由于尚未有十分成熟的康养产业发展路径，尽管西北地区拥有中医药康养、森林康养等康养业态，但都处于初期发展阶段。

从康养产业可持续发展竞争力各维度来看，西北地区的特色中医药康养资源与林草康养资源特别突出。一方面，以特色中药材种植为基础的中医药

康养产业发展是西北康养产业的发展重点之一。如陕西省安康市镇坪县的黄连、玄参等中药材资源丰富，素有“无农不药、无地不药、无商不药”的“中药名镇”之称。另一方面，西北地区入选的康养强县在该地区具有生态相对优势，如陕西省所入选的康养强县总体森林覆盖率较高，除了宜君县的森林覆盖率为51.6%外，其他区县的森林覆盖率均高于75%，其中镇坪县森林覆盖率高达88.6%，拥有发展森林康养的优越自然条件。

四 康养产业可持续发展业态及重点项目分析

根据调研发现，在各区域的康养产业可持续发展中已经逐渐形成四种较为成熟的康养业态，分别是研学康养业态、旅居康养业态、疗愈康养业态和运动康养业态。这四大业态是以气候资源、温泉资源、森林资源、农业资源、中医药资源五大资源为支撑，研学康养是综合森林资源、农业资源、中医药资源以及其他人文资源所形成的康养业态，气候资源是旅居康养业态中的主导性资源，温泉资源、森林资源、中医药资源是疗愈康养业态发展的主要资源类依托，农业资源和森林资源则是为运动康养发展提供重要的资源条件。

此外，不同种类的康养业态也呈现不一样的区域发展特征。研学康养业态和疗愈康养业态在全国范围分布广泛，因此这两种业态所依赖的资源类别较多，资源独特性较低；而目前发展较为成熟的旅居康养业态出现在海南省和河北省秦皇岛市等具有优质气候资源的地区；运动康养则主要分布在西南地区和华南地区，因为这两个区域拥有相对优越的农业资源和森林资源条件。

（一）研学康养

1. 红色研学

在研学康养业态中，拥有浓厚红色文化和红色资源的区县成为重要的爱国主义教育和传统革命教育基地。其中涉及研学康养内容较多的省份包括安

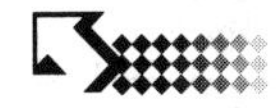

徽省、浙江省、贵州省等。以下是重点红色研学项目的情况。

江西省井冈山市古田民宿生态园村地处江西省井冈山市葛田乡，总投资1.2亿余元，其中：一期工程投资7008万元；二期工程总投资2440万元；三期工程总投资2670万元。生态园自然生态环境非常优越，紧邻井冈山著名景点朱毛会师广场、茅坪八角楼。项目一期区域面积为78亩，项目二期区域面积为300亩，项目三期区域面积为500亩。区内常年青山绿树，还有茶园和农田，项目旨在以市场需求为导向，以井冈山红色培训为支撑，以民宿养生、山林绿化、农业观光为主线，以“竹文化”为主题，重点开发生态民宿、文化体验、红色培训、教育研学等产品，在振兴乡村经济、带领村民脱贫致富方面发挥了重要作用。贵州省赤水长征文化体验园项目总投资20亿元，占地面积约4000亩。项目依托赤水丰富的长征文化和自然景观资源，通过对现有地形进行适当改造，将二万五千里长征途中的四渡赤水、血战湘江、娄山关战役、遵义会议等重大事件转化成旅游体验项目，浓缩建设在一带状区域内，以实景体验为主，再现长征全线场景，配套建设纪念设施、陈列展示场馆、文化街区、实景演艺综合体等基础设施，同时将周边四洞沟景区（4A景区）、大石盘苗寨（中国少数民族特色村寨、贵州省乡村旅游重点村）、望云峰景区（3A景区）、大同古镇（中国历史文化名镇）等连接组成环线，实现长征精神展示、红色文旅融合、古镇风貌呈现相结合，打造全国红色文化特色鲜明的标志性体验项目。浙江省淳安县大下姜文旅客厅展示馆项目总投资约1.2亿元，建设单位淳安—西湖山海协作生态旅游文化产业园管委会下属山海文旅公司，建设工期为2021~2022年，2021年计划投资6000万元，占地面积33亩，建筑面积约2.5万平方米，建设内容主要是打造集旅游集散、红色研学展示、农产品展示、特色餐饮住宿于一体的旅游客厅，在现有的红色资源及研学产业基础上，整合提升下姜村培训设施和教育资源，做大做强大下姜红色党建、绿色生态文明思想等大培训产业，助力新时代乡村振兴发展。贵州省荔波县“邓恩铭学院”红色旅游研学营地建设项目总用地面积70983.35平方米，总建筑面积76613平方米，主要建设内容包括邓恩铭红色书院（老荔泉书院）的改造工程等。

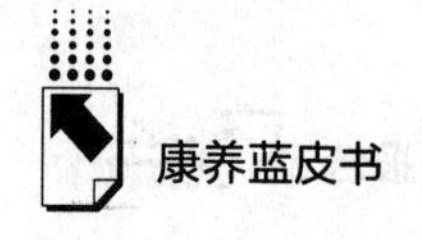

2. 农旅研学

除了红色研学外，农旅研学也是研学康养中的重要组成部分。在农旅研学中，因为研学内容较为宽泛，所以项目的开展受到当地资源的限制较少，因此整体而言农旅研学项目在全国范围中分布广泛。

云南省腾冲市依托茶叶、温泉两大资源优势，以清河茶文化温泉旅游小镇为基础打造清河茶文化研学景区，清河茶文化研学景区海拔 1560 米，包括研究基地、菜叶采摘基地两个区域，总面积约为 1000 亩。该项目的总投资额约为 10 亿元，景区内的研学馆有茶叶采摘加工、包装和茶艺等体验项目，同时利用齐备的设施和美观的布局在研学馆内营造浓厚的茶文化氛围和艺术气息，具体项目包括但不限于：茶与诗词歌舞、茶艺演出、茶事展出、茶与禅教等。景区集茶文化研究与展示、爱国主义教育、茶文化交流以及康养休闲于一体。在福建省武夷山市，八马茶业股份有限公司将围绕武夷茶全产业链，预计投资 3 亿元打造武夷山八马茶文化研学体验园项目，是武夷山打造的集种植、生产、研发、文旅于一体，融合一、二、三产业的茶产业基地。

在农旅研学中，拥有丰富中医药资源的区县也大力推进相关研学项目的发展。霍山石斛是安徽省霍山县特有的品种，依托霍山县多种珍贵资源，霍山县政府和迎驾集团合作建设霍山县青少年综合实践活动基地和迎驾春风研学营地，这两个项目总投资 2.5 亿元，规划 3 年内建设完成，是霍山县贯彻“两山理论”的生动实践，将进一步推动新时代霍山高质量绿色发展。陕西省石泉本草溪谷中药养生项目总规划面积约 5000 亩，其中核心景区占地面积约 1500 亩，预计总投资 1.7 亿元，2021 年将持续进行项目的投资建设。其规划定位为：依托秦巴山地的自然生态和人文背景，以“减压、休闲、静心、养性”为主要元素，凸显“中医养生文化”，实现“养身、养心、养神”，该项目以名贵中药材种植、山野田园风情休闲、乡土民俗深度体验、原生态养生度假、健康生活追溯为主要功能，打造种植、观光及科普研学三位一体的农业综合体，实现旅游带动区域经济发展。其主要内容包括正在筹备打造的陕南地区最全的药用植物观光圃、中小学科普研学基地等，可以让不同年龄层次人群均可感受中医药文化魅力。

 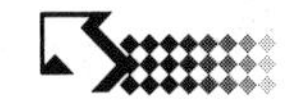

3. 遗产研学

在遗产研学中，青少年研学的主要目的是了解我国优秀的文化和自然遗产以及非物质文化遗产，增强文化自信。以峨眉山为例，峨眉山旅游股份有限公司依托峨眉山得天独厚的研学宝藏，厚植峨眉山双遗文化，打造青少年地学科普研学基地，以“激发地学兴趣、传播地学知识、培养地学人才”为导向，共同致力于打造世界级峨眉山地学科普研学品牌，为广大青少年提供专业、深度、趣味的地学科普研学平台。一期工程占地50亩，分为“室内综合实践区”、“室外拓展互动区”、“室外劳动实践区”、“乐游生活休憩区”四个功能区块，可同时容纳600名师生。该项目以地学科普研学为着力点，以产、学、研合作为基本途径，共同搭建更广阔、更专业的研学实践教育平台，依托峨眉山得天独厚的优势，旨在建设高水平“青少年地学科普研学基地”，共同打造峨眉山地学科普研学世界级品牌。

（二）旅居康养

旅居是“旅游＋居住”，既包含了非惯常环境的旅游行为，也包含了惯常生活环境的居住行为，是一种新型的生活方式。目前在旅居康养项目中发展较为成熟的类型主要面向老年人群，一是候鸟式旅居康养，二是度假式旅居康养。候鸟式旅居康养是随着四季气候的变化，老人选择到气候条件宜人的城市居住，而度假式旅居康养面对的人群更为广泛，不仅包括患有长期慢性疾病或其他疾病的老人，为他们提供健全的疗养服务，也面对为了获得休闲放松保健体验的亚健康人群等。目前大部分旅居康养项目基本属于上述两种类型。

在全国各省区市中，海南省和河北省秦皇岛市的候鸟式旅居康养发展较为成熟，项目数量和投资规模也处于全国领先地位。海南省陵水黎族自治县国际康养城项目计划总投资约4亿元，项目规划用地面积约75亩。国际康养城将打造集休闲度假、康复医疗、智慧养老于一体的海南高端“康养医疗度假项目”知名高端品牌。项目提供康养酒店休闲度假呵护式服务，创新医养结合智能化养老新方式，在亚健康干预、慢性病疗养、特色中医“治未病”干预和私人护理服务等方面，探索出适应新时代发展要求，符合当前社会需求的具有国际水准的康养项目高端品牌。此外，陵水黎族自治县计划在海南南平健康养生产业园内投资建设慢性病康复疗养中心，项目总投资约7亿元，规划用地面积约130亩。主要建设内容包括慢性病康复医院、国书院、健康体检中心、国医养生研究院、中医特色疗法服务中心、中医药休闲养生服务中心、中药材种植示范观光园、医疗专家公寓、游客接待中心及生活服务中心等。

河北省秦皇岛市北戴河区2021年重点在谈项目45个，总投资近500亿元，涵盖医养综合体、旅游综合体等多个产业项目，其中华是国际肿瘤医学中心、鹏瑞利北戴河一站式国际康养示范基地等10个项目单体投资超10亿元。鹏瑞利置地集团有限公司投资建设的鹏瑞利北戴河一站式国际康养城选址秦皇岛北戴河新区，占地约358亩，计划总投资30亿元，建设康复医院、护理院及养老度假公寓，打造中国北方一站式国际康养示范基地，该项目的落地标志着北戴河新区建设国际医疗旅游度假目的地、健康产业示范区的征程进入新阶段。

此外，其他康养强县也在积极挖掘自身资源，推进旅居康养项目建设。重庆市石柱县冷水生态旅游自驾营地二期项目以中高端康养度假市场为目标进行打造，总建筑面积64亩，投资3亿元，分为康养酒店区和娱乐休闲区。其中康养酒店区将打造森林特色民宿、森林瑜伽氧吧森林康养配套、山地运动基地、山地村落精品酒店、湖畔康荞公寓、森林康养服务中心、天湖亲水乐园。河北省张家口市结合乡村振兴等国家战略，围绕森林、温泉、湿地和旅游景点等积极发展休闲康养产业，目前已经打造了多个康养旅居项目，包括海坨森林康养小镇、张北五色天路草原康养小镇、赤城县浩门岭、沽源县湿地乡村民宿、蔚县暖泉镇、下花园蓝城国际康养小镇、尚义县十三号文创村、涿鹿县黄帝泉国际养生中心等。

（三）疗愈康养

1. 温泉康养

温泉康养是疗愈康养业态中的重要组成部分，在目前入选的康养强县

 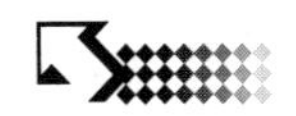

中，有不少以温泉康养为特色的区县，如云南省保山市腾冲市、新疆维吾尔自治区温泉县、广东省广州市从化区等。但是纵观2021年的温泉康养重点项目，大部分新建的温泉康养项目所在区县的温泉康养产业发展尚不成熟，应依据自身特色进行发展，避免盲目跟风。

海南省文昌市官新温泉项目总投资5亿元，项目建设包括区内基础设施、温泉资源开发及多个不同功能温泉池的旅游设施、度假村等，同时配套部分土地用于建酒店式公寓或独立别墅等项目。项目规划总面积约2000亩，建设用地约600亩，度假村应具备五星级酒店标准，具有温泉疗养、休闲、商务特色。新影（上海）文化产业投资管理股份有限公司在浙江省金华市武义县投资建设了锦平村温泉康养项目，该项目总面积约为8941亩，总投资额约为10亿元，拟打造一个综合性康养度假区。贵州省贵阳市息烽县胡家湾医养度假温泉项目总面积225亩，总投资5.21亿元，以温泉为载体，以温泉养生为核心，围绕"住、宿、食、游、娱、购"六要素，建设综合服务区、康疗保健区、亲子拓展园、温泉养生区等四大功能分区，研发中药大健康产品，深挖中药文化，打造集生态旅游、文化体验、药膳餐饮、娱乐休闲于一体的医养度假温泉旅游项目。四川省雅安市雨城区的十里芳菲·知源馆温泉康养项目总投资8亿～12亿元，总规划面积220亩，其中建设用地总面积约150亩，拟建设集游客接待中心、精品民宿、高端温泉酒店、温泉山居、温泉林舍、特色农业景观及道路、管网等配套基础设施建设于一体的温泉康养综合体项目。福建省福州市永泰县的永泰中欧健康养老设施及产教融合实训基地（一期）项目位于葛岭镇大樟溪休闲度假区内，总投资50亿元，规划占地3000多亩，分3期开发。其中一期占地约300亩，投资9亿元，规划有颐养中心、温泉康养区、森林旅游接待中心等，项目建设工期为5年，将于2025年竣工。

2. 森林康养

森林对人体健康有保健和疗愈的作用，具有养身、养心、养性、养智、养德等功能。因此森林康养在疗愈康养业态中是必不可缺的，并且发展森林康养是"两山理论"最好的体现，拥有高森林覆盖率和良好生态自然环境

的康养强县纷纷大力推进森林康养项目的投资建设，将绿水青山与金山银山有机结合。

华昌控股（集团）在福建省三明市泰宁县投资的牧心谷康养城项目总额约17.9亿元，项目规划用地面积约3826亩，其中康养建设用地约606亩，项目建设周期为5年。牧心谷项目定位为沉浸式、体验型、社区型和养心型的新一代高端康养旅游度假区，将按照全国森林康养示范项目标准进行规划建设，依托泰宁得天独厚的生态资源、特色产业、地域文化和非遗文化，规划建设康养配套、牧场康养、山地康养及田园康养四大核心功能区，打造“中国人的心灵栖居目的地”，满足高端康养轻度假、深度游需求。福建省福州市永泰县的乾景·云湖溪谷森林生态旅游区项目以“森林+”的森林康养系列产品为定位，以森林、湖泊、瀑布等自然资源为依托，投资总额约为30亿元，打造全方位的康养休闲度假综合型旅游目的地。广东省惠州市博罗县宏兴茶山休闲谷森林生态旅游区项目规划区总面积约80平方公里，总投资约30亿元，拟重点建设白岭道教文化主题养生谷、四村养心湖度假村和黄竹生态休闲度假区。湖北省宜昌市长阳仙剑文化旅游康养项目总投资约20亿元，总用地面积39300亩，计划利用域内优越的自然生态条件和高山度假气候，打造集旅游观光、森林康养、高山避暑、文化体验、户外拓展、休闲度假于一体的全龄段娱乐生活小镇。

3. 宗教文化康养

中国人认为禅与养生是不可分割的两个部分，禅本身即为精神的养生，依托当地禅文化发展康养产业也是疗愈康养业态的发展重点，如四川省眉山市峨眉山市、浙江省舟山市普陀区、广东省云浮市新兴县等。广东省云浮市新兴县拟建设一个高等级的立足广东面向全国的福寿康生态园，总投资约30亿元，占地约2000亩，以生态为基础，以乡村为依托，以文化为底蕴，遵从佛家“般若智慧”思想，以养老、生态、养生、休闲、观光为核心功能，提供全方位、高品质、现代化和人性化的服务，采取循环渐进的发展模式，该项目将成为具有温泉疗养、休闲（水上）乐园、六祖产业文化园、医疗康复、佛教朝拜等元素的养老养生基地。

（四）运动康养

1. 冰雪运动

伴随着2022年冬奥会的举办热潮，冰雪运动的消费需求也日渐上升，北方地区区县积极利用当地冰雪资源开发冰雪运动项目，发展运动康养产业。尤其是河北省张家口市，借助举办冬奥会的契机打造专业多元的冰雪运动设施吸引消费者。富龙四季小镇是2022年冬奥会配套设施项目、河北省重点建设项目，计划总投资260亿元。该项目由国内外知名设计师进行总体规划设计，拥有滑雪场、酒店集群、音乐小镇、自然景观、养生温泉等多种业态，是一处集冰雪运动、营地教育、休闲度假、赛事演艺、教育培训、会议会展、医疗康养等于一体的度假目的地。太舞滑雪场是2022年冬奥会雪上竞赛项目核心区，占地40平方公里，拟打造国际一流、四季运营的运动特色小镇。此外，湖北省襄阳市保康县森林康养及冰雪类体育运动项目，按照一次规划、分步实施的原则，秉着布局合理、功能齐全、设施设备先进的理念，在保康县歇马镇合作村千家坪境内投资建设集“春赏花、夏避暑、秋观景、冬滑雪”等特色功能于一体的森林康养及冰雪类体育运动等项目，项目计划投资10亿元左右，占地2400亩左右

2. 山地运动

2021年，各康养百强县积极举办山地运动赛事，如河南省三门峡市卢氏县举办了首届连翘花季“连翘花开幸福卢氏”2021年全国山地自行车邀请赛；江西省吉安市井冈山市举办了湘赣井冈山100山地越野赛等。据项目组统计，所有康养强县持续性开展国际性或全国性山地运动赛事40余项，在山地运动赛事开展的同时，山地运动项目的建设也悄然兴起。但是总体而言，山地运动项目的投资建设热度低于山地运动赛事的举办热度。以下是部分山地运动的重点项目建设情况。

四川省攀枝花市盐边县预计投资150亿元建设中国·二滩森林康养旅游度假区项目，打造自主赛事IP，如环湖马拉松、山地自行车赛、高空动力滑翔伞等，丰富项目内涵，提升城市知名度和美誉度。安徽省安庆市岳西县

的浩创（安徽）运动康养小镇项目总投资约50亿元，规划建设用地总体规模达10000亩以上，打造集高山避暑、高山运动、中医养生、互动体验农业等于一体的康养休闲度假胜地。江西省凤凰山山地运动营地项目总投资5.3亿元，总用地面积约909853平方米，总建筑面积约90840平方米，将是一个集休闲运动、儿童游乐、野外露营，生态旅游于一体的城市公园，含生态建筑、生态园林、水生态系统和多样性小动物的城市绿肺森林氧吧。

3. 其他运动

运动是一种全民性活动，运动康养是消费者参与最为广泛的业态，因此除了特色鲜明的冰雪运动和山地运动外，大多数康养区县建设的运动康养项目都是运动综合体，涉及多种运动形式并集住宿、游玩、购物于一体。

四川省攀枝花市米易县的迷易湖水上运动健身休闲产业基地项目总投资5亿元，围绕米易国家皮划艇竞训基地，打造以皮划艇、自行车、跑步等运动为主题的迷易湖水上运动健身休闲产业基地。福建省福州市永泰县建设的华体永泰·国际健康体育小镇规划面积约2600亩，其中建设用地约1500亩。该项目以“永泰国际·健康体育小镇”为特色定位，最终将项目打造成“全年龄运动产品、全季候运动休闲、全科技运动体验”的国家级旅游度假区。建设内容包含永泰县体育馆、永泰国际户外运动营地、华体运动健康中心、华体全民竞赛中心、华体足球主题乐园、华体综合水上娱乐中心、华体国际青少年体育营地、华体康养中心、华体体育主题精品民宿度假区等。

五　结论与未来趋势预测

（一）结论

1. 华南、西南和华东三个地区的康养产业发展水平继续保持全国领先

四川省和重庆市是全国康养产业发展的领头羊，气候资源是当地的主导性资源，其中攀枝花阳光康养城市形象已深入人心，广西壮族自治区的康养产业继续维持以长寿文化为基础的发展特色。2021年，四川省和重庆市的

 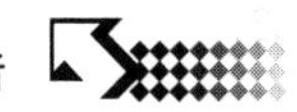

区县康养产业的发展依然迅猛，政策支持力度、康养项目投资、康养会议的举办等方面都稳中有升。值得关注的是海南省和贵州省的全季化发展，海南省的城市形象从冬季避寒地转向康养旅居目的地，开始实现旅游的淡旺季平衡。贵州省的康养产业开始全季化发展，成为夏季避暑、冬季温泉的康养旅居胜地。这突出了康养产业对当地旅游业和经济产业的全面带动作用。而广东省和云南省的康养产业发展则相对滞后，广东省康养业态继续呈现多元化发展局面，粤北地区与珠三角地区康养产业发展不平衡，云南省目前未能贯彻实施省级层面发布的促进康养产业发展的政策文件，仍处于旅游向康养产业转型的初级阶段。华东地区则凭借相对成熟的森林康养和运动康养业态在全国康养市场中占据有利地位。

华北、西北和东北地区的康养产业发展基础较差，但这些省份逐渐认识到康养产业的光明发展前景并纷纷开始重视康养产业发展，如山西省、山东省、黑龙江省和河南省等。目前，华北地区以老工业城市转型与体育康养业态为特色，以大同市、焦作市为代表的资源枯竭型城市通过发展康养产业促进当地经济转型。东北地区和西北地区的康养强县主要为具备相对生态优势、森林覆盖率高的区县，此外，这些区县大部分都具有珍稀中药材种植的环境条件，为中医药康养和森林康养发展提供了良好的资源基础。

2. 康养产业凭借其自身特点成为资源枯竭型城市成功转型，实现可持续发展的一条重要路径

在资源有限的局限性下，以大同市、焦作市、攀枝花市等为代表的资源型城市面领着极大的可持续发展压力，作为消费服务业之一的康养产业能够满足消费者休闲、娱乐、运动、疗愈等多样化需求，凭借其自身特点成为资源枯竭型城市成功转型，实现可持续发展的一条重要路径。之前重度依赖当地煤炭、钢铁等资源发展重工业的城市，往往在工业发展中忽略了对自身康养资源的挖掘，很多城市当地的气候条件、土壤条件、人文资源等十分适合发展康养产业。四川省攀枝花市已经为我们提供了一个成功的转型案例，它从一个以钢铁工业发展为主导的资源型城市发展到阳光康养胜地，当地利用“康养+”来统筹各方资源，从而实现经济的健康优质发展，促进产业转型

升级。同为资源枯竭型城市的焦作市和大同市在2021年也开始关注康养产业对城市经济转型的促进作用，并在相关政策支持下着手建设具有自身特色的康养产业发展体系，通过发展康养产业促进当地经济转型。

3. 康养产业发展已经逐渐形成以五大资源为支撑的四种较为成熟的康养业态

根据调研发现，在各区域的康养产业可持续发展中已经逐渐形成以气候资源、温泉资源、森林资源、农业资源、中医药资源五大资源为支撑的，四种较为成熟的康养业态，分别是研学康养业态、旅居康养业态、疗愈康养业态和运动康养业态。其中，研学康养是综合森林资源、农业资源、中医药资源以及其他人文资源所形成的康养业态，气候资源是旅居康养业态中的主导性资源，温泉资源、森林资源、中医药资源则是疗愈康养业态发展的主要资源，农业资源和森林资源则是运动康养业态赖以发展的资源。

此外，不同种类的康养业态也呈现不一样的区域发展特征。研学康养业态和疗愈康养业态在全国分布广泛，因此这两种业态所依赖的资源类别较多，资源独特性较低；而目前发展较为成熟的旅居康养业态出现在海南省和河北省秦皇岛市等其他具有优质气候资源的地区；运动康养则主要分布在西南地区和华南地区，主要因为以上区域拥有相对优越的农业资源和森林资源条件。

（二）发展趋势预测

1. 我国各区域康养产业发展出现特色聚集化发展格局

就2021年数据来看，历年来康养可持续发展能力较强的区县稳居榜单之上，如海南省琼海市、重庆市石柱土家族自治县、四川省米易县、安徽省黄山区等。这些区县都是较早在当地政府的大力支持下发展康养产业，并且大多拥有优越的自然资源和人文资源，已经在消费者心目中建立了良好的具有康养特色的城市形象。2021年，这些区县康养产业的发展依然迅猛，政策支持力度、康养项目投资、康养会议的举办等方面都稳中有升，并能够与资源环境类似的区县相互学习，具有先发优势的康养区县在康养产业发展中

起到引领作用。

在2021年的百强县榜单中，有13个康养强县是新晋康养强县，大多分布在历年康养强县或当地经济中心附近，它们具有类似的资源环境和气候环境，呈现连片化发展格局。但目前它们仍处于康养产业发展的初步探索阶段，康养产业发展实力与康养发展水平较高的区县仍具有一定差距，如果后发区县能在政策的大力支持下积极挖掘自身资源，探索出一条适合自身的康养产业可持续发展路径，便可以打破这一困境，增强康养产业的区域聚集效应。

2. 群众性运动康养产业将获得长足发展

2021年国务院政府工作报告提出："十四五"时期主要目标任务之一是"全面推进健康中国建设"，"广泛开展全民健身运动"，国家对体育产业和校园教育关注的落实体现在加强体育教育、开展众多业余群众体育赛事等方面。在国家政策红利以及大众运动健康意识增强的影响下，中国体育产业将发生重大变革。运动康养作为康养产业的四大业态之一，必然要把握好这一时代红利，充分释放运动康养人群巨大的消费潜力，创建良好的运动康养发展环境。从2021年运动康养产业的发展数据也可以看到这一发展趋势，康养百强县2021年共举办全民性群众体育赛事300余项，新建重点项目中包含体育运动内容的超过50个，运动康养业态的发展既符合人们对健康生活的追求，也是对政策号召的积极响应。

3. 发展康养产业是实现乡村振兴的重要方式之一

2021年中央一号文件提出全面推进乡村振兴，要实现巩固拓展脱贫攻坚成果同乡村振兴有效衔接。对于乡村而言，相对优良的生态环境和自然资源是发展康养产业的重要基础，并且乡村休闲静谧的生活方式十分契合康养提倡的修心理念。利用康养产业为各区域寻找新的经济增长点、带动乡村振兴是对"两山理论"的生动实践。在入选的康养百强县中，有不少是乡村振兴的范例，如广西壮族自治区河池市巴马瑶族自治县、贵州省遵义市凤冈县、广东省云浮市新兴县等，大多数市县既不是传统的经济强县，也不在沿海地区，甚至还有诸多刚脱贫的国家级贫困县，这恰恰反映了康养产业在脱贫攻坚与乡村振兴中的支撑作用，它为经济区位较差但生态资源丰富的中西部地区提供了强势发展的动力。

4. 康养产业的可持续发展模式是促进观光型旅游地向度假型旅游地转型的重要途径之一

目前，海南省旅游开始全季化发展，实现旅游淡旺季平衡；贵州省息烽县大力挖掘当地温泉资源，已经逐渐成为夏季避暑、冬季温泉的康养旅居胜地……这些典型的康养强县依托康养产业发展全面完善当地产品体系，巩固度假型旅游地形象，促进当地旅游业可持续发展。可以预见，在未来，将会有更多观光型旅游目的地大力发展康养产业，打造多业态、多季节、多模式的康养产品和康养项目，带动当地向度假型旅游地转型，如广西壮族自治区桂林市、云南省昆明市等具有优越气候环境资源的观光型旅游目的地具有充足的康养产业发展潜力，有望早日成功转向康养度假型旅游目的地。

参考文献

[1] 何莽：《康养蓝皮书：中国康养产业发展报告（2019）》，社会科学文献出版社，2020。

[2] 黄力远、徐红罡：《巴马养生旅游——基于康复性景观理论视角》，《思想战线》2018 年第 4 期，第 146～155 页。

[3] 房红、张旭辉：《康养产业：概念界定与理论构建》，《四川轻化工大学学报（社会科学版）》2020 年第 4 期。

[4] 李甜江、马建忠、王世超等：《云南森林康养典型模式研究》，《西部林业科学》2020 年第 3 期，第 64～69 页。

[5] 杨菊华：《智慧康养：概念、挑战与对策》，《社会科学辑刊》2019 年第 5 期，第 102～111 页。

[6] 杨红英、杨舒然：《融合与跨界：康养旅游产业赋能模式研究》，《思想战线》2020 年第 6 期，第 158～168 页。

[7] 赵鹏宇、刘芳、崔嫱：《山西省康养旅游资源空间分布特征及影响因素》，《西北师范大学学报（自然科学版）》2020 年第 4 期，第 112～119 页。

[8] 李莉、陈雪钧：《中国康养旅游产业的发展历程、演进规律及经验启示》，《社

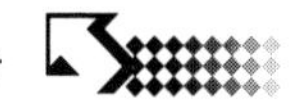

会科学家》2020 年第 5 期，第 74 ~ 78、90 页。
[9] 任宣羽：《康养旅游：内涵解析与发展路径》，《旅游学刊》2016 年第 11 期，第 1 ~ 4 页。
[10] 肖泽忱：《茶叶森林康养产业发展模式研究》，《福建茶叶》2018 年第 7 期，第 346 页。
[11] 何莽：《基于需求导向的康养旅游特色小镇建设研究》，《北京联合大学学报（人文社会科学版）》2017 年第 2 期，第 41 ~ 47 页。
[12] 丁文珺、熊斌：《积极老龄化视域下康养产业的理论内涵、供需困境及发展路径分析》，《卫生经济研究》2020 年第 10 期，第 3 ~ 7 页。
[13] 杨秀成、宋立中、钟姚越、王东林：《福建省康养旅游资源空间分布特征及其影响因素研究》，《福建师范大学学报（自然科学版）》2019 年第 5 期，第 106 ~ 116 页。
[14] 王会儒、姚忆：《“传统养生体育 + 医疗 + 养老”的老年健康干预模式构建》，《中国体育科技》2017 年第 3 期，第 8 ~ 13 页。
[15] 葛新颖、袁源见、吕丹：《中医药健康养老服务研究进展》，《中国医药导报》2020 年第 33 期，第 190 ~ 193 页。
[16] 杨洪飞、李庆雷、夏梦蕾：《健康中国战略下的云南省康养旅游发展路径研究》，《林业与生态科学》2020 年第 4 期，第 456 ~ 463 页。

专题篇

Special Reports

B.6

后疫情时代医疗健康企业投融资分析报告

苗扬　黄翠莹　李星*

摘　要：　在后疫情时代，新冠肺炎疫情仍然在全球多地蔓延，作为21世纪最严重的全球性公共卫生事件，新冠肺炎疫情造成全球经济大幅度衰退，对资本市场也造成了较大冲击。2020～2021年，国内康养企业投融资受到宏观层面风险影响，政策面调控导致了康养型地产投融资放缓。但是，新冠肺炎疫情也使得康养产业的其中一个领域——医疗健康板块消费激增，引发了资本市场持续投资的热潮。本文首先对近期整体宏观经济和资本市场运行态势做了简单介绍，然后结合外部数据和研究成果对医疗健康资本市场进行了深度分析。结果发现不少医疗健康相关企业凭借赛道优势和政策扶持，融资能力效

* 苗扬，澳大利亚昆士兰科技大学金融工程硕士，越秀金融控股集团广州期货研究员；黄翠莹，广东财经大学经济学院研究生，主要研究方向为国际贸易；李星，经济学博士，广东财经大学地理与旅游学院副院长，硕士生导师，主要研究方向为经济周期、会展产业经济。

率提升，强化了创新研发力度。独角兽企业在海内外资本市场完成了IPO，竞争力也在增强。在后疫情时代，新冠肺炎疫情相关的企业将得到阶段性的投资机会，而智慧医疗概念将得到机构更多关注，成为新的投资热点。

关键词：　康养　医疗健康　投融资　数字化　AI

引　言

自新冠肺炎疫情在全球蔓延以来，全球经济增速在2020年经历了巨大挫折，陷入了第二次世界大战以来首次全面的增速为负状态。2021年，随着疫苗接种和重返岗位工作的推进，全球经济普遍复苏，消费和投资推动了经济复苏，预防和控制疫情的程度仍然是经济复苏的一个关键因素。对于康养产业来说，目前来自宏观层面的调整，使得产业的融资和并购交易受到一些影响，一方面，是国内康养型地产项目融资受到挑战，康养旅游消费下滑，康养固定资产项目投资减缓；而另一方面，作为康养的一大领域，医疗健康产业却得到了资本市场的关注，资本市场对医疗健康领域的风投基金募资额激增，生物制药正在蓬勃发展，医疗器械市场开始复苏，数字健康的发展正在加速。

一　宏观层面的冲击带动资本市场变革

（一）宏观调控加码叠加康养地产行业融资放缓，行业处于普遍亏损状态

随着疫苗接种的加速和大规模刺激政策的出台，美国和欧洲经济体在消费和投资的推动下，在2021年加速了复苏。根据BIS、中诚信和国信证券

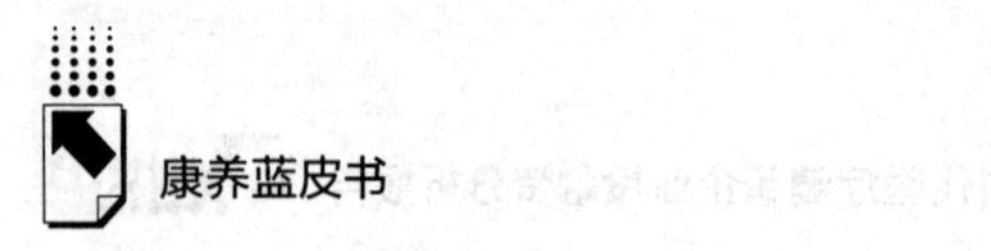

等研究机构的数据分析，新兴市场和发展中经济体在恢复生产和商品价格上升的推动下，总体上已经复苏，但由于在疫情预防和控制、经济结构和对外部需求的依赖方面存在差异[1]，复苏在各区域之间和区域内部进一步分散。后疫情时期的全球经济和政治格局将加速分化和重组[2]。2021 年是全球经济逐步复苏的关键时期，而“康养 + 医养 + 旅游 + 地产”这种复合型开发模式，近期的市场增长仍然受到压制。其中最大的阻力来自新冠肺炎疫情对经济的反复影响，其次是国内政策限制，导致康养地产信贷规模缩减。盈利不佳的康养项目会给企业带来资金链风险，使得行业处于进退两难的境地。与康养地产相反的是，国内健康医疗消费十分活跃，推动了资本市场对该领域的投资，并促进了医疗健康行业技术的发展。

（二）募资规模增加，医疗健康领域受到持续关注

在资本市场，2021 年上半年，中国私募股权市场共募集了 1941 支可投资内地的新基金，同比增长了 3%，延续了第一季度回升的积极趋势。根据清科研究的统计数据，披露募集金额的基金共 1940 支，共募得 4547. 74 亿元人民币，同比上升 6. 9%；平均募资规模为 2. 34 亿元人民币，同比下降 32. 4%。2021 年上半年募集规模不足 5000 万元人民币的基金数量超过 800 支，是上年同期的 2 倍，市场上的小规模基金所占比重持续提高。[3] 而且，从资本市场的行业偏好和投资方向来看，2021 上半年排名前十的大额基金对于康养的关注在提升，前十大规模的基金募集有三成聚焦在医疗健康产业。此外在政策端，政府也积极引导社会资金向医疗健康领域加大相关资金募集。在政策面带动下，国内医疗健康行业实现稳定和扩张经营，在一定程度上加速了国内实体经济复苏进度，同时带动整个康养产业提升修复力度。

（三）国内 PE 市场投资规模环比上涨，二级市场医疗健康板块投资仍处高位

国内私募市场经历了新冠肺炎疫情引发的宏观层面的冲击后，投资规模缓慢恢复。根据清科研究的数据统计，VC/PE 市场共发生 518 起投资案例，

 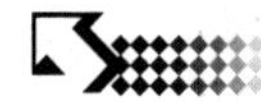

环比上升12.6%，同比下降6.2%，其中披露金额的案例439起，共涉及投资金额784.82亿元人民币，环比上升5.3%，同比下降27.0%；单笔投资金额为1.79亿元人民币，环比下降8.6%[4]。二级市场方面，根据太平洋证券的统计数据，2021年第二季度国内公募基金重仓医疗健康板块的比例为14.1%，同比下降3.6个百分点。北上资金医药行业投资有所下滑，但仍处于相对高位。北上资金医药持仓比例为18.36%，持股比例超过公募上半年重仓医药持仓比例14.1个百分点。随着全球医疗健康市场需求增加，不少相关产业向国内转移，同时产业数字化创新得到重视[5]，2021年国内资本市场对医疗健康产业的投融资热度有增无减，投融资案例数量持续增加。此外，从地区PE基金备案数量来看，浙江省和广东省2021上半年新备案基金数量均超过700支。

二　一级市场增速明显，推动医疗健康产业融资规模扩张

（一）全球医疗健康行业投资不断创新高

新冠肺炎疫情引发的冲击虽然影响了全球康养产业的资本运行，但作为康养产业细分领域之一的医疗健康行业得到了极大的关注。在后疫情时代，资本市场对于医疗健康企业的投资和并购热情不但没有减退，反而逆势向上。尽管目前全球康养市场仍然受到新冠病毒变异带来的资本恐慌影响，各类企业的路演、谈判和尽调工作都大大减缓了进程，受到不同的防控政策的限制，针对创新医疗健康企业的投融资活动存在滞后。随着市场对于变异病毒相关疫苗的研发和广泛接种，全球市场对康养的巨大需求依然旺盛，医疗健康领域投资长期被资本市场所看好[6]。

根据硅谷银行的统计数据，全球医疗健康产业在2021年的投资，比2020年所创造的168亿美元全年纪录还高出30%。许多风投机构借此机会募集资金，在过往项目上继续增加投资金额[7]。受2020年首次公开募股的出色表现和大规模并购的推动，2021年医疗领域的风险投资飙升至470亿

美元，较2020年同期增长逾一倍，并接近2020年的全部水平[8]。从细分市场来看，美国、中国、英国、德国和瑞士是全球医疗健康融资案例数最多的国家。根据蛋壳研究院的报告，2021年上半年美国以770起融资事件，354.6亿美元（2304.17亿元人民币）融资领跑全球，中国紧随其后；中美囊括所有国家融资总额的81%，融资事件的83%。虽然新冠肺炎疫情的反复引发国际资本市场动荡，但全球VC和PE端在全球投资的医疗健康企业却有185笔交易超过1亿美元，比2020年前三季度还多。从美国康养市场来看，2021年上半年，医疗健康行业风投基金融资规模扩大，超出2020年全年纪录30%。而在中国市场，医疗投资总额创历史新高（927亿元人民币），较上年增长70%。与国外情况类似，资金逐年增加与该流行病资金的紧缩和反弹密切相关。然而，相关的融资交易量也几乎翻了一番，扭转了过去两年供资增加而交易量却呈现相反趋势的现象。这意味着，向总部融资的倾斜正在发生变化，中小型医疗健康企业筹集资金将变得更加便捷。根据动脉橙产业智库的数据分析，目前国内医疗健康投融资事件发生最为密集的五个区域依次是上海、北京、广东、江苏和浙江，基本上与2020年情况保持一致，其中上海市137个投资案例，比北京市多出30个，比广东多出46个。

（二）国内政策面持续发力，一级市场对医疗健康企业投资速度加快

从我国康养资本市场来看，站在百年之未有之大变局的风口，作为国内康养产业的细分领域之一，医疗健康行业在2021年继续得到了资本市场的追捧。在国内资管新规政策下，趋严的募资环境、不稳定的全球经济态势及疫情防控常态化的背景下，国内医疗健康的投融资热度并没有减弱。从政策面来看，“十三五”时期我国医疗健康行业经历了几次较大的政策变革：2015年，国务院发布了《关于改革药品医疗器械审评审批制度的意见》，创新药、创新医疗器械得到了优先审批；2016年，中共中央国务院发布《“健康中国2030”规划纲要》，将健康管理纳入了国家发展战略，极大地刺激了

医疗健康行业的发展；2017 年进行的公立医院改革，破除了“以药养医”机制，深化了三医联动；2018 年医保局的成立，标志着统筹医保制度改革与医保控费制度的建立[9]。从供需面来看，随着医疗政策改革逐渐深化，国家大力支持医疗健康行业的创新发展，康养概念的发力带动了国内消费者对于医疗健康的庞大需求，而在后疫情时代，随着全民健康意识的提升，医疗健康行业终端消费增加显著。而医疗健康企业利润也进一步得到修复，根据太平洋证券给出的相关数据，2021 年上半年，国内疫情相关板块的成长性较高，生物医药（包括疫苗、生物药）和医疗器械的扣非后归母净利润分别同比增加 94.27% 和 82.74%；除化学原料药外（-4.85%），其余板块均在上年低基数的基础上受益于终端需求恢复等因素有不同程度的成长恢复，其中医疗服务、中药饮片、中成药、化学制剂和医药流通扣非后归母净利润分别同比增长 54.59%、40.36%、25.99%、23.13% 和 20.47%[10]。

从国内一级市场医疗健康行业投资特征来看，2015～2018 年，医疗行业融资金额和投资事件数波动较小，保持稳定复合增速，而 2018～2020 年上半年医疗健康行业投资金额与事件数有所下滑，主要是由于中美贸易摩擦常态化趋势和新冠肺炎疫情影响。其次，医疗健康行业单项目融资金额逐渐增大，企业成熟度和估值水平逐渐提高。根据亿欧的数据分析，在后疫情时代，医疗健康领域的补短板需求及各项政策加速了行业的创新发展，预计 2021 年一级市场在医疗健康领域的投资速度将会加快。值得注意的是，在医疗健康产业，一级市场投融资除了常年领跑的生物医药行业外，对数字健康行业企业的投资也出现显著的增长。说明在新冠肺炎疫情影响下，数字健康在各大投资机构眼中有更高的关注度，叠加消费端刺激，未来将持续促进数字健康的发展和创新，提升在整个康养体系的占比。此外，从投资机构角度分析，根据硅谷银行和蛋壳研究院的数据分析，投资者由产业投资者和金融投资者组成。在产业投资者中，医疗卫生业占据主导地位，占投资规模的 61%，占总案件数量的 75%。除了医疗行业企业，其他投资者也包括了保险、房地产和互联网等公司。

三　医疗健康企业 IPO 增长迅速，创新医疗企业登陆科创板

（一）虽然中美大国博弈常态化可能引发负面影响，国内医疗健康企业海外 IPO 数量增加

第一级市场对医疗保健企业的关注，使医疗保健企业尤其是初创企业的融资规模显著增加，部分优质企业纷纷 IPO，投资机构获利退出。虽然在德尔塔等变异病毒大规模蔓延下，欧美国家实施的出行限制使康养产业相关企业融资和路演受阻，造成企业投资存在延迟。但是，在我国资本市场情况却明显不同，首先由于国内隔离政策得当，国内医疗消费未受影响，加上投资机构对于医疗健康领域的投资趋向火热，国内优质创新型医疗健康企业纷纷登陆科创板，使得整个康养体系募资规模进一步增加。其次，目前全球 IPO 市场仍然活跃，募资总额和上市宗数较上年同期分别增加 196% 及 134%[11]，预计 2021 年全年，美国、中国内地和香港仍将主导全球 IPO 市场。

从政策面来看，中美竞争格局常态化的大背景下，中美欧相互牵制博弈的格局，将成为后疫情时代主导全球地缘政治格局的主线，这将使得中资医疗健康企业在全球的募资受到一定影响。尽管当前美国资本市场依然有中资企业活跃其中，但拜登政府所采取的一系列举措，可能在 2021 年继续给中国医疗健康的资本市场增添不确定性。美国证券交易委员会已暂停处理中国企业的 IPO 申请，预示着美国监管机构对中国企业的新激进政策将改变中国企业海外上市节奏。将刺激许多美国上市的中国医疗健康企业通过双重上市或将上市转投香港，以对冲政治不确定性。尽管受中美政策不确定性因素影响，2021 年上半年仍然有 6 家国内医疗健康企业在美上市，共筹集 64 亿元人民币。

港股 IPO 市场方面，2021 年港股 IPO 市场在市场流动性充足及经济逐

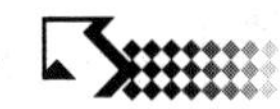

步复苏的推动下，市场需求稳定向好，上半年筹资总额排名全球第三。2021年上半年有46家公司完成在港上市项目，筹资总额达2132亿港元。其中，康养体系下的医疗健康行业维持了高热度，受到市场广泛关注，12家企业在港股IPO募集了约242亿元人民币。对比2020年同期，只有7家在港股IPO的医疗健康企业共募得157亿港元，占融资总额的18%，2021年香港资本市场对于康养板块的青睐度显著领先于2020年同期。

（二）监管政策创新，国内医疗健康企业在科创板IPO数量增加

从国内情况来看，我国证监会和银保监会近年来也陆续推动了一系列改革，出台了在证券市场引入更多长期资本的支持措施。过去五年，长期基金对中国A股市场的股权投资翻了一番多，这意味着自2015年以来复合年增长率为18.7%。一方面，公募基金和保险基金仍是市场的主要参与者；另一方面，北上资金发挥了更大的作用，从2015年的3%扩大到2020年的25%，市场规模更大。这意味着国内医疗健康企业通过二级市场直接融资的门槛进一步降低，获得投资的规模也比过去几年更大。

2021年上半年，上海证券交易所和深圳证券交易所预计录得248宗新上市项目，募资总额达2171亿元人民币，比上年同期几乎翻倍。就医疗健康企业募资总额而言，上半年在A股IPO共有30家企业，共募资201亿元人民币。医药资本市场表现强劲，得益于“双循环”政策发力，疫情反复刺激消费者和投资机构关注康养产业。同时，科创板继续成为创新医药企业青睐的上市板块，使医药企业成为上交所IPO市场的领头羊。此外，早在2020年4月，我国证监会调整了已在海外上市的创新公司回境内上市的市值门槛。根据证监会的规定，合资格企业必须拥有自主研发和国际领先的技术，科技创新能力较强，在同行业竞争中处于相对优势地位。这为海外上市的创新红筹公司回归境内上市铺平了道路。分地域看，中国医疗健康企业投融资事件发生最为密集的五个区域依次是上海、北京、广东、江苏和浙江。

四 后疫情时代的医疗健康行业投资展望

（一）中长期新冠肺炎疫情仍然刺激医疗健康企业投资需求

当前变异新冠病毒仍然在全球范围内蔓延，给全球防疫工作和产业经济发展带来压力，各国政府在防疫过程中，对于医疗用品、器械和医药疫苗等需求激增。而目前海外市场医疗健康企业产能开工基本无法供应市场，因此较多的产能向着中国转移，同时国内市场的活跃，也激发了企业研发创新的热情，医疗健康领域相关公司迎来飞速发展时期。但是，企业产出也会根据技术门槛的高低、产能扩容的速度，相关需求强度的持续性也表现出差异。比如2020年上半年，口罩、一次性手套等防疫物资虽然技术门槛较低，但是产能极度有限，在市场供不应求的状态下，短期内较多厂商纷纷加入，金融端也为这类企业大开绿灯，获得融资的生产企业在短期内生产规模得到扩大，但随着供需宽松，相关医疗器械投入有所放缓。

随着市场变化，医疗健康投融资演进出新的趋势。根据蛋壳研究院的报告，2021年上半年，生物医药融资占据绝对主导，超过数字健康和器械之和。从细节来看，全球生物医药行业共发生612起融资交易，规模约295亿美元（1918亿元人民币）。国外陷入疲软的设备和耗材生产领域继续受到国内资本的追捧，并超过数字健康领域成为仅次于生物科技的热门投资领域。究其原因，一方面由于IVD板块备受青睐；另一方面，赛道升温，消费市场火热，使得心血管、神经干预和骨科在研发投入上进一步加大力度。相对于国外的寡头市场，国内相关替代产品的空间很大，市场也很广阔。与创新药物相比，医疗器械市场的风险相对较低，确定性也较高，因此这个领域成为国内资本投向的一个重要目标。

（二）医疗健康数字化进程加快，AI类产品潜在市场规模巨大

当前新冠肺炎疫情暴露了市场短缺，国家政策面导向和资本市场投入加

速了智慧医疗的发展。2021 年，以电子病历为核心的医疗信息化建设已经阶段性在全国医疗健康机构大范围地运用，使得医疗机构信息化处理和运行效率得到显著改善。同时，医疗信息化平台也将成为“十四五”规划时期国内康养体系新的热门发展方向。从市场竞争角度观察，中长期趋势下，数字化医疗健康行业集中度将不断提升，因此国内赛道头部企业将得到更大的发展机会[12]。数字化的医疗健康平台在新冠肺炎疫情期间促进了用户问诊、购药、慢病管理等方面效率的快速提升，在 2019～2020 年取得了突破性发展。特别是 2021 年上半年，互联网医院数量进一步增加，AI + 制药赛道也成为热门领域[13]。从政策面看，“十四五”规划也将进一步利好数字医疗建设，医疗保险改革后，符合条件的医疗数字化平台服务纳入了医保报销范围。预计 2021 年新注册数字化创新医疗健康企业增速逐渐加快，尤其是 2021 年上半年互联网医疗企业注册量提升，显示出政策端对于相关领域的扶持。因为市场头部企业占据较大主动地位，数字化医疗健康赛道上，平安好医生、微医、好大夫等企业逐渐把控了用户流量入口及医院、医生、医保资源，而初创企业进入可能面临较大的市场考验，但在反垄断法的规范引导下，市场依然良性发展。此外，根据亿欧智库的分析，预计 AI 类医疗健康产品的市场价值得到验证，该赛道上企业收入将呈现爆发性增长。以肺结节、糖尿病、冠心病人群为例，基于当前患者检查收费标准且 AI 检测渗透率在 5% 左右，市场规模将达到 30 多亿元人民币，成为新的投资热点。

参考文献

［1］王家璐：《全球经济复苏中加速分化警惕政治与债务风险的抬升》，《中诚信国际》2020 年 11 月 26 日。

［2］Phurichai Rungcharoenkitkul. Macroeconomic effects of Covid－19：a mid-term review［R］. Bank for International Settlements，2020－12－16.

［3］刘子晨：《清科季报：2021 年上半年募资市场继续回暖，基金聚焦科技创新》，北京：清科研究中心，2020 年 8 月 10 日。

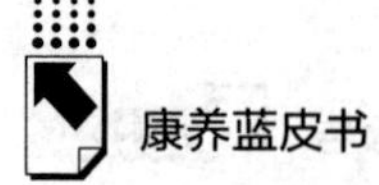

［4］韩春玉、张荟：《清科数据：8 月人民币基金募资额占比 97.2%，投资市场热度回升》，北京：清科研究中心，2021 年 9 月 10 日。

［5］Andersen K，叶丹丹，Haque N：《全球视野下的中国医疗健康资本市场》，上海：浦发硅谷银行，2020。

［6］ShanghaiHuijia Investment：《2020 年生命科技产业投融资趋势》，上海：华兴资本，2020。

［7］王悦、李艾洁：《2021 年 H1 全球医疗健康产业资本报告》，北京：蛋壳研究院，2020。

［8］Norris J，Bousleiman R，Atsavapranee B. Healthcare Investments and Exits Accelerate in 1H 2021. Shanghai：Silicon Valley Bank，2021.

［9］李伟：《2020 年中国医疗产业投融资解读与展望》，亿欧智库，www.iyiou.com/intelligence，2020－10－06。

［10］盛丽华、谭紫媚、陈灿：《医药 2021 半年报总结——政策压制板块行情，风物长宜放眼量，把握优质资产回调良机》，北京：太平洋证券，2021。

［11］刘国贤、刘大昌、朱雅仪：《中国内地和香港 IPO 市场 2021 年度中期回顾》，香港：毕马威会计师事务所，2021。

［12］IDC：《中国医疗行业 IT 市场预测，2019－2023》，https：//www.idc.com，2020－05－26。

［13］BCG，腾讯：《2020 数字化医疗洞察报告》，https：//tencentads.com/，2020－07－09。

B.7

基于产业融合视角的“候鸟式”康养旅游小镇能级提升研究

李 嬰　巴兆祥　胡安安*

摘 要： 中国正进入快速老龄化时期，康养成为现今时代的关键词，旅游产业进入追求个性化、健康化的阶段。近年来，温泉和养生旅游正成为一种时尚，然而，目前国内康养小镇在发展中存在诸多问题。本文运用专家调查法，确立全国康养小镇旅游服务行业的产业升级指标；利用专家综合评分法对重要的升级指标进行综合评分；运用 AHP 权重层次综合分析法进行权重的层次分析，建立产业评价体系；在对“候鸟式”康养旅游小镇进行产业能级评估后，将体系运用于宜春温汤小镇进行评测，发掘宜春温汤小镇发展中的问题，提出针对性的建议。

关键词： 旅游小镇　康养旅游　产业融合　产业能级　宜春温汤小镇

引 言

发展康养产业是推进健康中国进程的需要，也是中国传统经济结构转

* 李嬰，硕士，复旦大学旅游学系，主要研究方向：康养小镇；巴兆祥，博士，教授、博士生导师，复旦大学旅游学系教研室主任，主要研究方向：地方志、文旅产业发展、旅游特色小镇；胡安安，博士，复旦大学旅游学系副教授、硕士生导师，本文通信作者，主要研究方向：康养旅游、老年人信息技术应用。

型升级的需要。习近平在党的十九大报告中明确指出，必须采取一系列科学有效的措施，加强当前社会保障体系的建设，完善老年人的关爱服务体系，推进医养结合，加快老龄事业和产业发展。养老产业和康养旅游间的融合在一定程度上成为现代化养老服务发展的亮点。从政策和经济角度出发，2018 年文化和旅游部等部门颁布了《关于在旅游领域推广政府和社会资本合作模式的指导意见》，中共中央、国务院印发了《乡村振兴战略规划（2018—2022 年)》，文件中多次提出要发展生态观光旅游业、康养产业；国务院下发的相关规划中也提出开发一系列休闲度假旅游产品。随着国家相关政策的出台和相关部门的推进落实，休闲旅游、养老养生等产业会迎来更多的发展机会。中国进入经济发展新常态时期，旅游小镇作为当前新型城镇化和乡村振兴的重要结合点，对传统制造产业的转换与升级意义重大。康养旅游小镇在开发过程中，利用科技赋能，也利于推动当地产业持续进步与发展。

近年来，国家高度重视健康与旅游产业的融合发展，但从产业融合视角研究康养小镇的相关理论涉及较少，特别是可供借鉴的“候鸟式”康养小镇的发展模式和典型经验较缺乏。因此，本文从产业融合角度出发，对“候鸟式”康养旅游小镇的产业能级提升问题展开研究。

选题依托于“候鸟式”康养旅游小镇能级提升体系，来探讨“候鸟式”康养旅游小镇能级提升的基本路径；对“候鸟式”康养旅游城市进行针对性研究，比较全面、深入地总结了“候鸟式”康养旅游行业发展现状和面临的困难；构建了“候鸟式”康养小镇产业能级评价指标与体系。本研究的目的在于运用层次分析法建立“候鸟式”康养旅游小镇产业评价指标，以此对“候鸟式”康养旅游产业提升提出改进建议。从理论上看，本文对填补产业融合理论视角研究康养小镇评价指标体系的空白，具有较大的理论研究意义。从现实意义看，文章将为“候鸟式”康养旅游小镇健康和持续发展提供准确的把脉，对国内康养小镇的升级具有重要借鉴意义。

一　康养旅游小镇研究背景

（一）关于产业融合的研究

20 世纪 60 年代，Rosenberg 在当时美国主要研究民用机械设备的历史演变时期就提出了机械产业间的融合，最早在技术领域开展了与产业融合相关的研究。Rosenberg 认为，产业融合就是通过科技手段将原产业联系起来，使孤立工业间的联系更加紧密；随后，Gambardella、Torrisi（1998）以电子信息产业为例，探究产业的机理与企业融合产生的效果，并对其带来的利益进行研究；Yoffie（2001）认为，产业融合是利用技术对原来分离的产业进行重组，从而形成新的产业；Hacklin（2005）等从融合技术的角度，对产业融合过程当中特定的属性以及类型进行了深入的分析，这些内容涉及应用融合以及潜在的融合标准；Gurran（2010）的研究表明，在不同学科类型及技术融合的情境下，产业融合将会是未来的趋势。

中国对产业融合的研究与国外相比较晚。汪芳、潘毛毛（2015）认为当前的产业融合在一定程度上可以有效地提高整个制造行业的工作效率及综合绩效；赵玉林、汪美辰（2016）则认为，所谓的产业融合，是在一定程度上借助不同行业之间技术及产品的相互交叉延伸，形成全新的竞争协同关系，正是因为这一竞争协同关系的存在，提高了整个产业内部的综合竞争优势；李云新、戴紫芸、丁士军（2017）将产业融合看作是利益链接的机制，将产业紧密结合在一起，可以完成产业链间的融合，后续实现产业链的大范围延伸。

（二）关于温泉旅游的研究

温泉最早起源于欧洲一个叫“斯巴”的小镇，欧美地区涉及温泉旅游的研究相对成熟，大多是结合温泉资源的开发及市场领域的研究；国内温泉开发的历史久远、资源较丰富，历史上有很多有关温泉开发的资料记载。目前，国内有关温泉旅游的研究资料基本针对资源评估及旅游研究两个方向。

国外关于温泉旅游的研究较全面，为后续温泉旅游资源的开发奠定了坚实的基础。众多国外学者在实际研究过程中非常注重对实地的考察，且研究基本采用定量分析的方法进行，最终的研究结果具有可操作性；国内的大多数学者在实际研究过程中主要是通过定性的方式，对温泉旅游地的实际发展情况进行深入的分析与研究，但提出的问题具有一定相似性，操作层面仍存在很大难度。也有部分学者的研究从温泉旅游资源评价的角度出发，对本文的研究具有非常直观的指导意义。

（三）关于特色小镇的研究

早在 1988 年，国内部分学者即开始关注特色小镇的议题，从产业角度对此进行过深入的探讨。广州经济小组在 90 年代发现旅游资源的开发很大程度上需要依赖时装产业，虎门镇的崛起在一定程度上是因为集中发展服装产业，形成了规模经济；从旅游的角度研究，云南省建设厅和云南省旅游局总结了四种类型的康养旅游城市建设模式：民族文化建设、生态环境建造型、经济特色培养和复合式，这也就是康养小镇建设模式的雏形；沈晔冰（2015）就浙江省康养旅游小镇建设提出了观点，认为在旅游小镇建设过程中，要重视旅游资源的开发，增强旅游产业的带动力，通过与其他产业相融合，发展多业态的产业模式。很多国内文献从规划的角度出发，系统阐述了当前工业旅游政策的具体管理以及设计方案。厉华笑、杨飞、裘国平等人，在实际分析的过程当中，以浙江省为代表，通过对国内康养小镇规划内容的梳理和总结，阐述了当前康养小镇在规划过程中的基本思维和策略等；罗翔、沈洁（2017）研究供应侧角度下的康养旅游小镇，并且将上海浦东新区作为重要的研究对象，重点分析了康养旅游城镇的整体规划建设内容，并对目前康养旅游小镇的规划问题做出全面的解读。

国外研究康养旅游小镇的文献较少，结合国外特色小镇的研究相对来说持续时间较久，已形成较为完善的发展空间。Brunello（2010）等人在实际研究的过程中，对英国特色小镇周边的整体影响力进行分析，最终的调查结果显示，带动英国地区经济持续发展和进步的主要原因是特色小镇的建设；

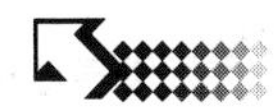

Carlos Costa（2012）等人在实际研究过程中，重点分析了特色旅游小镇的整体规划模型，明确表示只有将小镇的总体规划与开发建设紧密结合在一起，才可达到和谐发展的目标，进而实现利润的最大化。

（四）关于康养旅游的研究

对康养旅游的研究始于20世纪80年代末期，国外学者对康养旅游的定义，进行了三种主要分析：一是“目的论”，这一理论认为康养旅游最终的目的是实现旅游产业发展，是在积极参与各种社会关系的前提之下形成的一种特定的旅游类型。二是“需求论”，伯尔尼大学休闲旅游研究的主题是康养与旅游，这一研究本身定义了康养旅游在一定程度上是为了促进身体健康而产生的相关现象。这一理论认为，康养旅游本身就是以观光者的特殊需求为主要基础而开展的旅游形式，是很多人积极主动维持或提升健康状况的首选方式，很多参与人员为了寻求更好的生活体验，往往会通过多种不同的形式来减缓自己的体重或者是改善日常的生活压力。三是“结果论”，这一理论认为健康旅游本身就是一种以达到幸福为目的的专业旅游形式。康养旅游的最终目标是让游客在旅游的过程当中获得一定的满足感，尽管这两种旅游形式之间并没有直接的联系，但是都是以游客作为主要的研究中心，游客在旅游过程中通过追求一系列的康乐活动最终达到自己的目的。学者孔令怡（2017）研究认为，康养的最终目标是达到身心健康。在旅行的整个环节中，康养旅游不仅满足了游客对于健康长寿的基本追求，也成为当前发展相对迅速的一种全新旅游形式。

二　康养旅游小镇发展历程与类型划分

（一）旅游小镇发展历程

根据时间脉络，将旅游小镇的发展过程进行梳理。

1. 改革开放之前阶段（1949～1978）

曾博伟（2010）进行了系统梳理，指出1949年中国建制镇在2000个左右，到1954年发展到5402个。至1978年之前，中国旅游业还是以事业为主，缺乏产业特征。正因如此，旅游经济占全国国民经济的比例微乎其微。尽管市场化的旅游行业活动较少，但这一时期形成了社会主义国家计划经济期间特有的工作疗养体系，这一体制成为中国早期小城镇发展的主要原因。

2. 快速兴起阶段（1979～1999）

80 年代后期是中国国内旅游业和入境旅游服务业快速稳步发展的关键阶段，一些已享有很高国际知名度的名山大川、名胜古迹，迅速发展成为中国地区旅游的热门目的地，在这些旅游目的地附近的乡村小镇也因此发展较快。

进入 20 世纪 90 年代末期，国内旅游产品的开发速度进一步加快。随着交通的不断发展，一些少有人知的景区逐渐被挖掘和开发出来，进入旅游市场，受到了大量游客的追捧，也因此推动了城镇旅游发展的进程。在这一阶段，文化底蕴深厚的丽江、平遥等古城成了旅游胜地，也在全国引起了关注古镇的热潮。

3. 逐步成熟阶段（2000年以后）

2000 年后，旅游的大众化特征明显起来，尤其是 1999 年开始实行的“黄金周”制，为国内旅游迅速发展创造了政策条件。同时，随着国家基础设施建设的加强，旅游便利度和品质化逐步提升。在此期间，依托著名景区开发的一些旅游小镇继续保持着快速发展的步伐，旅游经济在本地经济中的重要性进一步上升。

（二）旅游小镇与康养旅游小镇的类型划分

1. 旅游小镇的类型

本文参考《中国旅游大辞典》的定义，对旅游城市的类型进行了界定。

（1）资源主导型旅游小镇

这类小镇具有一定的天然和人文旅游资源，延续了独有的文化传统和历史源流，对游客来说有较大吸引力。尤其是一些国家历史文化名镇，具有很好的古城风貌，古镇自身就成了旅游的吸引物。如由温泉资源形成的旅游城镇昆明安宁温泉镇、宜春温汤小镇等。

（2）旅游接待型旅游小镇

这一类型的小镇本身并不是相应的景区，但是考虑到周边环境相对良好，形成了旅游聚集地，也是接待或改造的重要区域。这类小镇通常具有独

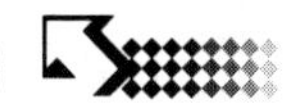

特的地理位置优势，靠近著名旅游景区，适宜开展旅游接待。例如，背靠国家马山风景区的无锡拈花湾小镇。

（3）乡村生态观光型旅游小镇

大多数旅游小镇属于此类型。乡村生态观光型小镇是生态环境优良、以生态居住为特色发展的小镇。一般主要分布于中小城市周围，以城市休闲居民接待、农业旅游等乡间观光为主，进一步发展成了生态休闲小镇。例如，距北京市车程1.5个小时的古北水镇，就是农村生态休闲旅游胜地。

2. 康养旅游小镇的类型

康养休闲旅游生态小镇是把健康、生活、养老、休闲和生态旅游的多元文化功能完美结合在一起，形成了拥有较好的自然生态环境与特色的小镇。

本文按照功能类型，将康养旅游小镇分为三大类：

（1）生态康养型旅游小镇

以原地区生态环境保护为基础；以健康、休闲、森林旅游产业为发展核心；重点支持发展包括养生健康养老、休闲森林旅游和高原生态蔬菜种植等健康休闲行业；一般主要分布于高原生态休闲森林旅游景点或自然环境良好的旅游地区。例如，依托黄山温泉这一特殊的区域核心文化资源而发展的，以温泉养生、温泉健康会议、温泉休闲运动等为特色的大型温泉健康养生休闲小镇。

（2）文化康养型旅游小镇

一般以现有养生文化资源为主要依托，如依靠长寿养生文化，大力发展休闲经济，形成以健康食疗、文化修心养身为主题的服务经营中心；依托孝文化修建了孝子公园、孝文化集市的安吉孝丰镇，等等。

（3）医养结合型康养旅游小镇

具有一定的自然环境生态资源，同时具有一定的医药产业基础，是集休闲养老、医疗和旅游休闲度假于一体的大型养老休闲小镇，其经济功能主要是休闲养老。例如上海新虹桥国际医疗中心。

有一部分康养旅游小镇是两种类型复合型，比如安徽池州九华山风景区是生态康养复合文化康养型，山东青岛市崂山湾国际生态健康城是生态康养复合医养结合型。

三 “候鸟式”康养旅游小镇的特点与发展情况

（一）“候鸟式”康养旅游小镇特点

1. 季节性明显

候鸟康养旅游者自身即具备非常明显的季节性。当候鸟康养旅游者在寒冷的冬季到温暖的目的地游玩时，目的地整体市场需求变得旺盛；但当候鸟旅行者离开目的地，整个区域客流量会大幅减少，造成产品闲置。考虑到季节性问题的存在，需要对相关旅游产品进行不断创新与优化，在此基础上可有效缩小季节经济落差带来的影响。

2. 产业依赖性大

候鸟康养旅游者具有明显的消费需求，而候鸟康养旅游小镇具有资源依赖性，因此康养旅游小镇的开发必须考虑地域因素和景观资源的影响。此外，还需协调整个区域的发展，从而为当地带来良好的增值效应。

3. 游客逗留时间长

与传统旅游方式相比，“候鸟式”旅行者在目的地停留时间久，逗留的时间短则一个月，长则一年或更久。当旅游者在目的地期间，必然产生外出游的需求和动机，会首选当地旅游景点或旅游项目，从而促进了目的地的经济增长与产业发展。

4. 具有明显的旅游偏好

候鸟康养旅游者旅游最主要的目标是躲避原住地恶劣的气候环境、迁徙到适合自身居住的地方，从而降低外界给身体带来的不良影响，实现对于健康的追求。目前，国内康养旅游对于目的地的选择主要有三类偏好，首先会选择冬夏季节温差不明显的区域；其次选择以夏季为主、地理位置优越及景色优美的区域，这些区域主要分布在热带、亚热带地区，如国内知名的旅游胜地海南岛，岛上的空气宜人，没有污染；最后选择冬季时间较久的区域，这些区域一般分布在国内沿海城市，比如大连或青岛。

5. 旅游产品复购率高

“候鸟式”康养旅游者主要为了寻找舒适的生活环境，一旦对旅游目的地形成较好印象，就会将其作为长期旅游康养目的地。这也是很多北方老年人每年都会选择到三亚“猫冬”的原因。

（二）“候鸟式”康养旅游小镇发展情况

1. 全国“候鸟式”康养旅游小镇情况

关于“康养小镇”或“旅游小镇”的数据较为丰富，但对“康养旅游小镇”特别是“候鸟式”康养旅游小镇的研究数据甚少。因此本文在行业研究报告的基础上，对全国康养旅游资源进行了整理和分类。

全国康养旅游资源目前主要分布在五大板块：

表1　中国各片区康养旅游资源简要分布

名称	优势	现状
山东板块	生态、滨海资源优势	配套资源缺乏，处于初级到中级过渡的发展阶段
黄山板块	得天独厚的山体资源	配套资源缺乏，康养要素不明确
东南沿海板块	城市吸引力大，现代旅游业发达	康养要素不明显
海南及云南板块	自然资源、民族资源丰富	度假与生活割裂，康养要素与旅游结合度较低
成渝板块	自然资源	初级健康管理为主，未形成全面的康养产业体系

资料来源：根据行业研究报告整理而成。

全国的“候鸟式”康养旅游城市按季节分为：冬季候鸟式、夏季候鸟式。冬季候鸟游客：指12月至1月间在目的地度假超过15天，6月至7月间又回到原住地的旅客；夏季候鸟游客：指6月至7月间在目的地度假超过15天，9月又回到原住地的游客。气候资源决定候鸟出游的方向，目前全国“候鸟式”冬季旅游主要集中于温暖的南方，如海南三亚、云南西双版纳、云南腾冲、广西巴马、广西北海和广西防城等。其中，海南岛是全国游客认可度最高的冬季候鸟旅行胜地。夏季“候鸟式”康养旅游目的地主要是东北、巴蜀、云贵和山东半岛等夏季凉爽地区。

虽然各地均在积极修建“候鸟式”康养小镇，但建设模式多为扩大房产面积，服务对象被界定为“中老年人”，缺乏可服务于多元客群的康养小镇。同时，由于“候鸟式”的季节特征，淡季时目的地人流稀少、酒店空置率较高。冬天开始，越来越多的老年人到三亚、巴马等地“候鸟”养老，冬季过后又回到原住地。也由此在旺季会产生公共设施紧张、景区负荷过重等问题，在淡季又会引起空城化的问题。

2. 江西省“候鸟式”康养旅游小镇情况

2020年，由江西省文化旅游厅开展了一百个“江西康养旅游打卡地”的评选，评选出了包括宜春市温汤旅游度假区在内的100个康养目的地。其中，符合“候鸟式”康养旅游特征的小镇大多分布于有温泉、森林资源的地区。如南昌市梅岭狮子峰景区、九江市庐山西海风景区、鹰潭市龙虎山景区、上饶市三清山风景区等。具体清单见表2。

表2　2020年江西康养旅游打卡地列表

序号	名称	所属地区	序号	名称	所属地区
1	南昌市梅岭狮子峰景区	南昌	13	九江市西海湾景区	九江
2	南昌市凤凰沟景区	南昌	14	九江市阳光照耀29度假景区	九江
3	南昌市八大山人梅湖景区	南昌	15	九江市鄱阳湖吴城候鸟小镇	
4	南昌市天香园景区	南昌	16	九江市云居山风景区	九江
5	南昌市象山森林公园景区	南昌	17	景德镇市浮梁古县衙景区	景德镇
6	南昌市安义古村群景区	南昌	18	景德镇市洪岩仙境风景区	景德镇
7	南昌市中国红壤农业博览园景区	南昌	19	景德镇市皇窑景区	景德镇
8	九江市东浒寨风景区	九江	20	景德镇市江西怪石林景区	景德镇
9	九江市德安博阳河景区	九江	21	景德镇市高岭·瑶里风景区	景德镇
10	九江市庐山风景名胜区	九江	22	景德镇市御窑厂国家考古遗址公园景区	景德镇
11	九江市庐山汤太宗温泉度假村	九江	23	景德镇市闲云涧·马鞍岭	景德镇
12	九江市庐山西海风景名胜区	九江	24	景德镇市杨梅亭艺栈	景德镇

续表

序号	名称	所属地区	序号	名称	所属地区
25	萍乡市武功山景区	萍乡	45	鹰潭市塘湾乡村民宿旅游打卡地	鹰潭
26	萍乡市海潭人家景区	萍乡	46	鹰潭市高公寨旅游景区	鹰潭
27	萍乡市良坊水韵田心生态旅游区	萍乡	47	鹰潭市樟坪畲族民俗风情园景区	鹰潭
28	萍乡市芦溪仙凤三宝农业休闲观光园	萍乡	48	鹰潭市贵溪金土地庄园	鹰潭
29	萍乡市吉内得国家稻田公园	萍乡	49	鹰潭市灵溪小镇	鹰潭
30	萍乡市武功山温泉君澜度假酒店	萍乡	50	鹰潭市双圳林场森林康养基地	鹰潭
31	萍乡市武功山清芯农庄	萍乡	51	鹰潭市圣井山景区	鹰潭
32	萍乡市杨岐山景区	萍乡	52	赣州东江源三百山温泉旅游度假区	赣州
33	萍乡市芸阁·朴宿	萍乡	53	赣州上堡梯田景区	赣州
34	萍乡市武功山中庵养生宾馆	萍乡	54	赣州市阳明山国家森林公园	赣州
35	新余市仙女湖风景名胜区	新余	55	赣州市丫山风景区	赣州
36	新余市中国洞都景区	新余	56	赣州市阳明湖景区	赣州
37	新余市百丈峰景区	新余	57	赣州市三百山国家级风景名胜区	赣州
38	新余市昌坊度假村	新余	58	赣州市汉仙岩景区	赣州
39	新余市大岗山景区	新余	59	赣州市南武当旅游景区	赣州
40	新余市凯光新天地旅游度假区	新余	60	赣州市汉仙温泉旅游度假区	赣州
41	新余市树木园景点	新余	61	赣州市虔心小镇景区	赣州
42	新余市渝水区良山镇下保村	新余	62	赣州市雅溪古村景区	赣州
43	新余市仙女湖太宝峰森林体验基地	新余	63	赣州市罗汉岩风景名胜区	赣州
44	鹰潭市龙虎山景区	鹰潭	64	宜春市巴夫洛生态谷景区	宜春

续表

序号	名称	所属地区	序号	名称	所属地区
65	宜春市三爪仑景区	宜春	83	上饶市玉帘瀑布景区	上饶
66	宜春市明月山旅游区	宜春	84	吉安市井冈山风景旅游区	吉安
67	宜春市汤里文旅康养度假区	宜春	85	吉安市羊狮慕景区	吉安
68	宜春市爱情花卉小镇景区	宜春	86	吉安市大仓耕云·红梦源民宿	吉安
69	宜春市八仙飞瀑潭景区	宜春	87	吉安市井冈山陇上行度假村	吉安
70	宜春市温汤旅游度假区	宜春	88	吉安市归浦·长塘古韵民宿	吉安
71	宜春市万载古城景区	宜春	89	吉安市桃源度假村旅游景区	吉安
72	宜春市宜春禅都文化博览园	宜春	90	吉安市七彩岩龙湾	吉安
73	宜春市中国古海养生旅游度假区	宜春	91	吉安市一方院子酒店	吉安
74	上饶市大茅山景区	上饶	92	抚州市南城麻姑山景区	抚州
75	上饶市铜钹山景区	上饶	93	抚州市中国莲花景区	抚州
76	上饶市葛仙村旅游度假区	上饶	94	抚州市金溪竹桥古村景区	抚州
77	上饶市三清山风景名胜区	上饶	95	抚州市大马头生态旅游度假区	抚州
78	上饶市篁岭景区	上饶	96	抚州市桔都沁温泉	抚州
79	上饶市江湾景区	上饶	97	抚州市文昌里景区	抚州
80	上饶市源头古村景区	上饶	98	抚州市仙盖山景区	抚州
81	上饶市清水湾颐养中心	上饶	99	抚州市金竹飞瀑景区	抚州
82	上饶市鄱阳湖鄱阳湿地旅游区	上饶	100	抚州市中秋小镇	抚州

资料来源：http：//travel. jxntv. cn/2020/0519/9392533. shtml。

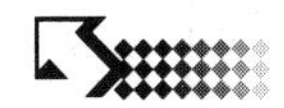

（三）政策支持，通过政策灵活导向

攀枝花市政府作为全国最早支持康养产业发展的市政府，其在 2012 年通过了发展“阳光康养产业”的决策，启动了《中国阳光康养旅游城市发展规划》编制。2014 年，在民革中央、四川省政协的支持下，攀枝花市率先举办了首届中国康养产业发展论坛。2016 年，攀枝花市联合攀枝花学院创办了国内首家康养学院——攀枝花国际康养学院。2017 年攀枝花市在全国首先发布了康养产业地方标准，《攀枝花市康养产业基础术语》《攀枝花康养产业发展规划》《攀枝花康养人才队伍建设中长期规划（2016—2025）》等相关政策文件相继发布。且在 2016 年之后，攀枝花市政府提出了“康养 +”发展战略目标，赋予康养更多发展内涵。近 10 年来，攀枝花市政府关注市场及国家政策动向，在确定发展大方向之后能够根据实际情况进行灵活调整与导向，不断推动攀枝花市康养产业创新发展。由此可见，攀枝花市政府十分重视康养产业发展，对康养产业发展有一个长远而立体的规划，同时攀枝花市政府对康养市场需求也有着较为敏锐的洞察力，能够通过政策来实时灵活导向康养产业发展，正是攀枝花市政府具有长远性、发展性的战略目光，使得攀枝花康养产业得以快速发展。

在中国的发展环境中，资源型城市转型的成功，很大程度上取决于政府政治决策的成功。所以资源型城市政府需要树立长远的发展目光，根据城市资源发展状况及特色，制定符合本城市实际的发展战略，同时更需要各届政府接力前行，根据时代发展的变化灵活导向，推动相关政策及项目落地实施。

四 “候鸟式”康养旅游小镇产业能级测评

（一）产业能级评估体系的构建

1. 构建依据

（1）指标评价标准依据

康养旅游作为旅游行业未来的蓝海，可有效带动区域的发展和进步。但目前并没有形成较为完善的评价指标，本文主要参考两份文件：《国家康养旅游示范基地》（LB/T051－2016）和《国家温泉康养旅游项目类型划分与等级评定》（征求意见稿，2018）。

2. 指标确认

在中国知网、万方搜索关键词“康养小镇评价指标”，发现这一领域的研究较少。但与此关联的产业评价指标较丰富，结合文本分析与“候鸟式”康养旅游小镇的实际发展状态，选出下列一级指标：

（1）旅游条件资源层面

旅游条件资源体现的地域文化特色，表现出与周围环境的和谐，是“候鸟式”康养旅游小镇的升级要素。旅游资源也因地域文化的融入更具特色和内涵。如丰富的温泉资源是很多康养旅游小镇的核心资源之一。

（2）旅游产业层面

产业集群有利于产业的升级。根据中国旅游者的消费需求，旅游产业资本要素在空间范围内不断汇聚在一起，有利于企业品牌的打造、提高区域集聚产业的竞争力，从而带动“候鸟式”康养旅游小镇的升级。

（3）旅游企业层面

作为产业升级的主体，旅游企业的发展水平直接影响旅游产业能级提升效果。企业层面的测评体系较为复杂，一般采用管理水平和信息化水平两项作为核心指标。其中，企业管理水平通常需要包括人力资源、企业文化、业务流程、组织架构等要素，体现企业健康、可持续发展的能力。企业信息化水平主要指企业在信息技术人才、信息系统、信息化基础设施等方面的投资和运行情况，主要体现企业创新能力。

（4）旅游产品层面

康养旅游产品是目的地提供给旅游者吸引物与服务的组合，集有形的产品与无形的服务于一体。康养旅游产品结合不同地区自然、文化资源与市场需求而设计，是产业能级评估的核心评价标准之一。产品核心在于能够满足消费者的需求和利益；外在表现于产品的包装、质量、口碑声誉、特色、组

 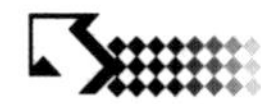

合方式等；还包括延伸层面的安全保障、个性化、信息化等附加利益，形成康养旅游产品的核心竞争力。

（5）旅游服务层面

本文的旅游服务层面指标在于温泉休闲服务层面，是将“温泉”、“休闲”、“服务”三种紧密结合，温泉旅游是手段，休闲是目的。服务人员在其中提供全方位、个性化的服务，让旅游者在身心彻底放松的同时获得更多心理和精神上的满足。在互联网时代，通过信息技术的应用提升个性化服务水平，可以有效提高温泉度假旅游产品的市场占有率。

本研究根据五个一级指标的对应概念，整理出一级指标下对应的 10 余项二级指标和 130 余项三级指标。

3. 指标修订过程

（1）访问学术界专家，听取修改意见

通过与学术界康养旅游专家及三亚“候鸟式”康养研究人员的电话访问，增加了三级指标中有关“候鸟式”康养小镇的特色指标，如“覆盖全年的产品（非候鸟式）”、“覆盖全年龄段”等。

（2）访问商界专家，听取修改意见

通过与温泉康养集团负责人的电话访谈，增加了实践方面的指标，如二级指标中的产业融合和产业集聚竞争力，并增加了对应的三级指标内容。

4. 指标最终确定

在分析产业现状和发展目标后，通过指标区分出“非候鸟式”康养旅游小镇与“候鸟式”康养旅游小镇产业能级评价指标差异性（表 3）。听取学界和商界专家的建议，把“候鸟式”康养旅游小镇能级评价的一级指标分为旅游条件资源层面、旅游产业层面、旅游企业层面、旅游产品层面、旅游服务层面五大类，再分为 13 个二级指标和 137 个三级指标。

表 3 “候鸟式”康养旅游小镇与一般康养旅游小镇产业能级评估指标差异性

<table>
<tr><th>总指标代码</th><th>一级指标代码</th><th>二级指标代码</th><th>三级指标</th><th>代码</th></tr>
<tr><td rowspan="8">产业能级评估指标(A)</td><td>旅游条件资源层面(B1)</td><td>一般资源(C1)</td><td>一般旅游资源综合条件</td><td>D11</td></tr>
<tr><td rowspan="7">旅游产品层面(B4)</td><td rowspan="4">产品供给(C9)</td><td>覆盖项目的数量</td><td>D91</td></tr>
<tr><td>覆盖全年龄段</td><td>D92</td></tr>
<tr><td>覆盖全年的产品(非候鸟式)</td><td>D93</td></tr>
<tr><td>游客购买与消费</td><td>D94</td></tr>
<tr><td rowspan="2">产品体现市场细分(C10)</td><td>产品定位明晰</td><td>D101</td></tr>
<tr><td>市场占有率</td><td>D102</td></tr>
</table>

(二)层次分析法(AHP)具体步骤

1. 建立层次结构模型

层次结构模型即“候鸟式”康养旅游小镇能级评估指标体系。本研究采用多层次结构分析模型，其中目标层对应“候鸟式”康养旅游小镇产业能级评价指标体系的总指标层、准则层对应一级指标层、要素层对应二级指标层、指标层对应三级指标层。具体指标代码如表 4 所示。

表 4 “候鸟式”康养旅游小镇产业能级评估体系

<table>
<tr><th>总指标代码</th><th>一级指标代码</th><th>二级指标代码</th><th>三级指标</th><th>代码</th></tr>
<tr><td rowspan="8">产业能级评估指标(A)</td><td rowspan="8">旅游条件资源层面(B1)</td><td>一般资源(C1)</td><td>一般旅游资源综合条件</td><td>D11</td></tr>
<tr><td rowspan="4">温泉资源(C2)</td><td>温泉资源综合条件</td><td>D21</td></tr>
<tr><td>康养资源</td><td>D22</td></tr>
<tr><td>康养设施</td><td>D23</td></tr>
<tr><td>康养环境</td><td>D24</td></tr>
<tr><td rowspan="3">目的地交通(C3)</td><td>区域位置</td><td>D31</td></tr>
<tr><td>外部交通</td><td>D32</td></tr>
<tr><td>内部交通</td><td>D33</td></tr>
</table>

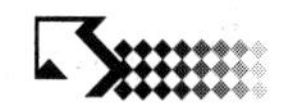

续表

总指标代码	一级指标代码	二级指标代码	三级指标	代码
产业能级评估指标(A)	旅游产业层面(B2)	产业环境(C4)	当地经济发展	D41
			当地生活质量	D42
			游客满意度	D43
			环境融合度	D44
			产业政策系统性	D45
		产业融合(C5)	与本地农业、林业等融合	D51
			与本地医疗业融合	D52
			与本地养老产业融合	D53
			与其他旅游业态联动	D54
			与其他特色养生保健业联动	D55
		产业集聚竞争力(C6)	价值链	D61
			企业集聚	D62
			市场竞争力	D63
	旅游企业层面(B3)	企业信息化水平(C7)	信息化建设规范化	D71
			信息化基础建设	D72
			信息化应用情况	D73
			IT 技术人才比率	D74
		企业管理水平(C8)	人力资源管理水平	D81
			组织结构指标	D82
			工作规范化	D83
	旅游产品层面(B4)	产品供给(C9)	覆盖项目的数量	D91
			覆盖全年龄段	D92
			覆盖全年的产品(非候鸟式)	D93
			游客购买与消费	D94
		产品体现市场细分(C10)	产品定位明晰	D101
			市场占有率	D102
		产品信息传递(C11)	组织整合	D111
			内容整合	D112
			手段整合	D113
			媒介整合	D114

续表

总指标代码	一级指标代码	二级指标代码	三级指标	代码
产业能级评估指标(A)	旅游服务层面(B5)	旅游服务管理(C12)	智慧服务旅游体系	D121
			支撑康养旅游的政策措施	D122
			旅游从业人员定期培训	D123
			统一的投诉受理机构	D124
			康养旅游的科学研究和评估	D125
		公共服务体系(C13)	旅游交通服务	D131
			公共休闲服务	D132
			旅游信息咨询服务	D133
			旅游导向标识服务	D134
			旅游安全健康保障服务	D135
			康养知识科普	D136
			旅游厕所和环境卫生	D137

2. 构造两两对比矩阵

从模型的第二层开始，对属于上一层的同一层各因素进行两两对比分析。判断矩阵的构造，采用 Saaty① 引用的 1 ~9 标度方法，各级标度含义如表 5 所示。比较第 i 个元素和第 j 个元素对于上一层某因素的重要性时，利用相对权重标度来表示，并按其重要程度评定等级。本研究邀请旅游行业专家、政府工作人员、相关学者、康养企业管理人员对因素之间重要程度进行评估与打分，从而判断各指标权重。

表 5　标度的含义

A	B_1	B_2	B_3	B_4	B_5
B_1	b_{11}	b_{12}	b_{13}	b_{14}	b_{15}
B_2	b_{21}	b_{22}	b_{23}	b_{24}	b_{25}
B_3	b_{31}	b_{32}	b_{33}	b_{34}	b_{35}
B_4	b_{41}	b_{42}	b_{43}	b_{44}	b_{45}
B_5	b_{51}	b_{52}	b_{53}	b_{54}	b_{55}

① Saaty：T. L. Satty，美国匹兹堡大学教授、运筹学家，在 20 世纪 70 年代中期提出层次分析法。

 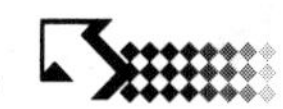

以准则层因素的比较矩阵为例，两两比较准则层 B_i（i=1，2，3，4）对目标层 A_j的重要程度，以数值形式表示对比的结果就形成了两两对比矩阵，如表6所示。

表6　准则层对目标层的两两矩阵比较

标度	含义
1	i、j 表示两个元素相比，具有同样重要性
3	表示两个元素相比，i 比 j 稍重要
5	表示两个元素相比，i 比 j 明显重要
7	表示两个元素相比，i 比 j 强烈重要
9	表示两个元素相比，i 比 j 极端重要
2,4,6,8	表示上述相邻判断的中间值
倒数	若元素 i 与 j 的重要性之比为 A，那么元素 j 与元素 i 重要性之比为 B=1/A

假设准则层中的 B_1 与下层要素层中的 C_1、C_2…C_i 元素相关，两两比较 C_i（i=1，2…）对上一层准则层的重要程度，以数值形式表示对比的结果就形成了两两对比矩阵，如表7所示。其他要素层与对应准则层的对比矩阵以及指标层与要素层的对比矩阵均可采取类似的方法确定。

表7　要素层 C_1、C_2、…C_i 对准则层 B_1 的两两对比矩阵

B_1	C_1	C_2	…	C_j
C_1	C_{11}	C_{12}	…	C_{1j}
C_2	C_{21}	C_{22}	…	C_{2j}
…	…	…	…	C_{3j}
C_i	C_{i1}	C_{i2}	…	C_{ij}

3. 权重计算与一致性检验

权重计算：权重的具体数值大小根据“相对重要度取值表”获得，按照 AHP 层次分析法数据处理的方法，判断标度表得出相应的标定值；列出各因子之间相对重要性的标定值，用 Matlab 软件进行处理，评价因子的权重值，计算判断矩阵最大特征根，并确认一致性检验通过。判断是否通过检

验，得到结果（表9～表14）。

一致性检验：为了衡量CI的大小，引入随机一致性指标RI即标度类型（表8）。方法为随机构造500个成对比较矩阵$A_1, A_2 \cdots A_{500}$，则可得一致性指标$CR_1, CR_2 \cdots CR_{500}$。定义一致性比率：$CR = \frac{CI}{RI}$。

表8　标度类型：1～9

n	1	2	3	4	5	6	7	8	9
RI	0.00	0.00	0.58	0.90	1.12	1.24	1.32	1.41	1.45

表9　判断矩阵B1～B5

一级指标	B1	B2	B3	B4	B5	Wi
B1	1.0000	7.0000	9.0000	5.0000	3.0000	0.5367
B2	0.1429	1.0000	2.0000	0.5000	0.2500	0.0698
B3	0.1111	0.5000	1.0000	0.3333	0.2000	0.0445
B4	0.2000	2.0000	3.0000	1.0000	0.5000	0.1217
B5	0.3333	4.0000	5.0000	2.0000	1.0000	0.2275

CR = 0.0135　CI = 0.0151　RI = 1.12　max_Lamda = 5.0606

表10　判断矩阵C1～C3

B1	C1	C2	C3	Wi
C1	1.0000	0.2000	0.3333	0.1095
C2	5.0000	1.0000	2.0000	0.5816
C3	3.0000	0.5000	1.0000	0.3090

CR = 0.0032　CI = 0.0018　RI = 0.58　max_Lamda = 3.0037

表11　判断矩阵C4～C6

B2	C4	C5	C6	Wi
C4	1.0000	0.3333	2.0000	0.2297
C5	3.0000	1.0000	5.0000	0.6483
C6	0.5000	0.2000	1.0000	0.1220

CR = 0.0032　CI = 0.0018　RI = 0.58　max_Lamda = 3.0037

 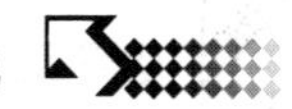

表 12　判断矩阵 C7 ~ C8

B3	C7	C8	Wi
C7	1. 0000	0. 3333	0. 2500
C8	3. 0000	1. 0000	0. 7500

CR = 0　　CI = 0　　RI = 0　　max_Lamda = 2

表 13　判断矩阵 C9 ~ C11

B4	C9	C10	C11	Wi
C9	1. 0000	3. 0000	5. 0000	0. 6483
C10	0. 3333	1. 0000	2. 0000	0. 2297
C11	0. 2000	0. 5000	1. 0000	0. 1220

CR = 0. 0032　　CI = 0. 0018　　RI = 0. 58　　max_Lamda = 3. 0037

表 14　判断矩阵 C12 ~ C13

B5	C12	C13	Wi
C12	1. 0000	3. 0000	0. 7500
C13	0. 3333	1. 0000	0. 2500

CR = 0　　CI = 0　　RI = 0　　max_Lamda = 2

以上 *CR* 都小于 0. 1，通过了一致性检验，表示 *A* 的不一致程度在容许范围之内。通过归一化的方法求出二级指标的关于总目标的权重（表 15）。

表 15　二级指标权重

“候鸟式”康养旅游小镇产业能级二级指标	权重
一般资源	0. 0588
温泉资源	0. 3121
目的地交通	0. 1658
产业环境	0. 0160
产业融合	0. 0453
产业集聚竞争力	0. 0085
企业信息化水平	0. 0111
企业管理水平	0. 0334
产品供给	0. 0789

续表

“候鸟式”康养旅游小镇产业能级二级指标	权重
产品体现市场细分	0.0280
产品信息传递	0.0148
旅游服务管理	0.1706
公共服务体系	0.0566

4. 产业能级评价体系结果

为建立“候鸟式”康养旅游小镇产业能级评价体系，本文运用的方法是指数统计法，用来解决多种不能直接相加的因子间的动态对比。对已有的产业能级二级权重指标各因子进行赋值，可得量化后的一级代码权重指标数据表（见表16），从而得出各层面所占比重。

表16 “候鸟式”康养旅游小镇产业能级评价体系

总指标代码	一级指标代码	权重	二级指标代码	权重
产业能级评估指标(A)1.000	旅游条件资源层面(B1)	0.5367	一般资源(C1)	0.0588
			温泉资源(C2)	0.3121
			目的地交通(C3)	0.1658
	旅游产业层面(B2)	0.0698	产业环境(C4)	0.0160
			产业融合(C5)	0.0453
			产业集聚竞争力(C6)	0.0085
	旅游企业层面(B3)	0.0445	企业信息化水平(C7)	0.0111
			企业管理水平(C8)	0.0334
	旅游产品层面(B4)	0.1217	产品供给(C9)	0.0789
			产品体现市场细分(C10)	0.0280
			产品信息传递(C11)	0.0148
	旅游服务层面(B5)	0.2275	旅游服务管理(C12)	0.1706
			公共服务体系(C13)	0.0566

（三）案例地简介及选择原因

1. 宜春温汤小镇

宜春市地处赣西中心，拥有“山、泉、禅、农”四大旅游资源，其中

 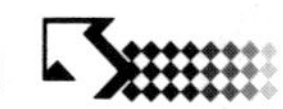

温泉遍布全境，形成了独具宜春特色的温泉文化。宜春正以温泉文化引领当地“旅游+康养”发展。据2020年明月山温汤旅游度假区景区导览图介绍：温汤镇距离宜春市区直线距离只有14.2公里，总占地范围超171.6平方公里，区域内人口密度小，发展旅游康养前景广阔。根据《宜春市温汤镇总体规划（2010—2030）》可知温汤小镇主要规划为养生度假区、温泉休闲区、文化体验区等7个区域。

根据历史资料整理以及实地了解，温汤镇旅游资源和产品现状整理如下：

（1）水域风光旅游资源

温汤镇水域风光旅游资源有河流、泉和水库三类。明月河、温汤河穿城而过，给镇区增添了诸多灵气，配合沿岸的自然景观形成靓丽的风景带；城郊周边分布三个水库：里布水库、水口水库和王源水库，在水库周边都保存了良好的自然景观。

（2）生物景观旅游资源

生物旅游资源丰富的凤凰山位于温汤镇的中心区域，风景优美、植被繁茂，尚未开发，山体保护较好。

（3）遗址遗迹旅游资源

温汤旅游度假区遗址遗迹旅游资源主要指水工建筑遗址温汤古井。从南宋建造至今已经有800多年历史。围绕古井建设的古井公园，成为区内重要观赏景点。

（4）旅游商品旅游资源

温汤旅游度假区旅游商品以突出地方产品为重点。商品资源丰富，传统手工艺品品种多样，其中包含非物质文化遗产——剪纸屏风和脱胎漆器；食品类商品包括绿色食品、有机食品及老字号食品，其中将“月”文化元素融入各式菜品的明月宴和多样化的富硒食品为两大特色，尽显温汤人文风情与康养底蕴。

（5）文化旅游资源

2018年12月，由中国文化企业三十强之一的宋城集团和宜春市明月山

旅游投资有限公司合作开发的大型歌舞《明月千古情》正式在宜春温汤小镇开幕。来自宋城集团的明月千古情项目包含文化、演艺、体验三大主线，演出融入了当地文化旅游特色。

总之，温汤镇凭借良好的气候及生态环境，构建了度假养生、温泉养生等康养业态；打造出养生度假区、养生谷、康养旅游区、生态酒店等产品，形成了温汤镇生态康养的产业体系。2020 年 6 月，中国科学院宜春院士科学家康养基地建设项目（一期）落户温汤小镇，项目总投资约 1 亿元。宜春院士科学家康养基地项目是中科院在全国布局的第一个康养基地项目，也将为温汤镇未来的发展助力。

2. 选择原因

温汤小镇被选作本文案例是因为它具备康养小镇的以下资源和条件：

（1）最具稀缺性、差异化的富硒温泉资源

温汤镇位于宜春市城西南约 15 公里处，以无癌症、无失眠、无近视、无胖子闻名于世，这“四无”得源于小镇人健康的生活方式和世界独有的富硒温泉资源。据史料记载：“宜春南乡三十五里，有温泉，冬夏常热，涌出，投生卵即熟，以冷水和之，可祛风疾。”温汤温泉的使用历史已有近 2000 年，其中富含以硒为主的 27 种人体不可或缺的微量元素，是目前全世界发现的唯一一处可饮可浴的富硒温泉。

（2）具备康养型旅游小镇的潜质条件

温汤小镇位于明月山风景区中，明月山由不同的山峰组成，最高山峰的海拔已突破 1746 米。明月山风景区是国家级风景名胜区、国家 AAAAA 景区、国家森林公园、国家级旅游度假区。丰富的森林康养资源也为温汤小镇向康养型旅游小镇发展提供了潜在条件。

（3）具备互通性、畅达型的区位优势

省内省际交通互通便捷，入境游客具有畅达性。温汤小镇地处武汉、长沙、南昌三大城市构成的三角形区域接近中心的位置，随着中部崛起战略加快实施，高铁 1.5 小时内可达武汉、长沙、南昌三大城市，开放度逐步提高。宜春市拥有京九铁路、沪昆高铁、浙赣线铁路沟通东西南北的大交通，

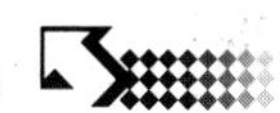

宜春机场也已开始投入使用。良好的发展机遇、特有的区位优势、齐全的机场功能、完善的综合客流运输体系，强化了温汤小镇服务国际的功能，夯实了其世界级旅游目的地的发展基础。

（四）案例地简介及选择原因调研设计与实施

基于“候鸟式”康养旅游小镇产业能级评估指标体系的建立，针对指标体系中的假设，笔者先后两次前往该地实地调研。后因疫情影响，采用线上调研和电话访谈的方式开展研究。

本文选取的三位采访对象均为温汤镇的管理人员，均为温汤镇本地人，对温汤小镇的发展和变化较了解。采访分为两次进行，第一次在2020年1月，地点为明月山游客服务中心办公室；第二次在2020年5月，采访方式为电话访谈。采访对象分别是温汤小镇所属管辖区的负责人明月山党工委副书记、管委会主任A先生，分管温汤小镇的明月山游客服务中心副主任B先生，以及明月山党政办干部C先生。

具体的调研过程：首先，采用温汤小镇产业能级专家评分表（见表17），三人根据每个指标进行打分，乘以对应的权重，从而得出温汤小镇的各标准分值。对三人的打分表结果进行平均分计算得到“温汤得分”，换算成百分制分数得到“平均分”，统计出温汤小镇产业能级得分（见表18）。

其次，根据打分情况进行访谈，记录评分原因，制作访谈记录表。

最后，整理访谈要点，归纳总结访谈要点，提炼核心观点。

表17　温汤小镇产业能级专家评分

指标	权重	标准分值	温汤得分
一般资源	0.0588	6	
温泉资源	0.3121	31	
目的地交通	0.1658	17	
产业环境	0.016	2	
产业融合	0.0453	5	
产业集聚竞争力	0.0085	1	

续表

指标	权重	标准分值	温汤得分
企业信息化水平	0.0111	1	
企业管理水平	0.0334	3	
产品供给	0.0789	8	
产品体现市场细分	0.028	3	
产品信息传递	0.0148	1	
旅游服务管理	0.1706	17	
公共服务体系	0.0566	6	
总分值	1	100	

表 18　温汤小镇产业能级得分

“候鸟式”康养旅游小镇产业能级二级指标	标准分值	温汤得分	平均分
一般资源	6	6	100
温泉资源	31	27	86
目的地交通	17	15	90
产业环境	2	0.5	31
产业融合	5	0.5	11
产业集聚竞争力	1	0.5	59
企业信息化水平	1	0.5	45
企业管理水平	3	1.5	45
产品供给	8	2	25
产品体现市场细分	3	1	36
产品信息传递	1	0.5	34
旅游服务管理	17	11	64
公共服务体系	6	3	53
总分值	100	69	69

（五）温汤小镇产业能级水平评价

1. 测评结果分析

表 19　5~3 得分等级

平均分	平均分 <60	60 < 平均分 < 80	平均分 >80
平均分等级	B	A	AA
认可度	较低	一般	优良

基于“候鸟式”康养旅游小镇产业能级评估指标体系的建立，针对指标体系中的假设，笔者先后两次前往该地实地调研。后因疫情影响，采用线上调研和电话访谈的方式开展研究。根据表19的得分等级，当平均分<70时，评级为B，指标评分较低，认可度低，难以满足“候鸟式”康养小镇产业能级提升的要求。当加权评分>80分时，评级为AA，指标评分很高，能满足“候鸟式”康养小镇产业能级提升的需要。

结论分析：①从整体上看，温汤小镇的产业能级总分为69分，因此平均分等级为A，认可度一般，即温汤小镇的产业能级发展一般，产业能级尚有提升的潜力。②从二级指标的评分上看，温汤小镇产业能级评价中一般资源、目的地交通、温泉资源的得分分别为100、90、86，说明这三项指标的认同度良好；产业融合、产品供给和产业环境三个指标的百分制分数分别为11、25和31，是温汤小镇产业能级评价中得分最低的三项指标；低于60分的指标依次为产品信息传递、产品体现市场细分、企业信息化水平、企业管理水平、公共服务体系和产业集聚竞争力，表示这几项指标的认可度较低；旅游服务管理的得分为64分，介于60~80，认可度一般。综上，温汤小镇在产业能级方面存在产业融合度一般、产品供给单一、产业环境一般等问题。

明月山温泉风景名胜区温汤镇是“全国第一批127个中国特色小镇”、“全国村镇建设先进乡镇”、“全国100个小城镇建设示范镇”、“全国文明城镇”，它在中国旅游小镇中具有代表性作用。从以上分析可以看出，温汤小镇整体情况基本合格，离AA还有一段距离。这一结果基本符合温汤小镇康养旅游产业的现状，现阶段温汤小镇康养产业的发展有待于上述指标的改进，当然，温汤小镇康养旅游产业升级发展还需要政府和企业的共同努力，本文将在下一章具体阐述“候鸟式”康养旅游小镇产业升级的建议。

根据专家打分的实际情况进行访谈，详细了解每一个指标得分的原因，对给出最低和最高分指标的专家进行电话访谈，记录评分原因，制作访谈记录表，整理和归纳访谈内容得出以下要点。

（1）宜春温汤小镇客群未完全开发

产品供给指标的得分为25分，其中有三位被访者在接受访谈时指出该指标得分低的原因是温汤小镇的客群较单一、对于旅游各类消费群体的开发还不够。

根据内部客群数据，以 2019 年的客流年龄结构来看，25～44 岁者占比最高，为 64.4%，可能与这一年龄段的游客经济较稳定有关；其次是 15～24 岁者，占 21.2%；再次为 45～64 岁者，占 11%；14 岁以下者和 65 岁以上者比例最小。数据结果表明宜春温汤小镇的客群未完全开发。

（2）宜春温汤小镇产能未完全利用

从表 18 可以看出，温汤小镇管理人员对产业环境、产业融合、产业集聚竞争力的评价均为一般，在访问时，被访者均表示希望能够激发温汤小镇与其他产业的融合，如养老、医疗产业等。

（3）宜春温汤小镇产品信息传递薄弱

从表 18 可以看出，产品供给的评价较低，通过访谈了解到分低的原因是温汤小镇一直致力于通过组织和媒介整合的方式宣传康养旅游，但“候鸟式”康养小镇的搜索热度仍然不能和海南三亚、广西巴马等康养目的地相比。温汤小镇在文化打造和产品信息传递方面稍显薄弱。

（4）宜春温汤小镇康养资源珍贵且重要

在温汤小镇产业能级评价中一般资源、目的地交通、温泉资源的得分分别为 100、90、86，说明这三项指标的认同度良好。被访者均提到了温泉资源在产业能级提升中的关键作用，并向笔者介绍了温汤小镇的悠久历史和更多旅游资源。

经过长达 10 多年的发展，富硒温泉在国内有了一定的知名度，很多省外的游客都前来旅游，甚至有的游客选择在此长久居住。旅游业发展后，也会随之带来水污染及水资源浪费问题。虽然测评结果显示，目前宜春温汤小镇的温泉资源评分较好，认可度优良，但仍需有关部门未雨绸缪地进行保护。

五 “候鸟式”康养旅游小镇产业能级提升建议

根据上文的测评结果——温汤小镇在产业能级方面存在产业融合度一般、

 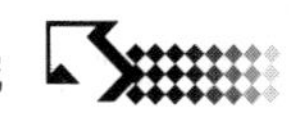

产品供给单一、产业环境一般等问题，同时针对“候鸟式”康养旅游小镇和其他康养旅游小镇的差异性，针对性地提出对“候鸟式”康养旅游小镇产业能级提升的建议。特别是从产业融合理论出发，提出以下几则建议供参考。

1. 以产业为抓手，延伸当地优势产业的产业链

从产能角度分析，宜春温汤小镇的产业功能还未能完全释放与利用。在旅游小镇的规划建设中，应突出当地产业特色，合理利用产业功能。如小镇中建筑物的设计凸显地方特色，融入地方元素，发挥地方优势，同时与小镇整体风貌相融合；在旅游小镇的品牌建设中，充分发挥“三多”优势，多要素、多业态、多功能相结合，以政策为导向，创新理念与方式，以城市带动乡村发展，延伸优势产业，促进乡镇振兴。利用温汤镇独特的天然“山”、“水”两大资源打造品牌，大力发展养生旅游产业；在旅游产品设计中，如依托富硒温泉资源，创造出润田翠矿泉水品牌、梦幻水城和温汤温泉等一系列产品。

2. 以康养为核心，发挥温泉优势，做好产业融合

依据产业融合理念提出本条建议。在社会经济进步的同时，人们对健康的需求成为促进康养小镇开发建设的主要动力。在大健康时代，以健康产业为核心，以旅游、度假为主要功能形态的康养旅游小镇将迎来快速发展期。在发展康养小镇时，应打造出适应当地特色产业及文化旅游资源的主题康养旅游小镇。在考虑老年人需求的同时，在小镇中融入吸引更多年轻人的元素。如康养 + 休闲度假业、康养 + 休闲农业、康养 + 医学产业、康养 + 养老产业、康养 + 体育运动产业、康养 + 文化产业等。

3. 立足打造“服务好三代人”的康养旅游小镇

针对宜春温汤小镇客群未完全开发的现状提出本条建议。传统的康养旅游小镇的客户群集中为中老年人，客群较为狭隘。从温汤小镇产业融合的方向，可以打通全年龄段的旅游消费者。具体设计如下：

针对“0 ~ 18 岁的幼青年客户”，建议突出“教育 + 生态”，以当地自然生态资源为基础，依山建营地，依水建温泉，同时打造温汤小镇特色的亲子夏令营、生态探索基地、中医药科普中心等，打造小镇宜居亦宜学的特性。

针对“18 ~ 65 岁的青年和中年客户”，可突出“生态 + 休闲”，以天然

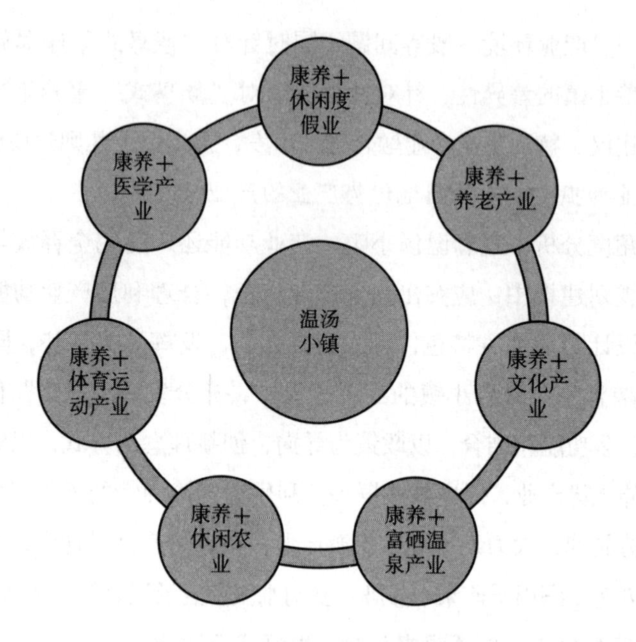

图1　温汤康养小镇的发展方式

生态环境为依托，打造农副产品有机生态园、绿色食品养生会所、休闲针灸等项目，营造小镇宜居亦宜游的特征。

针对“65岁以上的老年客户”，重点以医疗康养和休闲养老为核心，结合一线城市优质的医疗资源，强强联合打造适宜老年人安度晚年的环境。

4. 以文化为灵魂，贯穿温汤小镇建设全过程

文化是小镇发展的灵魂，建设全过程必须充分挖掘文化特色，让文化得以传承。借助文化打造主题，并对发展格局进行有效的调整。江西宜春温汤镇可将温泉文化作为亮点，打造集吃住行游购娱于一体的“温泉文化带旅游综合体”。

5. 加强企业联动，提升企业信息化水平

信息化建设不充分是国内特色小镇普遍存在的共性问题。根据温汤小镇企业发展现状，企业上下游的供应链尚不完整，发展产业集群的基础较弱，相关企业规模有限，缺乏特色的头部企业，整体产业发展处于起步阶段。企业发展的弱势在很大程度上影响温汤小镇产业能级的提升。从政策角度，应

 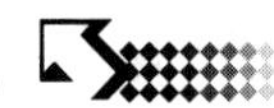

在未来有明确的发展目标与总体规划，同时给予企业一定的引入优势，支持企业信息化、规范化建设，助推各企业联动发展。从产业角度，旅游、养生、养老、温泉等各产业应通过信息化加快融合发展，打造完整的旅游生态链，提高目的地的持久吸引力。

6. 加强温汤康养小镇品牌建设

针对宜春温汤小镇产品信息传递薄弱、品牌意识薄弱，针对性提出本条建议。一个好的康养旅游小镇，需要有一个好的品牌形象，需要在全国有一个响亮的品牌名称。康养旅游小镇的品牌建设，从某种意义上讲就是为康养旅游小镇编故事、讲故事、传故事，通过故事将康养旅游小镇的品牌传播出去，提高知名度。

首先建立康养旅游小镇的品牌系统，包括康养旅游小镇品牌名称、品牌Logo、标准字体、建筑风格、建筑理念、户外展示等要素。并通过品牌广告宣传、公益营销宣传、热点营销宣传、借势营销宣传、文化营销宣传、自媒体品牌宣传等方式宣传康养旅游小镇品牌。

7. 温泉资源的保护应未雨绸缪

（1）政府加强正确引导，保护古井刻不容缓

从历史发展看，温泉水的使用基本上是免费的。考虑到康养文旅小镇接待游客数量越来越大，不可避免会出现水资源浪费及污染的情况。长此以往，温泉水会因为人类毫无节制地索取而消失。从长远的规划和考虑来看，必须采取必要的收费与教育措施。一方面，政府部门结合本地特色划定特定的温泉文化区域，结合实际情况开展特定的教育培训工作；另一方面要结合市场情况提升收费标准，根据温汤小镇管理人员截至2020年6月的内部数据：居民用水是2.75元/t，108吨以上是5.25元/t。商业用水是8.42元/t，108吨以上是10.42元/t（以上都包含污水处理费）。

（2）大型经营性场所用水实现循环利用和二次利用

要实现富硒温泉水的可持续利用，首先要完成的是有关水质的检测工作，确保最终结果的准确性和有效性，通过合理设计使温泉水能够循环利用。针对大型的温泉经营地点，一定要结合实际对场所内的所有空间进行有

效消毒，确保环境的整洁干净，在此基础上实现水循环利用，在温泉水最终冷却之后还可以按照要求进行农田的灌溉。

六　研究结论与未来展望

（一）研究的基本结论

本研究基于产业融合、产业升级等相关理论，选用层次分析法（AHP法）建立“候鸟式”康养旅游小镇能级提升的评价指标。综合分析康养小镇在发展进程中的问题，将各影响因素分解、分析权重，从而有效权衡问题的相对重要性，并对未来发展提出针对性的意见。

经过对国内外已有有关旅游小镇、康养旅游、产业融合、升级等研究文献的综合梳理，在对“候鸟式”康养旅游小镇进行产业能级评估后，将评估体系运用于宜春温汤小镇进行评测分析，结论如下：

（1）根据专家访谈建立评估体系，确立旅游条件资源层面、旅游产业层面、旅游企业层面、旅游产品层面、旅游服务层面五个层级，并对“候鸟式”康养旅游产业现状问题进行重要性等级评价，据此对产业未来发展作出预测，得到可行性发展路径。

（2）在确立五个一级指标的基础上，采用AHP层次分析法与专家问卷法，对“候鸟式”康养小镇产业能级的影响因子进行分层，分为13个二级指标和137个三级指标，形成完整的“候鸟式”康养旅游小镇能级评价体系。

（3）确定五个一级指标的权重排列顺序，重要性从高到低依次为：旅游条件资源层面、旅游产业层面、旅游企业层面、旅游产品层面和旅游服务层面。

（4）结合宜春温汤小镇案例分析，检验了指标权重的科学性和可行性。

（二）研究局限与展望

1. 研究局限

本文从产业升级发展的角度对“候鸟式”康养小镇产业能级的提升提

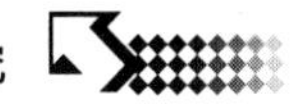

出建议，研究中仍有诸多不足之处：

第一，因对“候鸟式”康养小镇的研究需涵盖的学科范围较广，专业性强，本文尚无法做到知识体系的全覆盖，对于“候鸟式”康养小镇的产能分析还不够透彻。

第二，本研究所运用的 AHP 层次分析法与专家访谈、问卷法有一定的局限性与主观性，所得出的结论有效性可能会受到一定影响。

第三，将产能评估体系运用于宜春温汤小镇进行评测，对于最终一致性检验是否具有代表性、针对性，仍存在一定争议。

2. 研究展望

产业能级评价指标体系的研究，特别是对康养小镇产业能级的研究是一个较为前沿的课题，评标指标体系的构建还亟需更加完善，本研究最终一致性检验是否具有有效性，仍需深入探究。未来可深化的角度有：

第一，中国康养产业是未来的朝阳产业，但现阶段产业发展缺少有效数据系统的支撑，需要建立更加权威、有效用的信息系统，来衡量中国康养小镇产业的能级水平。

第二，“候鸟式”康养旅游产业能级指标体系的建立中，对于指标的选取应建立更为严谨的方法，以求得到全面合理的指标体系。

第三，案例地的选取。文章以宜春温汤小镇为例对“候鸟式”康养旅游小镇的相关数据进行分析研究，但是案例分析相对较少，且理论依据是否可适用于全国其他地区还需要进一步商榷。所以候鸟式康养旅游小镇的开发还需要结合实际作进一步的探讨研究。

参考文献

[1] 陈春兰：《产业融合视角下的特色小镇的培育与建设研究——以南京市江宁区为例》，《统计与管理》2018 年第 6 期，第 125 ~ 128 页。

[2] 何莽：《基于需求导向的康养旅游特色小镇建设研究》，《北京联合大学学报》（人文社会科学版）2017 年第 2 期，第 41 ~ 47 页。

[3] 侯兵、周晓倩：《长三角地区文化产业与旅游产业融合态势测度与评价》，《经济地理》2015 年第 11 期，第 211 ~217 页。
[4] 李姝：《森林康养基地建设适宜性评价指标体系探讨》，《旅游纵览》（下半月）2020 年第 1 期，第 20 ~21 页。
[5] 刘祥恒：《中国旅游产业融合度实证研究》，《当代经济管理》2016 年第 3 期，第 55 ~61 页。
[6] 盛世豪、张伟明：《特色小镇：一种产业空间组织形式》，《浙江社会科学》2016 年第 3 期，第 36 ~38 页。
[8] 汪芳、潘毛毛：《产业融合、绩效提升与制造业成长——基于 1998—2011 年面板数据的实证》，《科学学研究》2015 年第 4 期，第 530 ~538、548 页。
[9] 王成东：《区域产业融合与产业研发效率提升——基于 SFA 和中国 30 省市的实证研究》，《中国软科学》2017 年第 10 期，第 94 ~103 页。
[10] 翁钢民、李凌雁：《中国旅游与文化产业融合发展的耦合协调度及空间相关分析》，《经济地理》2016 年第 1 期，第 178 ~185 页。
[11] BuhalisD，Costa C，Ford F-Tourism Business Frontiers. Tourism Business Frontiers，2012，pp. 247 –266.
[12] Curran CS，Broring S，Leker J. Anticipating converging industries using publicly available data. Technological Forecasting & Social Change，Vol. 77，No. 3，2010，pp. 385 –395.
[13] StefanieBrring，Jens Leker. Industry Convergence and Its Implications for the Front End of Innovation：A Problem of Absorptive Capacity. Creativity and Innovation Management，2007，pp. 165 –175.
[14] 朱海艳：《旅游产业融合模式研究》，西北大学，2014。
[15] 谭明交：《农村一二三产业融合发展：理论与实证研究》，华中农业大学，2016。
[16] 朱为斌：《产业价值链提升视角下的农旅融合路径与模式研究》，浙江师范大学，2016。
[17] 余娴：《上海都市农业产业融合研究》，上海社会科学院，2016。
[18] 曹波：《康养理念下的山地森林旅游度假区规划研究》，南京林业大学，2018。
[19] 前瞻产业研究院：中国大健康产业战略规划和企业战略咨询报告．（2018 –8 –11）［2019 –10 –25］前瞻产业研究院网站。

B.8
温泉康养旅游地的品牌化发展

邓巧巧　黎耀奇*

摘　要：　随着经济的发展和国民健康意识的觉醒，人们对具有疗养保健功能的温泉旅游需求日益增加，市场上也涌现出许多著名的温泉旅游地品牌。然而，与温泉旅游的快速发展不相匹配的是，我国温泉旅游地的目的地品牌化发展仍处于初级阶段，缺乏具有核心竞争优势的强势品牌。本报告首先梳理了国内外温泉康养旅游地的发展历程，之后以从化温泉为例，重点分析了其历史发展过程及历次兴衰的原因，并以品牌培育的关键环节为主，包括品牌启动、品牌强化、品牌扩展与品牌维护，结合后疫情时代人们对进行以健康养生为特色的康养旅游的愿望越来越强烈的现实背景，为温泉旅游目的地向温泉康养旅游地转化提供可供参考的发展策略。

关键词：　温泉康养　品牌培育　从化温泉

一　引言

近年来，随着经济的发展，人们的生活水平不断提高，对健康的认识也越来越深入，特别是新冠肺炎疫情发生后，人们对进行以健康养生为特色的

* 邓巧巧，中山大学旅游学院研究生，研究方向：康养旅游体验；黎耀奇，中山大学旅游学院酒店管理系主任，副教授，博士生导师，研究方向：服务管理、消费行为、康养旅游。

康养旅游的愿望越来越强烈。温泉因含有丰富的矿物质元素对人体健康有诸多好处，其疗养保健功能一直以来都受到普遍认可，温泉旅游作为一种集养生、休闲、娱乐于一体的康养旅游产品，也受到游客们的青睐。然而，伴随着温泉旅游的快速发展，温泉旅游目的地的同质化现象也在进一步加剧，温泉资源、温泉疗养设施、休闲设施等易于模仿的因素已经不再成为吸引游客的决定性因素，培育竞争对手难以模仿和替代的竞争优势成为温泉旅游目的地在竞争中获胜的关键。因此，温泉旅游目的地品牌作为可能形成难以替代的无形竞争优势的因素日益受到重视。

与温泉旅游的快速发展不相匹配，我国温泉旅游地的目的地品牌化发展仍处于初期，尚停留在喊“口号”阶段，温泉企业或温泉旅游地政府试图运用精妙的词句来传达温泉旅游地形象，却没有好好思考该如何将这些图形标识与目的地品牌化及目的地营销关联起来，因而难以建立具有核心竞争优势的强势品牌。因此，研究如何打造强势的温泉旅游地品牌，探究影响温泉旅游地品牌塑造的因素，对于我国温泉旅游地的发展具有重要的理论和实践意义。

本报告结合国内外温泉旅游地的发展演变过程，选择从化温泉这个我国典型的温泉旅游地案例为研究对象，重点分析其历史发展过程及历次兴衰的原因，并从品牌培育的视角出发为其提供可供参考的发展策略。研究发现，从化温泉的发展历程中经历了四次兴起、三次衰落，前两次衰落的原因是外部环境的变动，因而在环境恢复后，从化温泉又可以实现新一轮的兴起。与之不同的是第三次衰落的原因是从化温泉内部的因素，因此从化温泉采取了社会重构的方法才得以实现第四次兴起。从品牌培育的四个关键环节来看，从化温泉的品牌启动阶段，对应着从化温泉的前三次兴起，比较成功，塑造了高品质的温泉品牌形象。然而从化温泉的第四次兴起没有起到很好的品牌强化效果，因此影响了品牌后期的扩展和维护。基于此，报告分析认为，在后疫情时代，从化温泉应在提升温泉产品品质的基础上，强化温泉产品的康养功能，打造以健康为主题的休闲康养胜地，最后结合品牌的康养功能进行扩展和维护，并给出了四点具体建议。

二　旅游目的地品牌化

品牌概念中“品牌”是作为名词而存在的，如狭义的品牌概念认为，品牌就是品牌名、标识、符号、包装，或其他可以识别企业产品（或服务）并将之区别于竞争者产品（或服务）的一系列有形物的结合。广义的品牌则是指顾客对产品（或服务）及其供应商的所有体验和认知的总和。不同的是，“品牌化”中的“品牌”是作为动词使用的，品牌化是创建和培育品牌的起点，是指对产品或服务设计品牌标识等可视要素，并加以各种感官刺激，以推动产品（或服务）具备市场标的和商业价值的整个过程。

目的地作为国家、地区、城市或大型景区的名称或象征，可以起到很好的辨识作用，本质上属于品牌的一种。研究表明，旅游目的地和产品或服务一样，具有品牌的特征，可以被品牌化，因而已有的品牌研究可以有效在旅游目的地管理中应用。由上述关于品牌化的概念界定可知，品牌化是企业锻造强势品牌的过程。基于此，有学者借鉴营销学品牌化的概念，将旅游目的地品牌化界定为“选择一致的品牌要素混合体，并通过塑造积极的旅游目的地形象以使旅游目的地能够被识别并且区分于同类竞争者”。

三　温泉康养目的地的发展

（一）国外温泉康养目的地的发展

1. 早期的温泉疗养地

在西方，康养旅游最早起源于古希腊与罗马帝国时代的温泉疗法。古希腊医师认为，人的疾病可以采取特定的方法从大自然中摄取相关的元素予以医治，这种特定的调节身体元素平衡的方法就包括温泉疗法。到了罗马帝国时代，温泉的治疗作用受到人们的重视，温泉疗法也开始在民间盛行，修建了大量用于公共沐浴的温泉浴场，兼具保健和社会交往的功能。1326 年，第一个温泉疗养地“斯巴”（SPA）被修建，SPA 后来也演化为温泉旅游度假区的代名词。之后，多名医生通过著书、口头宣讲等方式对温泉的疗效进行了宣传介绍，温泉疗法受到了众多有治病需求的人群的欢迎，市场上也涌现了一大批以治疗为主要功能的温泉疗养地。

早期的温泉疗养地没有任何的休闲娱乐设施，配套的住宿设施等也较为简陋，着重强调温泉的疗养功能，是温泉旅游度假区的发展雏形。该时期人们普遍关注温泉的疗愈效用，医疗专家的的宣传更具权威性和科学性，因而对当时各温泉疗养地的品牌形成和发展起着至关重要的作用。

2. 治疗为主、休闲为辅的传统温泉旅游度假区

17 世纪晚期欧洲文艺复兴后，欧洲各国经济增长，人们的休闲生活趋于多元化和丰富化，温泉开发逐渐兴盛。与此同时，相对富有的欧洲新贵阶级在进行温泉活动时，倾向于选择高端的住宿和休闲设施来彰显自身身份与地位的独特性，因而温泉疗养地一改过去迎合治病人群的设施风格，高档的住宿设施和个性化的服务设施开始出现。到 18 世纪中叶，温泉疗法成为一种流行于贵族之间的新兴的减肥方法，“享用温泉成为当时人们的一种时髦”，市场上也涌现了数量众多的兼具治疗和休闲性质的温泉浴场。

该时期的温泉疗养地仍以治疗为导向，但同时为了迎合上流社会富裕阶层的需要，开始出现各类休闲服务设施，如戏剧院、歌剧院、舞厅、娱乐场等，逐渐演化成为以治疗为主、休闲为辅的传统温泉旅游度假区。

3. 治疗与休闲并重的现代温泉旅游度假区

发展至 19 世纪，工业化快速发展，都市环境受到影响日益恶化，与此同时，西方中产阶级规模扩大，个人可自由支配财富增多，大众休闲康养的需求快速增长，兼具治疗和休闲性质的温泉旅游度假区更受市场欢迎，迎来了新的发展机遇。

二战结束之后，欧洲大部分的温泉浴场成为战后伤员康复与疗养的专用场所，该时期西方国家不断完善医疗保险制度，将温泉等疗养地的康复活动纳入了医疗保险支付的范围内，促进了温泉疗养地的发展。但是，过于偏重康复医疗的功能导向，使得温泉疗养地聚集了大量的康复人群和老年群体，

在一定程度上损害了温泉疗养地的声誉，给市场留下了“沉闷无趣”的刻板印象，限制了温泉疗养地的进一步发展。

直至20世纪末，欧洲部分国家将温泉酒店和疗养机构从医疗保险报销的名目中剔除，温泉疗养地丢失了大量以康复、治疗为目的的顾客。为了应对这一现状，温泉疗养地开始完善健康配套服务，希望吸引新的客源群体。与早期温泉疗养地和传统温泉旅游度假区不同的是，该时期的温泉度假区在强调温泉治疗功效的同时，更加重视为顾客提供高品质的接待和餐饮服务，通过与温泉产品的结合起到恢复身心和预防健康问题的效果。

表1　国外温泉旅游地的各阶段发展特征

	17世纪以前	17世纪晚期~19世纪	19世纪以后
接待对象	“求治”群体	上流社会富裕阶层	大众群体
开发形式	功能单一的温泉疗养地	传统温泉旅游度假区	现代温泉旅游度假区
功能	疗养	治疗为主、休闲为辅	治疗与休闲娱乐并重
兴起原因	医疗专家的宣传	经济增长，都市人群休闲需求丰富化	大众休闲康养需求快速增长；医保制度改革

资料来源：项目团队整理。

（二）国内温泉康养目的地的发展

1. 早期的温泉疗养院

第一个阶段是新中国成立后至改革开放以前。从50年代开始，中央政府及各部委、专业工会、厂矿、部队等相继在各地建立了各种温泉疗养设施，除了接待工人、伤员等的“工人温泉疗养院”，还分散建设了以接待高级干部为主的“温泉干部疗养院”。在建设水平上，温泉干部疗养院的设施相对于工人温泉疗养院更好一些。在地域分布上，该时期我国与苏联关系友好，工业基地多建于北方，工人数量较多，疗养需求更大，因此大部分温泉疗养院也集中分布在北方工业基地聚集之处，南方的温泉疗养院则以广东和福建居多。

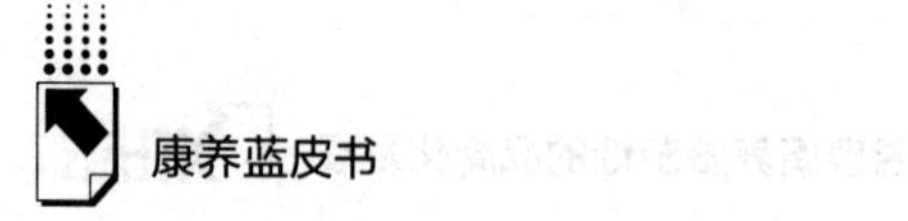

该时期的温泉疗养院主要承担着疗养的功能，同时受到建设性质的影响，各部门所属疗养院的客源基本来源于部门内部，在消费形式上也以公费居多，各温泉疗养院的营收效益都有政府部门兜底，因此各温泉疗养院的整体盈利动机不足，缺乏通过更高水平的服务去吸引顾客的驱动力。

2. 多种方式经营的第一代温泉旅游度假区

第二个阶段是20世纪80年代初期至20世纪90年代中期。改革开放以后，随着社会主义市场经济体制的逐步建立和医疗制度的改革，公费进行温泉疗养的顾客大幅减少，各温泉疗养院之间为了争夺客源，竞争日趋激烈。在此背景下，温泉疗养院开始采取多种方式经营，一方面转变以往只接待固定客源的方式，开始向社会开放，尽可能地获取更多的客源；另一方面，该时期的温泉产品价格仍然相对较高，除了制度允许内的少部分公费消费者外，其余的自费消费者多为改革开放前期先富起来的一部分群体，彰显个人身份地位和缓解工作压力是该部分客群的主要目的，为了满足这部分消费群体的需求，温泉疗养院开始引入各类休闲娱乐设施，对原先的疗养设施也进行了升级改造，新建了一大批温泉旅游度假区。

该时期的温泉旅游度假区面向社会高消费阶层，开始注重温泉产品的休闲功能。在温泉的利用形式上，以室内温泉为主。在温泉产品的开发形式上，主要为温泉宾馆和温泉医院。在经营过程中，该时期的温泉旅游度假区不注重康养氛围的环境营造，经营项目雷同且缺乏新意，大部分属于“游泳池 + 澡堂子”或“温泉酒店集合体”的开发运营模式。

3. 新兴品牌化经营的第二代温泉旅游度假区

第三个阶段是20世纪90年代中期至今。经历了十多年改革开放，我国社会主义市场经济体制不断完善，随之带来的温泉度假区之间的竞争更加激烈。与此同时，人们的生活水平大幅提高，对于温泉消费的需求不断增长，早期的温泉消费者对于温泉度假区的服务也提出了更高的要求。为了迎合市场需求，温泉旅游度假区除了继续深挖自身疗养保健的功效之外，也更加注重休闲元素的融入，如增设商场、游戏室、高尔夫球场等服务设施，完善温泉度假区的观光、娱乐、康体等休闲功能。

与第一代温泉旅游度假区不同的是，新兴的温泉旅游度假区以露天温泉为主要特色，规模相较于以往更大。游客类型也由以往专门化、特殊化的高消费群体向大众化发展。在运营方面，温泉旅游度假区开始重视自身品牌的建设，并涌现出了一批新兴的综合性温泉旅游度假区，如珠海御温泉、清新河中温泉、中山温泉等，标志着我国的温泉旅游产业进入了新的发展阶段。

表 2　国内温泉旅游地的各阶段发展特征

	新中国成立后 ~改革开放前	20 世纪 80 年代初期 ~90 年代中期	20 世纪 90 年代中期至今
接待对象	工人、伤员、高级干部	开始面向大众	面向大众
消费水平	公费	社会高消费群体	社会较高收入群体
开发形式	疗养院	温泉宾馆、温泉医院	综合性温泉旅游度假区
温泉形式	室内温泉	室内温泉	露天室内相结合
功能	疗养	疗养为主、休闲为辅	疗养与休闲并重

资料来源：项目团队整理。

四　从化温泉的案例介绍

从化温泉位于广东省广州市从化区，其所涉及的行政区域范围包括从化区温泉镇与良口镇。其中，温泉镇开发较早，被称为老温泉；良口镇开发较晚，被称为新温泉。从化是世界闻名的温泉之乡，地热资源丰富，早在 20 世纪 30 年代就因“温泉”而得名，从化温泉也是世界上仅存两处珍稀的含氡苏打温泉之一，富含负离子、弱放射性氡以及钠、钙、钾、镁等多种对人体有益的元素，具有重要的医疗价值，被誉为“岭南第一泉”。总体来看，从化温泉是中国改革开放 40 多年来温泉旅游目的地发展的一个典型，可以为温泉旅游地的研究提供丰富生动的实践素材。同时，在温泉旅游目的地品牌化问题上，从化温泉面临着品牌定位模糊、品牌美誉度与知名度脱节以及游客增长缓慢等问题。因此本报告以从化温泉为案例，重点分析其历史发展过程及历次兴衰的原因，并从品牌培育的视角出发为其提供可供参考的发展策略。

（一）从化温泉的发展历程

1. 开发创立：从“热水塘”到“从化温泉”

从化温泉的开发始于20世纪30年代，时任西南航空公司常务委员的刘沛泉在与其友人陈大年、梁培基等人考察从化县时，发现当时被村民称为热水塘的“青龙头”附近温泉泉眼甚多，且泉水水温高、周边环境风景秀丽，发展潜力大，便开始着手温泉的开发事宜，并将刻有“温泉”二字的石碑立在此处，作为开荒的标志。在该时期，刘、陈、梁三人一个关键的举措便是在时任从化县县长李务滋的协助下成立了“从化温泉建设促进会（以下简称促进会)”，采用会员制经营的方式汇集各方力量促进从化温泉的开发，广东的军政要员、教授讲师等纷纷报名入会，并在此地投资建设，据统计，仅在1934至1936年的3年间，从化温泉就建设了22栋别墅，如肖松琴的“兰园”、梁孝郁的“己酉山房”、广州女青年会的会友休憩所等，累计建筑面积达到了30000㎡。在该时期，从化温泉实现了第一次兴起，从化风景区的知名度也有了显著提升。1937年，抗日战争全面爆发，从化成为半沦陷区，温泉建设停止，一直持续到新中国成立。

2. 继承发展：温泉疗养院奠定基础

从化温泉的第二次兴建发生在新中国成立之初的10年内。1949年10月，从化解放，华南分局接管了温泉地区的官僚资产，并筹建了华南干部疗养院，后改名为广东省干部疗养院，自此拉开了该时期从化温泉大规模发展的序幕。在该时期，广东省干部疗养院、广东温泉宾馆、广州军区招待所成为从化温泉发展建设的主力军，据统计，三家单位合计建设的接待总面积接近30000㎡。与此同时，从化温泉风景区先后接待了朱德、周恩来等国家领导人以及来自美国、苏联等国家的代表团，成为国家干部疗养和接待外宾的专属地。1966年“文化大革命”爆发，温泉疗养院被描述为资本主义的安乐窝和避风港，大批干部和伤员离开温泉疗养院，温泉建设也几乎陷入停滞状态。

3. 发展兴盛：温泉度假区设施逐步完善

20 世纪 70 年代末至 90 年代中期，“文化大革命”结束之后，市场被压抑的温泉消费需求重新恢复，从化温泉的建设进入兴盛时期。与之前发展不同的是，该时期从化温泉的建设主体更加多元化、对外开放的程度更高、接待服务等设施更加完善。具体表现为，从广东省到从化县各级政府部门纷纷在从化温泉建立了隶属于自己的温泉疗养院，原先封闭管理的三家温泉单位也由只接待部门特定人员转变为对外开放，各项旅游疗养设施的数量急剧增加，种类也不断丰富和完善。从化温泉在物质上依托于原先的温泉疗养院，再加上以往良好的历史声誉和特殊地位，再次迎来了发展的高潮。然而，随着接待规模的不断扩大，再加上从化温泉未能科学合理地利用温泉水资源，当地面临着用水紧张的窘迫局面。与此同时，外界对于从化温泉的不实报道对当地产生了很大的负面影响，从化温泉的游客接待量自 1993 年起连续 5 年锐减。

4. 社会重构：温泉产品更新

1995 年 8 月，从化县政府成立了新温泉管委会（后改名为流溪温泉旅游度假区），并同时成立了新温泉旅游发展总公司，统一负责良口镇温泉的开发建设工作。随后，流溪温泉管委会对外招商引资，于 2002 年引入中南空管局在新温泉建设培训基地，后改名为碧水湾度假村。2003 年，广州市城市规划局将原先“温泉第二城”的规划面积扩大到 28k㎡，并将新的规划区命名为“从化温泉养生谷”。同年，从化县引入“仙沐园”建设大型户外温泉项目，2007 年又引入了望谷温泉度假村项目。随着新的大型温泉酒店的进驻，从化县的温泉产品得到了更新。不同于以往较为封闭的营业模式，这些企业采取了面向大众的营销策略，为当地吸引了新的客源群体，从化温泉的知名度也在该时期有了大幅提升。

近年来，随着珠海御温泉、清远清新温泉等新兴温泉品牌的出现，从化温泉发展缓慢，逐渐被这些新兴温泉品牌超越，发展一直处于不温不火的状态。

（二）从化温泉历次兴衰的原因分析

在回顾了从化温泉发展历程的基础上，报告重点对其历次兴盛和衰落的原因进行分析。

从化温泉的首次兴起一方面源于当地独特的温泉水资源，另一方面得益于开创者的投资建设，其中促进会的创建在该时期从化温泉的发展中起着关键作用。新中国成立之后的10年期间，基于温泉的疗养功效，从化温泉承担了该时期工人、伤员、干部等的接待工作，其中广东省干部疗养院、广东温泉宾馆、广州军区招待所是从化温泉二次发展的主力军。“文化大革命”结束之后，市场上被压抑许久的温泉消费需求重新恢复，依托于二次兴起期间建立的温泉疗养院，以及良好的市场声誉和历史地位，从化温泉迎来了第三次的兴盛发展。该时期除了满足顾客疗养身体的需求外，部分休闲娱乐要素开始融入其中。21世纪初期，随着从化温泉养生谷、仙沐园、望谷温泉度假村以及碧水湾度假村等大型温泉项目的引进，以往“温泉+宾馆”式的使用方式被露天泡浴的方式所替代，越来越多的休闲娱乐元素融入温泉开发的过程中，消费对象不再局限于以往的伤员、干部或高消费群体，转而面向所有的社会大众群体。经过重构后的从化温泉以多元化的度假产品吸引了新的客源，露天泡浴的新兴温泉使用方式也缓解了当地的资源危机，从化温泉因此迎来了新的发展机遇。

历史上，从化温泉共经历了三次衰落，前两次的发展停止均是由外部因素抗日战争爆发和十年“文革”所导致的，因而在外部环境恢复之后，被压抑的消费群体重新出现从而支撑起从化温泉的下一次兴起。第三次的衰落则归因于从化温泉自身对于温泉水资源的不合理使用，从而导致了温泉水资源的供不应求。在此背景下，从化温泉要想实现再次复兴，就需要在供给和需求方面进行重组。供给方面，采用露天温泉泡池提供温泉水服务，最大化温泉水资源的利用效率，缓解温泉水资源供给方面的危机；需求方面，针对市场上出现的休闲娱乐需求，提供针对性的温泉产品，重新吸引新的客源。

表3　从化温泉旅游地的各阶段发展特征

	时间	外部原因	内部原因	关键事件
第一次兴起	20世纪30年代	开创者的投资建设	独特的温泉水资源	促进会的创建
第一次衰落	抗日战争时期	战争		
第二次兴起	新中国成立之初	部队、政府建设疗养院和招待所	温泉的疗养功效	广东省干部疗养院、广东温泉宾馆、广州军区招待所三家单位的创办
第二次衰落	“文化大革命”时期		温泉的“资本主义”形象	
第三次兴起	20世纪70年代末~90年代中期	各级政府投资建设温泉宾馆	温泉的疗养、休闲功能以及作为身份地位的象征	各级政府的温泉疗养院和招待所的设立
第三次衰落	1993~2002年		温泉水资源未能被科学合理地规划使用	
第四次兴起	2002年至今	大众温泉市场兴起	重构温泉产品，供给方面采用露天泡浴方式最大化温泉水资源的使用效益；需求方面纳入更多休闲娱乐元素迎合市场需求	从化温泉养生谷、仙沐园、望谷温泉度假村以及碧水湾度假村等大型温泉项目的引进

资料来源：项目团队整理。

五　从化温泉康养地的品牌培育路径分析

近年来，由快节奏的生活方式和不断增大的工作压力导致的人口亚健康问题日渐普遍，温泉旅游作为一种康体养生产品越来越受到人们的青睐，市场上越来越多的温泉旅游度假区开始兴起，如主打御式服务的珠海御温泉等。从化温泉历经沉浮，拥有深厚的历史文化底蕴，但在与这些新兴温泉品牌同台竞技时，缺乏自身品牌特色，逐渐被这些新兴温泉品牌超越，发展一直处于不温不火的状态。因此，本报告将从品牌管理的视角出发，以品牌培育的关键环节为主体，包括品牌启动、品牌强化、品牌扩展与品牌维护，分析如何将从化温泉的品牌做强做久，使其基业长青，以期为当地政府、企业的品牌培育指明方向。

（一）启动阶段

从化温泉的品牌启动环节对应着其发展历程中的前三个阶段，即温泉的开发阶段、继承发展阶段和兴盛发展阶段。在该时期，从化温泉的品牌启动经历了自然生成和引导生成两个阶段。改革开放之前，从化温泉品牌处于自然生成阶段，主要依靠温泉资源的疗养功效和秀丽的自然环境在游客心中形成了“岭南第一泉”的感知品牌形象，但品牌内涵较为单一，只涵盖了从化温泉的疗养功能和观光属性，缺乏对于内部产品品质以及外部品牌形象等的深层次认知。

改革开放之后，从化温泉迎来了第一次大规模发展的时期，广东省干部疗养院、广东温泉宾馆、广州军区招待所的成立以及中外国家领导人的到访，使从化温泉在大众心中获得了良好的品牌声誉和品牌形象。为了应对市场需求，从化温泉的多家企业由只接待特定顾客群体转变为对具有消费能力的大众开放，并增加和完善了内部的疗养设施、休闲娱乐设施。与此同时，从20世纪60年代开始，从化温泉受到了众多电视、电影制作人的青睐，当地的自然美景频频被搬上大荧幕供大众观赏。通过这些内外部事件的引导，从化温泉在大众心中的品牌内涵更加丰富和鲜明。如在品牌功效方面，从化温泉的资源品质和服务设施水平获得了大众信赖；在品牌形象方面，国家领导人的使用者形象成为潜在顾客的参照群体，在从化温泉消费也因此成为顾客身份地位的象征。

总体来看，在内外部因素的引导下，从化温泉的品牌启动阶段较为成功，塑造了以高品质、高身份地位、高消费水平为特点的鲜明品牌形象。

（二）强化阶段

从化温泉的品牌强化环节对应着其发展历程中的第四个阶段，即社会重构过程。在第三次兴起之后，从化温泉的接待规模不断扩大，一度超过了当地温泉水资源的承载能力，再加上当地企业未能科学合理地规划和利用温泉水资源，使得从化温泉面临用水紧张的局面，市场上开始出现人造的“假温泉”，部分媒体为了制造噱头，对从化温泉水资源的现状进行了不实报道，这些都对从化温泉的品牌形象产生了很大的负面影响。遗憾的是，从化温泉并未能当即采取有效的应对措施，进而导致了这之后持续了5年之久的发展“寒冬期”。然而，也正是这次衰落，让从化温泉意识到经营方式的问题所在，开始进行温泉产品的社会重构。首先针对用水紧张的问题，采取了露天泡池的方式缓解资源危机；消费群体方面向普通大众倾斜；新增娱乐休闲等度假类型的旅游产品。可以说从化温泉的第四次兴起既是对品牌形象的恢复，也是由品牌启动向品牌强化的一种过渡。

从化温泉的第四次兴起确实缓解了其一直深受诟病的温泉水资源利用问题，也通过更新完善温泉产品等方式在一定程度上起到了品牌强化的作用。但是，从化温泉的品牌强化过程与其在启动阶段奠定的良好品牌基础并不相符，没有真正意义上起到强化作用。加强品牌内部建设和外部推广，如搭建具有品牌效应的产品体系、完善温泉服务配套设施、营造康体养生的环境氛围以及通过设计品牌标识吸引顾客等，才是品牌强化环节的核心内容。可以说，这次的强化效果是从化温泉解决资源利用问题的副产品，而非完全主观意义上的品牌强化。

（三）扩展和维护阶段

品牌扩展是指品牌做强之后进一步做大和使价值倍增的品牌战略。在品牌培育强健之后，就可以利用现有的品牌去开拓新的业务，例如御温泉在打造“御式服务”品牌上取得成效时，组织开展了相关的培训业务，一方面缓解了自身在淡季时营收较少的问题，同时也为温泉行业的潜在进入者提供了帮助和指导，巩固了自身在温泉行业的品牌地位。但是，当品牌不够强大时，自身便不具备用来拓展新业务的基础。从化温泉与新兴的珠海御温泉、清远清新温泉相比，拥有更加深厚的历史文化底蕴，但目前从化温泉对于文化的挖掘不够，在利用方式上仅仅停留在观赏的层面，缺少对当地温泉文化

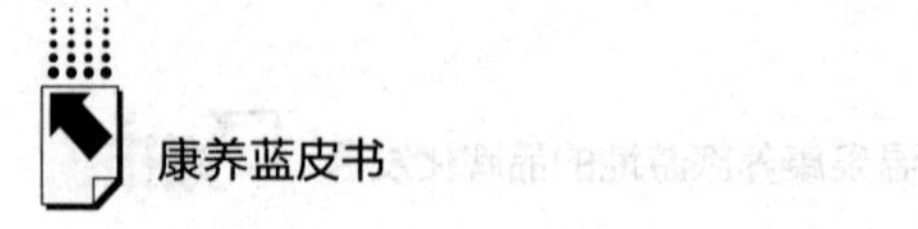

的解说与宣传，进而导致大众对从化温泉品牌的认识不足，缺乏统一清晰的品牌认知。此外，从化温泉的服务水平也有待提高，这些都限制了当地品牌的向外扩展。

品牌维护则是通过制度、文化等将品牌做久，使其基业长青。制度方面，需要政府或企业主动对用来表示品牌的有形要素（如品牌名、标识、口号等）加以保护，防止品牌被盗用或丑化。文化方面，不仅要注重品牌特色，更要塑造持久度高的品牌文化，通过设立品牌博物馆、品牌象征物等方式将文化具体化、有形化，从而加深品牌文化在顾客心中的印象。此外，目的地还应监测市场动态，根据市场需求不断更新产品、提升服务水平，调整品牌策略，让品牌时刻充满活力。

可以看到，品牌扩展和维护都是在品牌强化的基础上进行的，从化温泉的第四次兴起没有起到很好的品牌强化效果，进而影响了品牌后期的扩展和维护。

六　从化温泉康养品牌发展的现存问题

通过分析从化温泉在品牌培育中的几个关键环节可以得到，从化温泉在品牌启动阶段塑造了以高品质、高身份地位、高消费水平为特点的鲜明品牌形象，为后续的品牌强化环节奠定了良好的基础。在品牌强化环节，从化温泉在解决自身遇到的资源紧张的问题时，没有采取与启动阶段品牌形象相对应的策略，如设计符合从化温泉品牌定位的标识、开发并培养稳定的营销渠道吸引客流等，强化品牌定位，导致从化温泉在消费者心中的定位不清晰，没有实现真正意义上的品牌强化，进而影响了从化温泉的品牌扩展和品牌维护。

基于此，报告进一步对从化温泉自第四次兴起以来，在打造温泉康养目的地、发展温泉产业方面存在的问题进行深入分析，为最后本报告发展策略的提出提供合理依据。

（一）缺乏主题打造，品牌形象不突出

在自然资源方面，从化是世界闻名的温泉之乡，从化温泉也是世界上仅

存两处珍稀的含氡苏打温泉之一；在人文资源方面，从化温泉与近年来新兴的珠海御温泉等旅游地相比，具有更加深厚的历史文化底蕴。遗憾的是，从化温泉在进行温泉康养目的地建设过程中，缺乏围绕珍稀温泉水资源和“老温泉”文化底蕴的特色主题打造，温泉的开发形式以疗养、洗浴、观光等居多，缺乏与会议会展、度假休闲等项目的联动开发。在历史文化展示方面，缺乏对从化老温泉品牌故事的呈现与宣传，没有营造浓厚的老温泉旅游氛围，进而导致公众对从化温泉的认知模糊，淡化了从化温泉在大众心中的品牌形象。

（二）缺乏产品创新，产品同质化现象严重

从化温泉通过引入新型温泉酒店、更新温泉产品实现了其发展史上的第四次兴起，报告对该期间引入的大型温泉企业的投资主体以及温泉产品进行了汇总整理（见表4）。从表格中可以看到，经过社会重构后的从化温泉地投资主体从单一的政府部门、权力机关，发展为包含了民营资本的多元投资者主体，温泉疗养产品也在不断完善和丰富，新增了运动休闲产品和其他类型的娱乐产品。

表4　从化大型温泉企业投资主体及温泉产品汇总

从化温泉企业	投资主体	企业产品		
		温泉疗愈产品	运动休闲产品	其他休闲娱乐产品
广州从化碧水湾温泉度假村	民航中南空管局	三叠泉、泡泡泉、酒温泉、冰火池、茶浴池、香薰浴		会议观景池、土耳其鱼疗、印尼鱼疗
崴格诗温泉庄园	广州动感温泉有限公司	露天温泉	台球、高尔夫、室外泳池	洗浴桑拿、SPA、棋牌室
望谷温泉度假村	广州市干基实业有限公司	旋涡池、花瓣泡池、泡泡池	游泳池	鱼疗池
仙沐园温泉	中山市仙沐园娱乐服务有限公司、从化广东温泉宾馆	石温泉、三丫苦泉、芦荟泉、灵芝泉、当归泉、人参泉、白酒泉、咖啡泉、鲜奶泉、河中泉、矿沙岛	漂流乐园、矿泉水泳池、高山滑草、彩弹野战、碰碰船	

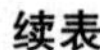
续表

从化温泉企业	投资主体	企业产品		
		温泉疗愈产品	运动休闲产品	其他休闲娱乐产品
广东温泉宾馆	原属广东省人民政府接待办公室，现由广东省旅游控股集团管理	兰苑露天温泉（21个泡池）、翠溪泳馆（5个泡池）	游泳池、网球场、壁球室	卡拉OK歌舞厅
广东省干部疗养院	隶属广东省委组织部、省委老干部局	北溪汤疗	网球、羽毛球、篮球、游泳池	KTV歌厅、沐足
从化荔圃温泉酒店（原称“广州军区招待所”）	隶属于广州军区	室内外温泉	乒乓球、桌球、羽毛球、篮球、钓鱼	棋牌室

资料来源：项目团队整理。

然而，值得关注的是，目前从化温泉企业的产品同质化现象比较严重，除基本的温泉疗愈产品外，运动疗愈产品类型单一、创新度较低，其他类型的休闲娱乐产品也基本雷同，产品开发的广度和深度不够。究其原因，可能与从化温泉企业的投资主体以政府部门为主有关，即便是新引入的温泉项目，其投资主体也多与以往的大型投资企业存在合作关系，如2003年引入的仙沐园温泉项目，便是由中山市仙沐园娱乐服务有限公司和从化广东温泉宾馆共同开发兴建，因此造成了从化温泉产品创新度不够、整个行业开放度较低的现状。

（三）缺乏市场细分，本地企业恶性竞争现象严重

大众温泉旅游兴起以来，从化当地的温泉企业如雨后春笋般不断涌现。然而，新涌现的温泉企业缺乏针对不同细分市场进行的产品开发，如对于高端商务市场、中端家庭市场以及普通的大众消费市场的分割不够清晰，盲目地模仿现存温泉企业的产品，既不能满足各个消费市场的需求多元性，也加剧了本地企业的恶性竞争现象。

七　从化温泉康养品牌发展策略

基于上述分析过程，结合后疫情时代人们对进行以健康养生为特色的康养旅游的愿望越来越强烈的现实背景，从化温泉应在提升温泉产品品质、塑造良好品牌声誉的基础上，强化温泉产品的康养功能，打造以健康为主题的休闲康养胜地，最后结合品牌的康养功能进行扩展和维护。以下给出了几点具体建议。

（一）提升温泉产品品质

品牌必须以品质为基础，品牌要想获得可持续发展，对质量的承诺与不断提升是首要的工作。以珠海御温泉为例，规范化的“御式”服务确保了服务的独特性和高质量，成就了御温泉的声名远播，并且御式服务作为御温泉形象、口碑传播的重要组成，有利于迅速抓取潜在客源的注意力，进而加深顾客对御温泉的品牌感知，有利于扩大御温泉的知名度和影响力。

结合从化温泉发展历程可知，从化温泉资源的开采权集中在不同级别的省、市、区单位手中，因而建成的温泉单位的服务设施水平也各不相同。在提升温泉产品品质时，从化温泉首先应在明确各单位产权的基础上对温泉资源进行统一管理和规划，以打造精品化服务为标准，提供适合各消费群体的温泉产品。如针对高端商务市场推出会议酒店、温泉养生、体育休闲为特色的温泉度假区产品，针对中端家庭市场推出生态养生、观光休闲等度假型产品。通过针对性地提升各层级温泉产品的品质，可以帮助其取得良好的品牌声誉，从而为品牌的强化、扩展奠定基础。

（二）深化温泉产品的品牌文化内涵

一直以来，从化温泉就是广州乃至广东的一张名片，拥有深厚的岭南文化底蕴，在开发温泉产品时应该注重对温泉文化的挖掘，凸显从化老温泉独特的文化特色，才能与同类型温泉旅游地实现差异化发展。

具体而言，在品牌文化设计方面，从化温泉可以通过塑造象征符号将品牌元素深深地根植在顾客心中，如设计能够代表从化独特温泉资源的品牌标识、品牌口号、纪念品包装等。在打造温泉产品时，应紧扣温泉养生文化和岭南文化相结合的主题，“化简为繁”，着重体现泡温泉的仪式感和对温泉文化的尊重。在宣传从化温泉文化时，可以通过设立博物馆或撰写品牌传记的方式，将从化温泉初创时期艰辛但富有韧性的故事展现给大众，拉近和顾客之间的距离；也可以通过定期举办温泉文化旅游节，营造当地浓厚的温泉养生氛围。

（三）强化温泉产品的“康养”功能

从化温泉在早期的发展中一直将温泉的核心功能定位为疗养，在后期的发展过程中逐渐加入了休闲娱乐的元素。在后疫情时代，追求健康养生、康体保健成为市场的核心诉求，因此从化温泉应该及时调整产品的功能定位，构建“休闲娱乐+康养”的产品结构。在具体实现过程中，员工方面，一方面要引进康养专业人才，同时要对现有员工加强培训，提升员工服务意愿，保证其能充分了解和应对游客的康养休闲需求；游客方面，可以通过开设康养系列主题讲座，向游客普及温泉康养的知识，同时结合资源条件设计康养体验产品，让游客充分体会到温泉水的康养效果，提升游客对康养旅游的满意度。

（四）提高企业创新能力，打造开放式温泉生态

在分析从化温泉现存问题时，报告提出从化温泉的产品同质化现象较为严重，企业的创新能力亟待提高。基于此，报告建议，政府方面，应当加大康养产业招商力度，提高招商质量，同时改善营商环境，从政策层面确保温泉项目的长效持续发展，强化投资者信心。企业方面，在进行产品开发时，应跳出行业“俗规”，充分发挥从化当地的自然与人文资源优势，开发特色主题温泉产品，从而解决产品开发模式雷同、产品单一的问题。如将温泉产品与周边景区联动发展，增加“食养”、“药养”、“动养”、“文养”等方面的项目，从而推进多产业的联动与融合，打造开放式的温泉产业生态。

参考文献

[1] 李鹏、赵永明、叶卉悦：《康养旅游相关概念辨析与国际研究进展》，《旅游论坛》2020 年第 1 期，第 69 ~ 81 页。

[2] 高鹏、刘住：《对发展温泉旅游的建议》，《旅游科学》2004 年第 2 期，第 54 ~ 57 页。

[3] 李鹏：《社会重构下的温泉旅游地兴衰研究——以从化温泉为例》，《热带地理》2010 年第 5 期，第 540 ~ 545 页。

[4] 李鹏、封丹：《地名变迁中的文化政治阐释——以从化温泉为例》，《人文地理》2015 年第 2 期，第 58 ~ 64 页。

[5] 李鹏、保继刚：《国家名义之下的旅游资源垄断与产权困境——以从化温泉风景区为例》，《地理科学》2010 年第 5 期，第 710 ~ 716 页。

[6] 王艳平、山村顺次：《中国温泉资源旅游利用形式的变迁及其开发现状》，《地理科学》2002 年第 1 期，第 102 ~ 109 页。

[7] 陆林、朱申莲、刘曼曼：《杭州城市旅游品牌的演化机理及优化》，《地理研究》2013 年第 3 期，第 556 ~ 569 页。

[8] 王海忠：《品牌管理》，清华大学出版社，2014。

[9] 黄颖：《从化温泉镇发展策略研究》，《山西建筑》2017 年第 6 期，第 41 ~ 42 页。

[10] 刘慧娴：《从化温泉的发现与创建》，《广东园林》1983 年第 2 期，第 12 ~ 14 页。

[11] 王华、彭华：《温泉旅游的发展与研究述评》，《桂林旅游高等专科学校学报》2004 年第 4 期，第 30 ~ 34 页。

[12] 霍改华：《温泉旅游地品牌构建影响因素研究》，重庆师范大学，2008。

[13] 严辉华：《广东温泉旅游开发策略探析——以从化温泉为例》，《特区经济》2013 年第 8 期，第 93 ~ 95 页。

[14] 傅云新、黄艺韵：《试论佛山旅游地品牌及其强化策略》，《商业研究》2006 年第 3 期，第 173 ~ 176 页。

[15] 姬忠飞：《山东省许家崖航空运动小镇品牌塑造路径研究》，曲阜师范大学，2019。

[16] 高红艳：《康养视角下石阡温泉旅游功能转型思考》，《产业与科技论坛》2020 年第 15 期，第 29 ~ 30 页。

[17] 张玲：《广东温泉旅游发展趋势研究》，《江苏商论》2006 年第 1 期，第 115 ~ 116 页。

B.9

康养百强县体育赛事分析报告

吕飞燕　刘瀛聪　杨静宜*

摘　要：本报告以历年评选出的130个康养百强县为研究样本和研究对象，通过网络检索统计了其在2018年1月1日至2021年6月1日期间开展的体育赛事共计1099场次，初步形成了康养强县开展体育赛事相关的数据库。调研发现，以赛事为基础的运动康养成为康养产业的支撑，各康养强县主要以赛事为突破口，建立赛事训练基地，实现大众化常态化的运动康养基地建设。通过对数据进行分析，结果显示：（1）康养区县高度关注运动赛事，东北和华北地区康养百强县举办12～13场次体育赛事频率最高，华东地区约8.68场次次之；（2）康养强县体育赛事举办时间集中于5月、8月、10月和11月，以夏季和冬季最为频繁；（3）康养强县举办的体育运动逐渐多样化，体育运动项目已逐渐走向全民化。康养百强县依托独特的地理位置和资源举办体育赛事活动，将较难直接转化为旅游资源的山地资源、冰雪资源、沙漠资源等独特资源转化为运动康养资源，游客量大大提高，实现大众化康养。如今体育赛事已成为各区县发展运动康养的主要手段，通过建立赛事训练基地开拓运动康养版图，通过积累赛事举办经验和提高自主创新能力打造赛事品牌，以更好地发展运动康养，突出区县

* 吕飞燕，中山大学旅游学院本科生，主要研究方向：康养旅游大数据；刘瀛聪，中山大学旅游学院本科生，主要研究方向：旅游住宿业经营管理；杨静宜，中山大学旅游学院博士研究生，主要研究方向：康养旅游、乡村振兴、可持续发展。

特色并实现区域转型，提升区县知名度和年轻化形象。

关键词： 康养百强县 体育赛事 运动康养

一 引言

康养强县是具有较强康养可持续发展能力的区县。各地政府更加规范统一地使用“康养”一词，把健康、养生、养老等政策视为康养政策，越来越多的区县注重本地区的康养产业发展，其中也包括运动康养。经过调研发现，几乎全部康养强县都会举办体育赛事，赛事的举办也为该区县的康养产业及事业发展作出贡献。据国家统计局数据统计，2020 年全国居民人均可支配收入为 32189 元，比上年实际增长 2.1%。经济增长引导消费方式逐步从实物型消费向参与型、体验型消费转变。经济发展使群众提高了精神方面的消费需求，在国家“全民健身”口号的倡导下，体育赛事作为具有公平性、竞技性、参与性的活动，不仅是人们锻炼身体、释放压力的一种手段，更代表了一种时尚的生活方式，居民对其关注度与日俱增。同时体育赛事行业市场潜力巨大，吸引了大量资本投资。区县依托自身现有资源发展运动康养，不仅可以促进全民健身，还可以实现资源有用化、获得各项收益。

康养强县举办了哪些赛事？为什么要举办这些体育赛事？举办赛事的经验优势有哪些？为了解各区县的体育赛事发展情况，本文以具有代表性的康养百强县为研究对象，探究其体育赛事发展现状、特征和趋势，以更好地帮助各区县发展运动康养。

二 调研对象及方法

（一）调研对象

本报告以连续四年《康养蓝皮书》评选出的百强县作为调研对象，原

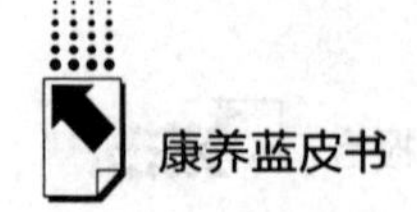

因是康养百强县的康养产业发展较好，其中有多个康养强县是以发展运动康养为主，因此以康养强县作为调研对象更具有代表性，分析其赛事发展情况总结出的发展经验更具有借鉴意义。康养蓝皮书从2018年开始对各区县调研并列出康养强县名单，2018年康养百强县共50个，2019年60个，2020年100个，由于有的区县连续两年或三年都被评为康养强县，剔除部分重复数据后，最后得到130个康养强县作为调研对象。本文将通过搜集2018年1月1日~2021年6月1日康养百强县的体育赛事活动作为研究数据，并进行详细的分析。

（二）调研方法

1. 赛事分类

体育赛事的定义可以分为三类，即从运动竞赛角度的定义、项目管理角度的定义和特殊事件角度的定义。体育赛事的概念是从“运动竞赛”演变而来的，学者普遍认为运动竞赛具有经济的特征、完善的规则、一整套竞赛办法，并且由裁判员主持，运动员个体或运动队之间的竞技较量[1]。该角度的定义仅停留在竞技体育比赛层面，虽然没有体现赛事所涉及的场外因素，但初步地对体育赛事的基础含义进行了定义。结合现代体育的特征，学者认为体育赛事具有项目管理特征、组织文化背景和市场潜力，能够满足不同参与群体分享经历的需求，对社会、文化、经济等多个领域产生影响，产生各种效益[1、2、3]。国外学者对体育赛事的认识与国内学者不同，他们普遍将体育赛事纳入特殊事件的范畴，认为体育赛事是有时间限制的一次性或很少发生的事件，是被有意识地计划产生，以标志性的特殊场合，能够提供体育竞赛产品和相关服务产品以满足观众休闲、社会、文化经历分享需要的特殊活动，且牵涉多方利益相关者，可以带来各方面的效益[4、5、6]。

王守恒等人将体育赛事的类型划分为三个维度，即规模、水平、类别，将体育赛事分为超大型赛事、大型赛事、一般赛事[2]。张林等人从体育赛事包含的项目数量、持续时间、赛事地点、举办权等角度对赛事进行分类[1]。除了上述的分类方式外，还可以从参与群体、体育运动的种类来分类，参与群体可以分为青少年类、老年类、女子类、男子类、全民类等，体育运动的种类有篮球、足球、网球、乒乓球、铁人三项、帆船帆板和排球等。

表1　分类方法

赛事规模	超大型赛事、大型赛事、一般赛事、小型赛事
赛事竞技水平	业余类、职业类
赛事目标市场	国际级、国家级、省级、市级、区(县)级
体育运动类型	篮球、足球、乒乓球、铁人三项、帆船帆板等
赛事参与群体	男子类、女子类;青少年类、老年类;全民类
赛事的其他分类	项目数量、举办时间、举办地点、举办权、举办目的等

资料来源：康养项目团队整理。

基于上述体育赛事的定义和分类，项目团队可以判断一个比赛是否属于体育赛事，以及属于哪一类体育赛事。体育赛事首先必须是运动竞赛，具有运动竞赛的基本特征，对于其是否被市场化、是否具有项目化特征不作为本文的参考依据。同时体育赛事应该是一次性或是很少发生的事件，对于校园内课堂上每天都会开展的体育比赛、区县球队开展的训练赛等经常发生的比赛，不作为本次研究的体育赛事。在赛事分类方面，将关键词导入表格时，按照赛事名称、赛事类型、举办时间、举办地点、赛事级别、参赛人数、举办目的或主题、信息网站链接等进行信息填列，通过参赛人数和赛事级别判断赛事的规模大小，增加信息网站链接是为了后期复查时可以快速找到信息所在处。

2. 网络在线检索

本报告基于对康养百强县的持续跟踪以及网络在线检索两种方法进行对赛事数据的收集工作。首先，由于本团队从事康养相关调研时间较久，长期跟踪康养百强县的政策环境以及康养发展措施，对其已产生初步了解。在此基础上，本报告以百度作为数据搜集的主要网站，原因是百度在搜集数据时可以设置资讯发布的时间范围，因此使用百度网站可以减少搜集工作量，且可以帮助团队更好更高效地选择所需数据。通过阅读相关文献了解体育赛事

的定义、分类等基本内涵，初步确定搜索关键词。通过检索“区县+赛事名称（如马拉松、自行车赛等）”等关键词进行数据搜集。

3. 交叉验证法

为不遗漏相关数据，防止因为关键词搜索不当、单一搜索渠道存在数据遗漏的问题，调研团队以另外两种途径进行交叉验证，以将数据补充完整。途径一：按“区县+体育赛事关键词”进行查找，核实各个区县的体育赛事数据是否完整，再按“年份+区县+体育赛事关键词”进行查找，核实该年份内的体育赛事数据有无遗漏；途径二：结合各个区县的官方网站和官方公众号等作为内容的补充，先采用百度网站对区县体育赛事进行搜索，搜索结束后再通过区县官方网站、官方公众号搜索，可以弥补单一搜集渠道导致的数据偏差。

在确保数据补充完整后形成数据库前，为避免发生数据重复等情况，本团队将检索出的体育赛事信息按照站点内评定的相关度高低进行人工筛选，对不符合要求的体育赛事予以剔除。同时收录体育赛事对应的网站来源以便后续对其进行数据查验。

4. 数据汇集与整理

在确定采用上述调研方法及操作过程后，在初步搜索时，将得到的文本内容进行筛选，将需要的内容计入表格中，形成基础的数据库，为之后的研究做数据支撑。调研团队对检索结果做了如下整理：首先，将检索出的体育赛事信息按照站点内评定的相关度高低进行人工筛选，对不符合要求的体育赛事予以剔除。同时收录体育赛事对应的网站来源以便后续对其进行数据查验。其次将体育赛事的举办时间（年月）及所处季节、举办地点、赛事性质等信息填入表格中，以便后续的研究。最后再对数据进行交叉验证，核查数据内容。由此形成的康养百强县的体育赛事数据库是本报告分析的基本依据。

调研方法仍然存在一定的局限性，无法搜集到已经开展却没有报道的赛事，以及因为一些特殊原因曾经报道过但后来删除报道的赛事。但这些属于调研团队不可控的因素，因此部分区县的体育赛事数据可能存在遗漏。

三　康养百强县体育赛事发展调研结果

（一）康养百强县体育赛事数量分布

从2018年1月1日至2021年6月1日可网络检索到的康养百强县体育赛事的数量有1099场次，数量较多。130个康养强县遍布整个中国的华北地区、华东地区、华南地区、华中地区、西南地区以及西北地区（除港澳台地区），分布较均衡。从表2可以看到由于各地区的康养强县数量差异较大，各地区的赛事数量差异也很大。其中华东地区的康养强县最多，达40个，体育赛事数量也最多，达347场次；西南地区33个康养强县的体育赛事合计为267场次；华南地区22个康养强县的赛事合计为178场次。而通过计算各地区平均每个区县举办的赛事场次结果可以看出，东北和华北地区康养百强县举办体育赛事最为频繁，达12～13场次，华东地区次之，约9场次，总计130个康养强县平均每个区县举办了约8场体育赛事，平均每年举办约3场体育赛事。东北和华北地区的区县依托优质的冰雪资源和地形特点多举办冰雪赛事，如河北崇礼举办了14场冰雪赛事，吉林抚松县举办了4场冰雪赛事。而华东地区则偏向举办马拉松和海上运动赛事，西南地区偏向举办山地型赛事。

表2　体育赛事数量分布

地区	康养强县数量	赛事场次	平均每个区县举办的赛事场次
东北地区	3	39	13
西北地区	7	50	7.14
华北地区	8	102	12.75
华中地区	17	116	6.82
华南地区	22	178	8.09
西南地区	33	267	8.09
华东地区	40	347	8.68
合计	130	1099	8.45

资料来源：项目团队整理。

通过数据统计，得到连续三年举办体育赛事数量在10场及以上的区县有42个，此处列出数量最多的前20个康养强县作为参考，排名不分先后。根据表格数据可知，业余类的赛事类型比职业类的多，但相差不大。赛事举办的级别以全国性赛事和县级赛事为主，其次是国际性、省级、市级。赛事规模以赛事级别、参赛人数为参考依据，最终得到大型赛事、一般赛事和小规模赛事的数量相差不大，这是因为各方面实力较强的康养强县偏向于举办大规模赛事，一般规模和小规模赛事举办的数量相对较少，而各方面实力一般的康养强县则偏向于举办一般规模和小规模的赛事，因而形成一种数量互补，使得三种规模的赛事数量相差不大。在举办时间上，2019年是赛事举办最为集中的年份，这是由于经济的发展和大众运动观念的改变，2019年的赛事多于2018年，而2020年受到疫情的严重冲击，数量大幅减少，2021年受到疫情部分影响，市场还没有恢复到2019年的状态。

表3　20个康养强县的体育赛事结构分析表

序号	区县名称	赛事水平		赛事级别					赛事规模			举办时间				赛事总数
		职业类	业余类	国际性	全国性	省级	市级	县级	大型赛事	一般赛事	小型赛事	2018年	2019年	2020年	2021年	
1	磐安县	9	19	0	4	6	0	18	6	2	20	21	3	3	1	28
2	崇礼区	19	5	9	12	1	0	1	12	10	2	2	10	5	7	24
3	即墨区	9	15	1	7	7	4	5	8	12	4	6	10	8	0	24
4	恭城瑶族自治县	5	16	0	1	1	0	19	3	8	10	2	7	3	9	21
5	牙克石市	8	11	1	6	1	2	9	5	10	4	1	13	2	3	19
6	蓟州区	6	12	4	5	0	4	5	7	8	3	5	7	2	4	18
7	沁源县	6	10	2	6	0	0	8	6	4	6	3	11	2	0	16
8	启东市	10	6	6	5	3	0	2	7	6	3	4	5	6	1	16
9	沙坡头区	2	13	0	3	1	3	9	3	5	8	2	6	7	1	16
10	溧阳市	5	10	1	7	0	0	7	4	7	4	3	6	4	2	15
11	琼海市	7	8	2	6	7	0	0	5	4	6	3	6	5	1	15
12	都江堰市	9	6	8	7	0	0	0	8	3	4	1	8	4	2	15

续表

序号	区县名称	赛事水平		赛事级别					赛事规模			举办时间				赛事总数
		职业类	业余类	国际性	全国性	省级	市级	县级	大型赛事	一般赛事	小型赛事	2018年	2019年	2020年	2021年	
13	赤水市	10	5	6	7	0	1	1	4	7	4	5	7	2	1	15
14	北戴河区	7	7	5	4	1	2	2	6	4	4	4	5	4	1	14
15	从化区	3	11	5	5	0	3	1	7	3	4	2	7	4	1	14
16	崇州市	5	9	0	5	1	2	7	4	4	6	2	4	2	6	14
17	石柱土家族自治县	4	10	0	4	0	3	7	3	4	7	3	9	2	0	14
18	黄山区	10	3	4	6	2	0	1	6	2	5	4	4	1	4	13
19	五大连池市	2	11	1	5	2	0	5	2	3	8	4	4	4	1	13
20	阳朔县	8	5	5	3	1	4	0	4	4	6	3	6	4	0	13
合计		144	192	60	108	34	28	107	107	113	118	80	138	74	45	337

资料来源：项目团队整理。

（二）康养百强县体育赛事的时间分布

1. 体育赛事数量整体呈上升趋势，赛事举办时间主要集中在5月、8月、10月和11月

项目团队搜集到了 2021 年下半年的 14 条体育赛事数据，但由于数据不全，还有很多体育赛事举办时间未公布，这 14 条数据在此处的分析无意义，因而在此处将剔除这 14 条数据，保留其他时间段的数据进行分析。从表 4 可以看出即使受到疫情的影响，2020 年举办的赛事数量仍比 2018 年的多，2020 年下半年举办的赛事数量远高于 2018 年同期的 171 场次，接近 2019 年的 270 场次，可以预测如果没有受到疫情的影响，估计 2020 年举办的赛事数量将会超过 2019 年的数量。总的来说，不考虑疫情的影响，近三年半以来康养百强县的体育赛事数量呈上升趋势。即使受到疫情的重大影响，各康养强县举办赛事的热度不减，积极举办各项体育赛事。

根据图 1 可知，康养百强县举办的体育赛事主要集中在 5 月、8 月、10

月和11月，且举办时间主要集中在每年的下半年。康养百强县举办体育赛事的时间与旅游淡旺季的时间轴密切相关，通过举办赛事激活旺季旅游市场。康养强县多依托气候资源条件发展康养产业，并多为夏季避暑地，气候宜人，夏季凉爽，是游客夏季避暑休闲、体育运动、康体养生的最佳选择。康养强县通过融合“气候＋体育＋旅游”发展康养产业，开展各项体育赛事活动多元化旅游项目，以激活避暑地夏季旅游市场。除了春节前后的节庆外，这4个月是传统节庆较为集中的月份，也是旅游旺季所在的月份，举办迎接节庆的大众性赛事活动较多。虽然春节假期较长，但由于节日的特殊性，其间举办的赛事较少，迎春活动大多在12月举办，且2020年春节受到疫情影响赛事数量大幅下降，因而可以看到1～2月份的赛事数量较少。“五一”劳动节是国家规定节假日的第一个黄金假期，是一年中的第一个旅游旺季，因而各区县举办的赛事活动较多。8～11月处于一年的下半年，大众进入学习和工作的时间已经差不多有半年，身心较为疲惫，通过举办赛事吸引其参与运动，可以缓解大众的身心压力。8月8日是国务院规定的全民健身日，各地政府为响应政策和满足广大人民群众的体育需求，从8月8日起连续几天甚至一个月举办各项大众性体育赛事。10月1日国庆节是全国人民最关注的节日，也是中国最重要的节日之一，此时各区县会举办各项迎接国庆的体育赛事。11月进入冬季，各项冰雪赛事陆陆续续开始举办，11月是冰雪赛事举办时间最为集中的月份。

表4　体育赛事数量的年份分布

<table>
<tr><th>时间段</th><th>举办赛事数量</th><th>数据修正</th><th>总数</th></tr>
<tr><td>2018.01～06</td><td>93</td><td>93</td><td rowspan="2">264</td></tr>
<tr><td>2018.07～12</td><td>171</td><td>171</td></tr>
<tr><td>2019.01～06</td><td>148</td><td>148</td><td rowspan="2">418</td></tr>
<tr><td>2019.07～12</td><td>270</td><td>270</td></tr>
<tr><td>2020.01～06</td><td>44</td><td>44</td><td rowspan="2">267</td></tr>
<tr><td>2020.07～12</td><td>227</td><td>227</td></tr>
<tr><td>2021.01～06</td><td>132</td><td>132</td><td rowspan="2">146</td></tr>
<tr><td>2021.07～12</td><td>14</td><td>剔除该时间段数据</td></tr>
<tr><td>总计</td><td>1099</td><td>1085</td><td>1099</td></tr>
</table>

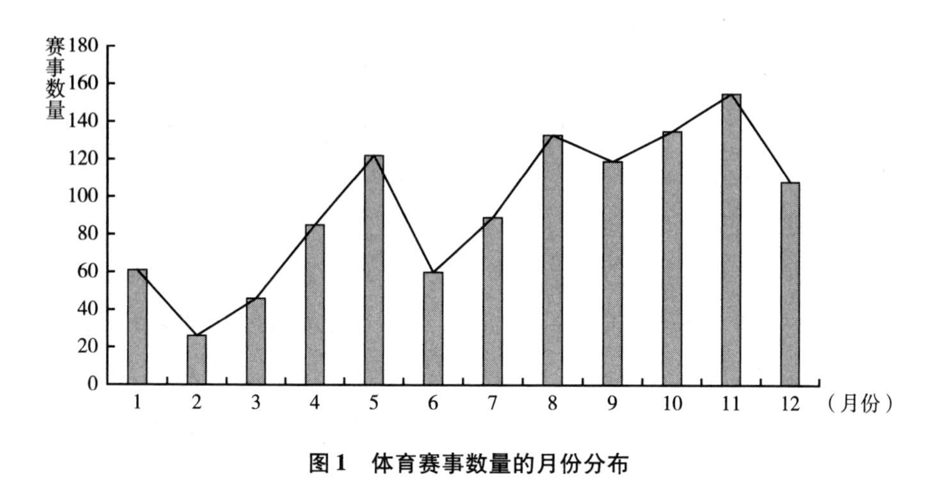

图1 体育赛事数量的月份分布

2. 疫情期间体育赛事数量大幅度下降，受疫情影响，部分区县开展线上比赛，但未改变体育赛事的举办方式

2020年，面对突如其来的新冠肺炎疫情，许多计划举办的体育赛事不得不延期举办或是直接取消，康养百强县举办的体育赛事数量呈现大幅度下降，比上年下半年下降了550%，其间无任何线下体育赛事。在严重暴发期到复工复产的初期，即2~6月，合计举办的体育赛事不超过10场次，而且都是采用线上比赛的方式进行，如宁夏沙坡头区举办的"2020年沙坡头区全民健身节踢毽线上比赛"、"2020年沙坡头区全民健身节线上线下亲子挑战赛"。虽然这些赛事称为线上比赛，但实际上赛事参赛人员仍在线下参加比赛，只是改变了观众的观看方式，其只能通过线上直播观赛，与东京奥运会的举办方式相同。在疫情之前就存在线上赛事直播，这并没有改变赛事举办的传统方式。体育赛事的特性使得大部分体育赛事必须要让运动员到现场参与比赛，因此体育赛事要完全采用线上比赛还存在一定的困难。

3. 疫情恢复期，体育赛事数量呈现大幅增加；新冠病例时而发生，体育赛事数量较上年同期有所下滑

2020年7~12月，各省区市的新冠肺炎病例逐步清零，只有少部分地区有个别境外输入病例，人们又重新开始正常的生活和工作。在这期间，康

养百强县举办的体育赛事数量呈现大幅增加，比上半年增加了439%，数量规模达到了227次，超过了2018年同期的171次、2021年同期的132次，几乎接近于2019年同期的270次。新冠肺炎疫情的发生，使得广大群众在家自主隔离了几个月，身体没有得到很好的舒展，且在受到疫情的刺激后，大众对自身的健康越来越重视，越来越主动地参与各类运动。此外疫情发生后体育赛事大多推迟或取消，大多推迟或取消的赛事在疫情恢复期后重新举办，积压的赛事在下半年形成一个爆发式释放，因而可以看到赛事数量呈现一个大幅增加的特征。2021年上半年有多个地区的新冠肺炎病例大幅增加，如云南省瑞丽市，广东省广州市、深圳市等，体育赛事数量为132次，数量有所下滑。

（三）康养百强县体育赛事类型分析

通过对康养百强县体育赛事数据的分析，发现各区县体育赛事的种类繁多，举办规模与形式也各不相同。为了解康养区县体育赛事全貌，了解参赛内容以及参赛人群，本文将从体育运动类型、赛事性质及参与人群年龄三个角度，分析赛事类型。

（1）按照体育运动类型划分

①体育运动多样，长距离挑战项目及大众球类项目举办频繁

统计数据发现，康养县举办的体育赛事几乎涵盖了全部体育运动类型。部分门槛较低、大众普及度较高的体育赛事已经在康养县中如火如荼地展开。康养区县曾举办的体育赛事类型如表5所示。

表5　开展次数较多的体育赛事

类型	总数量	职业类占比	业余类占比	国际性	全国性	省级及以下	类型	总数量	职业类占比	业余类占比	国际性	全国性	省级及以下
马拉松	177	22%	78%	51	38	27	健身气功	6	67%	33%	0	0	6
篮球	105	13%	87%	2	10	94	定向越野	6	83%	17%	2	0	3
自行车	84	60%	40%	17	32	20	垒球	5	80%	20%	0	4	1

续表

类型	总数量	职业类占比	业余类占比	国际性	全国性	省级及以下	类型	总数量	职业类占比	业余类占比	国际性	全国性	省级及以下
乒乓球	64	14%	86%	15	7	42	高尔夫	5	100%	0%	0	2	3
羽毛球	64	11%	89%	3	5	33	排球	5	40%	60%	0	1	4
足球	59	15%	85%	2	7	47	围棋	5	20%	80%	0	2	3
徒步	36	11%	89%	3	6	12	柔力球	5	0%	100%	0	2	3
滑雪	26	88%	12%	6	14	4	摩托车	5	60%	40%	1	3	1
气排球	25	0%	100%	0	1	24	马术	5	80%	20%	1	2	2
门球	24	21%	79%	0	4	16	摩托车	4	75%	25%	0	2	2
铁人三项	22	86%	14%	12	5	4	太极拳	4	25%	75%	0	0	4
登山	20	20%	80%	2	5	4	垂钓	4	0%	100%	0	2	2
健步	20	25%	75%	0	5	6	滑翔伞	4	100%	0%	1	2	1
趣味运动会	16	0%	100%	0	0	10	漂流	3	100%	0%	3	0	0
武术	15	47%	53%	2	3	10	拔河	3	0%	100%	0	0	3
轮滑	15	47%	53%	1	5	5	赛马	3	0%	100%	0	0	3
游泳	14	64%	36%	3	4	7	龙狮	3	0%	100%	0	1	2
龙舟	12	33%	67%	0	4	5	休闲跑步	3	0%	100%	1	0	1
跆拳道	11	27%	73%	0	4	7	风筝冲浪	2	100%	0%	1	1	0
沙滩排球	11	64%	36%	1	4	5	艺术体操	2	100%	0%	1	0	1
帆船	9	56%	44%	2	3	2	象棋	2	0%	100%	0	0	2
田径	8	0%	100%	0	0	8	击剑	2	50%	50%	0	1	1
网球	8	25%	75%	0	1	7	帆板	2	50%	50%	0	1	1
攀岩	7	43%	57%	1	2	4	广场舞	2	0%	100%	0	0	2
汽车拉力赛	7	71%	29%	0	6	0	扁带	2	0%	100%	1	0	1
皮划艇	7	29%	71%	0	3	3	独轮车	2	0%	100%	0	1	0
射箭	6	100%	0%	0	4	2	搏击武道	2	0%	100%	0	0	1
健美健身	2	0%	100%	0	0	1							

数据来源：项目团队整理。

除上述赛事之外，各康养区县还曾举办过以下赛事，因频率仅为1次而不列入表中：斯巴达勇士、藤球、摔跤、竞走、踢毽、短道速滑、滑草、啦啦操、绳索救援、风筝板、蹦床、拳击、举重、动力伞、滑板、水上摩托、山野露营、独轮车、曲棍球、搏击武道、健美健身，共21项。

②马拉松赛事打造城市运动康养新名片

近年来，随着中国经济社会和城市快速发展，马拉松、越野跑等长距离的、具有挑战性的项目越来越受到人们的欢迎。统计数据显示，马拉松赛事的举办场次以136场在所有体育赛事中居于首位，以马拉松为首的长距离体育赛事在提升城市形象、提高全民健身意识上具有重要作用，已成为康养区县发展运动康养的重要一环。

在城市形象上，康养区县举办此类距离远、持续时间长的赛事通常会把区县最美的风光纳入赛道中，借助文化资源和自然资源发展赛事，将丰富的旅游资源与赛事相结合，把赛事打造成一张“城市名片”，提升区县形象、美誉度和知名度。

马拉松赛事中城市形象的打造更显突出，以2019年青岛马拉松为例，其举办于青岛市崂山区，被誉为最美马拉松之一。在赛事线路的设计上，“青马”将人文景观与自然风景相结合，慷慨地规划出围绕政府大楼、五月风、奥帆基地，上合峰会主会场、香港路与浮山湾的奔跑路线。此举既能缓解跑步途中的枯燥乏味，又能将最具特色、最靓丽的滨海一线奉献给国内外跑者。42.195公里的全程线路中，有接近30公里的海滨赛道，尽展现代化海洋城市的独特气质。在赛事主题上，“青马”主办方更是将马拉松精神与城市意义融合在一起，创造出更具时代特色的终点线。他们将全程、半程终点设在奥帆中心，让广大跑友可以用脚步丈量奥帆中心和“峰会”会址，将“青马”的“挑战极限、超越自我、坚忍不拔、永不放弃”精神发挥到极致。通过举办大型体育赛事，办赛城市将自身的文化底蕴和历史文化遗产呈现在世人面前，独特的城市文化迅速向外传播。

由于规模度与普及度，此类赛事能更大地调动全民的积极性，在马拉松赛事中全民类占比为51.2%，其全民参与度远超其他类型的体育竞赛。以马拉松运动为代表的跑步运动及相关产业所扮演的角色也越来越重要，成为弘扬地方文化和城市升级的新动力。

③球类项目成为职业及业余体育运动的主力

球类项目一向是现代竞技体育最为重要的组成部分，也是群众在日常生活中参与体育运动最为广泛的方式。康养区县举办的球类运动类型广泛、形式多样，包含篮球、足球、羽毛球、乒乓球等，其中篮球以 105 场居于首位，其次是足球、乒乓球、羽毛球，另外气排球等新兴全民球类运动也越来越多，彰显出球类运动在全民健身中越来越重要的作用。

篮球比赛的赛事级别以县区级为主，康养区县承办了国内许多高级别职业竞赛。此外，数据的背后体现了全民类赛事的增多，如沁源县除举办“绿色沁源杯”四国职业篮球冠军赛这类国际性赛事外，还举办了中小学生篮球运动会和暑期大学生篮球联赛等业余赛事，从青少年学生抓起，提高全民体育素质。

足球也在体育竞赛中占重要地位，数据显示，康养区县足球运动越来越面向青少年发展，举办了许多青少年类足球竞赛。比赛形式也不仅仅限于普通的 11 人制竞赛，更有许多不同规则的足球比赛。随着职业足球赛事的多类型发展，业余赛事也衍生出更多的变体，这样的竞赛更降低了参与难度，方便了足球的全民普及。

乒乓球作为中国的国球，国内水平和民众普及度很高。康养区县承办的乒乓球比赛以国际赛事为主，是职业类比赛占比相对较大的球类运动。许多康养区县是职业赛事的培训基地，因此更承办了许多高水平职业赛事。由于中国的乒乓球文化和乒乓球易学、对抗性相对较低的特点，乒乓球赛事中的中老年类赛事比其他球类更多，如 2018 年全国首届“729 杯”中老年乒乓球大赛、2019 年贺州市老年人乒乓球比赛等，体现出乒乓球在康体和全民身体素质上的重要作用。

④专业性竞技职业赛事与国际接轨

部分体育赛事专业性要求较高，此类赛事通常为职业赛事，全民性较低。随着中国竞技体育的不断发展和水平提高，此类比赛越来越与国际接轨，举办的赛事吸引到更多国家与参赛者，在中国的国际口碑和知名度提升上具有重要意义。

由于康养区县的自然资源，举办的自行车竞赛多为公路赛和山地赛，少部分为场地赛和 BMX 赛。大多数康养区县依托优美的自然资源举办自行车竞赛，如蒙阴县举办的环青海湖自行车联赛、泰宁县举办的2019中国·三明自行车公开赛等，自行车竞赛依托于城市的良好基础建设，也展现出城市的风貌，具有宣传城市形象的重要作用。

铁人三项是将游泳、自行车和跑步这三项运动结合起来而创造的一项新型的体育运动项目，由于结合了三种运动场地，因此铁人三项比赛不仅是考验运动员体力和意志的运动项目，也是对城市体育赛事资源的考验。近年来康养区县展现了强大的体育竞赛优势，承办了更多的铁人三项竞赛，铁人三项竞赛的国际性接轨标志着康养区县的体育竞赛水平进一步提高，展现出中国在国际上不断提高的体育水平。

除此之外，游泳、跆拳道等场馆专业竞技也更加普及，可见在非中国传统优势比赛领域，普及性还需提高。

⑤冰雪类运动项目

冰雪运动包含冰球、速度滑冰、高山滑雪、单板滑雪等，其中康养区县举办的冰雪运动以滑雪为主。河北省张家口市崇礼区是我国华北地区的体育赛事强区，自计划筹办北京2022年冬奥会以来，崇礼通过持续开展滑雪场提升工程，积极承办国际和国内顶级冰雪赛事，不仅做强滑雪产业，提升了“崇礼滑雪大区”核心竞争力和影响力，还增加全区体育产业基础设施、城区健身活动场所，提高体育活动服务能力。现今，冬季滑雪已成为崇礼的品牌，2017～2018雪季崇礼举办国际赛事13项，赛事级别逐年提高，积累了丰富的大赛举办经验。在全民普及上，崇礼不断加大“体教结合”力度，提高青少年竞技体育水平。开展形式多样的冰雪运动进校园活动，将中小学的体育课“搬”进滑雪场、滑冰场。按照“全域、全季、全民、全要素、全产业链”的思路，将普及健康生活、增强健康素质作为根本，不断完善公共体育服务体系，体育事业呈现持续健康发展的良好势头。

⑥养生健体与传统文化类运动项目

养生健体类体育运动的易学性较高，趣味性较强，也有许多项目融合了

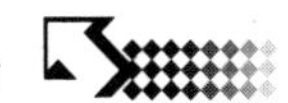

许多中国传统文化，群众参与性较高，因此此类运动项目的全民类占比较大。此类体育活动包含健身气功、健步走、徒步等健体运动，也包含围棋等棋类运动和武术、龙舟传统文化运动。

（2）业余赛事占比增加，全民运动广泛开展

按赛事性质划分，体育赛事主要可分为职业类和业余类两种。从统计数据发现，职业类占比为30.21%，业余类占比为69.79%，在全民健身文件发布之前，地方举办的赛事以职业赛事居多，而现在业余类赛事多于职业赛事，说明各康养强县的体育赛事已经从职业赛事为主开始向业余赛事转变。

随着全民健身上升为国家战略，国家多次强调全民健身对于推动中国体育事业发展、提升人民健康水平的积极作用，并强调要推动全民健身和全民健康的深度融合，鼓励各地广泛开展全民健身运动。在此基础上，随着《国务院关于加快发展体育产业促进体育消费的若干意见》等政策的发布，更加指明了政府引导扶持业余精品赛事，鼓励各地加强体育赛事品牌创新。创新社会力量举办业余体育赛事的组织方式，开展马拉松、自行车、球类等项目赛事，增加赛事种类，合理扩大赛事规模。

（3）赛事举办呈现全民性，老幼人群赛事逐年增加

按参与人群的年龄划分，可以分为全民类赛事、青少年类赛事及老年类赛事。可以看出全民类占比最大，为66.31%，而青少年类和老年类分别占27.40%和6.29%。这说明体育赛事的举办呈现全民性，为青少年和老年人群举办的赛事也在逐步增加。

对于青少年来说，身体活动减少、久坐行为增多导致的身体健康问题越来越严重，体育运动是促进其健康养生的重要一环。而体育赛事可以推动青少年参与体育活动，是青少年体育事业发展的杠杆和导向，对青少年体质健康水平提高具有重要的促进作用。《国务院关于加快发展体育产业促进体育消费的若干意见》中指出，要丰富业余体育赛事，引导支持体育社会组织等社会力量举办群众性体育赛事活动，这为青少年体育赛事发展提供了重要契机。

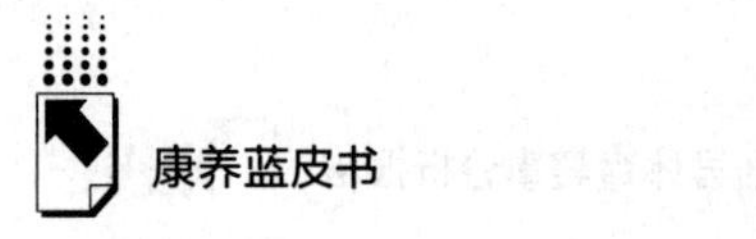

而养老产业一直是康养产业重点关注的一个产业，全民健身与老年人的健康和幸福息息相关，参与体育锻炼与全民健身赛事活动是老年人晚年生活的重要内容之一，也是老年人保持健康身体和快乐心情、满足老年人参与体育文化生活的美好生活需要的重要手段。体育赛事是促进老年群体加入运动、自主体育锻炼的重要方法，因此将老年体育赛事事业与养老融合是老年康养的着力点，可以提升老年人的获得感和幸福感。

（四）康养百强县体育赛事自主品牌分析

承办国际性赛事需要考核承办地的各个方面，如城市形象、体育赛事场地、本地居民的积极性等。对于经常举办国际高端体育赛事的区县需要支付一笔高额的品牌赛事授权费用，且举办届数不稳定，全看品牌方的意愿，而只举办一年带来的效益远远比不上连续举办三年以上带来的效益，因而拥有赛事品牌自主权是很有必要的。对于受到体育场地限制、资金限制和本土缺乏高水平职业队的康养强县，大多无法像知名度更高、经济水平更好的省市一样举办国际高端体育赛事。但为了更好地发展运动康养，满足大众健康运动和健康生活的愿望，符合社会需求的体育赛事是不可或缺的。因而各区县的知名体育赛事是多年举办赛事积累下来的经验，努力开发体育赛事存在的商业价值，带动体育经济内循环，打造自主品牌赛事是一次大胆的尝试。事实证明，这样的尝试获得了成功。

康养强县依据自身的特点打造具有地方特色和自主品牌的经典赛事，突出区县自身特色，吸引了很多企业赞助商、参赛群体和赛事观众的关注。对于文化特色比较突出的康养区县采用文化加持品牌赛事，如四川都江堰市依托双遗文化打造“双遗马拉松”品牌赛事，贵州赤水市依托长征红色文化打造“四渡赤水”品牌赛事，广东梅县依托长寿文化打造“世界客都长寿梅州”马拉松赛赛事。对于自然资源比较突出的康养区县则更多强调自身的资源优势，如贵州水城县依托夏季凉爽的气候优势打造“中国凉都·生态水城”品牌赛事，云南勐海依托万亩稻田的独特风光打造“稻香勐遮”品牌赛事。

表6　康养强县代表性自创品牌赛事一览表

康养强县	品牌赛事	举办年数	主要依托的资源类型
兴文县	僰王古道® BoTRAIL 山径赛	3年	僰人遗址、山地自然风景区、红色文化遗址
都江堰市	成都双遗马拉松	3年	世界文化遗产（青城山：建筑与宗教文化；都江堰水利工程：水利文化）；世界自然遗产（四川大熊猫栖息地）；世界灌溉遗产（都江堰水利工程）
石柱县	铁人三项国际邀请赛	3年	中医药草本植物资源、土家少数民族文化
赤水市	“四渡赤水”+	7年	“四渡赤水”红军长征文化
凤冈县	凤冈锌硒茶乡山地国际半程马拉松赛	3年	康养锌硒茶、万亩茶园
水城县	“中国凉都·生态水城”+	7年	凉爽的气候资源、非遗文化
勐海县	“稻香勐遮”山地自行车赛	6年	万亩乡间稻田
崂山区	青岛·崂山100公里国际山地越野挑战赛	6年	独特的山地资源
井冈山市	井冈山红色国际马拉松	3年	井冈山革命文化
梅县区	“世界客都长寿梅州”马拉松赛	3年	梅州长寿文化
阳朔县	“山水阳朔 画里骑行”+	4年	漓江独特山水资源
巴马瑶族自治县	巴马国际马拉松赛	4年	世界长寿之乡、自然资源

资料来源：项目团队整理。

四　康养百强县的体育赛事发展特征与趋势

（一）建立运动训练基地和举办赛事协同发展运动康养，实现城市形象转型、带动产业发展

随着运动康养市场的火热，越来越多的康养强县发展运动康养，以此作为发展康养的补充内容。如重庆石柱聚力“六养”构建完善“康养+”体系，以运动康养作为其中一个内容。在开展康养大会时都会举办各项体育赛事，即重庆石柱铁人三项赛。如攀枝花意识到养老市场的前景虽好，但随着

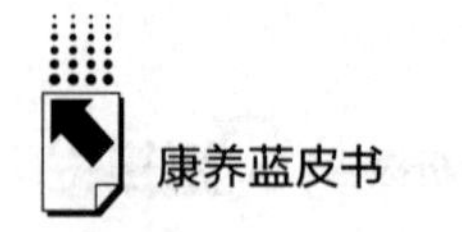

市场的饱和，产业发展动力不足，因此在遇到新兴的运动康养市场后，以建设国际阳光康养旅游目的地为发展契机，结合自然环境的优势，发展“运动+康养”，努力打造“国际冬训基地、运动康养胜地、体育制造基地”，转变养老城市的旧形象，建立年轻有活力、运动康养的城市新形象。其管辖下的多个区县响应市政府的政策指导，如米易县大力培育的“清凉度假·在米易”的康养旅游品牌，先后多次引入全国皮划艇激流回旋冠军赛、米易国际摩托艇公开赛等体育赛事。

为了更好地发展运动康养，除了举办各种体育赛事外，多个区县建立了赛事训练基地，如盐边县为了推动本县的“康养+运动”产业，建立了四川省最大的综合性训练基地——红格训练基地。建立专业的运动训练基地综合了各方面的利益，是区县全面发展运动康养不可或缺的。运动训练基地不仅可以为运动员提供良好的训练条件，为国家和区县培育优秀的运动员，还可以承办国际和全国各种体育赛事，为市民提供种类齐全、功能完善的健身娱乐设施，实现全民参与运动康养。特别是赛事训练基地还可以成为运动康养旅游的吸引物，提升城市运动健康的良好形象。运动训练基地和赛事举办相互支撑，协同发展，助推区县实现全年性、长期性的发展运动康养。

（二）借助独特的地理位置和资源开展体育赛事

西南地区的地形较为复杂，包括四川盆地及其周边山地、云贵高原中高山山地丘陵区以及青藏高原高山山地区，区内河流纵横，峡谷广布，地貌以高原和山地为主，还广泛分布了喀斯特地貌、河谷地貌和盆地地貌等。复杂的地形地势形成了独特的山地资源。虽然大部分山地资源不能直接转化为旅游资源，但独特的山地资源不仅可以满足山地自行车赛、山径赛、山地马拉松比赛等赛事的线路要求，还可以让参赛者在比赛期间感受到当地的独特自然风光，最大化地使用山地资源。依托山地资源发展的赛事类型包括山地马拉松、山地自行车赛、山地户外运动多项挑战赛、山地越野挑战赛、山地徒步大会等，类型丰富，运动强度较大。

华南地区、华东地区的沿海康养强县利用海湾的自然地理区位和海洋资源发展海上运动赛事和其他户外赛事。广阔的海域、港湾、海浪等海洋要素为帆船、帆板、游艇、冲浪等海上运动的开展提供了有利的自然地理条件和优越的区位优势，此外优质的沙滩资源还可以开展各项沙滩运动，如沙滩排球、沙滩足球等。美丽的海岛风光还将吸引各种户外体育赛事的开展，如沿海马拉松、沿海徒步比赛、沿海自行车赛等。广东、浙江、江苏等沿海发达地区除了拥有独特的地理位置和海洋资源优势，还有资金资源、体育设施及服务资源支撑体育赛事的蓬勃发展。

华北地区、东北地区和西北地区则利用各自存在的地理位置和资源优势支撑赛事发展。如华北地区和东北地区主要依托冰雪资源发展各项冰雪赛事，西北地区则依托各种特色资源发展不同的赛事，如依托沙漠资源开展沙漠摩托车越野赛等。

（三）体育赛事呈现品牌化发展趋势

体育赛事是体育产业的核心产品，一个成功的体育赛事不能只是赛事本身，还需要打造自身的体育赛事品牌，产生品牌效应，吸引企业赞助和社会关注，输出赛事文化，潜移默化地影响赛事群体。通过上文可知，康养百强县自主打造的体育赛事品牌数量越来越多，许多自主创造的体育赛事 IP 都获得了成功。

通过分析可知，区县打造自主赛事品牌的发展路径主要分为两个：一是通过承办国际性赛事和国内知名赛事积累赛事经验，再根据已获得的经验和自身的创新打造自主赛事品牌。如都江堰市先后多次承办国际性马拉松赛事，具有举办大型马拉松比赛的经验，之后结合区县自身的资源优势和成熟的赛事经验打造了“双遗马拉松”赛事品牌，该赛事连续举办了 3 年，且每年参与人数在 3 万人左右，获得了较好的成果。二是通过多次试验，积累经验，举办具有创新性的体育赛事，一点一点地提高体育赛事质量和品牌知名度。如贵州省赤水市和水城县，“四渡赤水” + 和“中国凉都 · 生态水城”+ 两个品牌赛事连续举办了 7 年，在这 7 年里，两个区县通过不断地创

新和完善赛事品牌，不断扩大赛事品牌知名度，吸引了众多国内外运动爱好者参赛。

五 总结

以赛事为基础的运动康养已经成为康养产业的支撑，扮演着越来越重要的角色。首先，康养百强县举办体育赛事呈全年化发展，并呈现逐年上升趋势，虽然2020年上半年受疫情影响举办次数减少，但至下半年疫情恢复期后，康养百强县举办体育赛事稳定增长。其次，康养强县充分利用当地独特的自然资源举办高品质体育赛事，区域自然禀赋更增添赛事的吸引力。再次，康养强县体育赛事呈品牌化发展，自主赛事品牌可以提升区县知名度，建立健康养生和活力运动的新形象。最后，体育赛事助力区县实现大众化运动康养，尤其是马拉松、自行车赛、徒步大赛等群众性体育赛事不仅带动了大众的参与，更加丰富了游客群体，使得区域品牌形象年轻化，充分体现出赛事康养的价值。

参考文献

［1］黄海燕、张林：《体育赛事的基本理论研究——论体育赛事的历史沿革、定义、分类及特征》，《武汉体育学院学报》2011年第2期，第22~27页。

［2］王守恒、叶庆晖：《体育赛事的界定及分类》，《首都体育学院学报》2005年第2期，第1~3页。

［3］王子朴、杨铁黎：《体育赛事类型的分类及特征》，《上海体育学院学报》2005年第6期，第24~28页。

［4］Damd C. Watt. Event Mangement In Leisure and Tourism，Addison Wesley Longman Limited，1998：2.

［5］Johnny Allen. Festival and Special Event Management. John wiley & Sons Australia，Lid. 2002：11.

［6］Getz，Donald. Event Management and Event Tourism. Cognizant Communication

Corporation, Newyork. 1997: 4.
[7] 徐伟、黄兆荣、孙桥:《体育赛事基本理论探究》,《吉林体育学院学报》2006年第2期,第18~20页。
[8] 何莽:《康养蓝皮书:中国康养产业发展报告(2017)》,社会科学文献出版社,2017。
[9] 何莽:《康养蓝皮书:中国康养产业发展报告(2018)》,社会科学文献出版社,2019。
[10] 何莽:《康养蓝皮书:中国康养产业发展报告(2019)》,社会科学文献出版社,2020。
[11] 袁建伟、康熙:《构建具有贵州地域文化特色的体育赛事品牌设想及策略研究》,《六盘水师范学院学报》2017年第4期,第12~15页。
[12] 翁飚、张小娟、鞠庆东:《体育赛事品牌塑造与城市品牌提升的关系——以厦门国际马拉松赛为例》,《体育科学研究》2013年第1期,第1~5页。
[13] 张瑞林、李凌、王恒利:《冰雪体育赛事品牌管理与品牌进化绩效的探析》,《体育学研究》2018年第2期,第45~56页。

案例篇

Case Reports

B.10 地方精神与康养产业发展的相互支撑作用分析

——以石柱县为例

张紫雅　朱柯静　赵倩翊　努尔买买江·库来西*

摘　要：随着我国社会经济质量和效益的稳步提升，以及健康中国战略的深入实施，康养旅游已经逐渐成为民众释放身心健康需求和外出旅游需求的大众化旅游服务产品。如何合理规划康养产业的发展，以实现巩固拓展脱贫攻坚成果同乡村振兴有效衔接，成为政府和企业亟待解决的问题。重庆市石柱土家族自治县在长期的发展奋斗过程中，逐渐凝练出“敢吃黄连苦、不怕辣椒辣、乐享蜂蜜甜”的新时代石柱精神，为石柱

* 张紫雅，中山大学旅游学院研究生，研究方向：康养旅游；朱柯静，中山大学旅游学院本科生，研究方向：康养旅游；赵倩翊，中山大学旅游学院本科生，研究方向：康养旅游；努尔买买江·库来西，新疆大学旅游学院讲师，中山大学旅游学院博士研究生，研究方向：康养旅游、养老机构邻避、积极老龄化。

 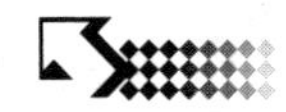

康养产业的发展提供精神动力支撑。一直以来，石柱县积极响应绿色发展号召，坚定不移推进生态文明建设，深入践行“两山”理论，在立足自身优渥的自然和农业资源本底的基础上，提炼出康养产业发展的六养方法论体系，促进康养经济由单一的森林康养向结构化的康养产业生态圈的高质量融合发展。石柱康养产业发展过程中构建的“6+1”产业体系总体成效显著，“观养”方面四季旅游深入推进，“食养”方面鲜甜苦辣确保高标，“动养”方面特色赛事汇聚人气，“文养”方面文创精品彰显魅力，“住养”方面旅居配套扎实推进，“疗养”方面依托中医药材等资源涵养修养福地并蓄势勃发。总而言之，石柱在坚持党的思想引领下，凝练出新时代石柱精神，在立足自身资源本底的基础上逐渐探索形成“6+1”康养产业发展体系，为国内其他地方弘扬艰苦奋斗精神、巩固脱贫成效和实现乡村振兴提供了石柱经验。

关键词：　康养产业　石柱精神　乡村振兴

一　石柱康养业绿色崛起背景

习近平总书记在2018年全国“两会”期间参加重庆代表团审议时，以及2019年考察重庆期间，先后作出重要指示，要求重庆“加快建设山清水秀美丽之地”、“在推进长江经济带绿色发展中发挥示范作用”[1]。石柱发展康养产业正是在习近平新时代中国特色社会主义思想的指引下，践行习近平生态文明思想，贯彻新发展理念、落实“健康中国”战略的重要举措，也是建设山清水秀美丽之地的现实需要。为了深入学习贯彻习近平总书记对重庆提出的重要指示要求和亲临石柱视察调研重要指示精神，石柱紧紧围绕习

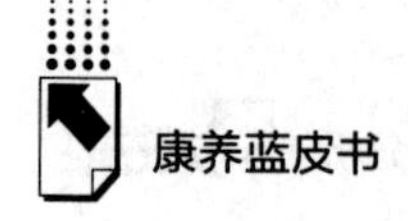

近平总书记对重庆提出的“两点”定位、“两地”“两高”目标和“四个扎实”要求，进一步解放思想，利用好生态环境良好、绿色特色资源丰富、土家风情浓郁等康养经济发展的独特优势，将石柱千年来积累起的“绿色存量”，释放为强大的“经济增量”[2]。

石柱县地处长江上游南岸、重庆东部、三峡库区中心，当地以土家族为主的少数民族占79.3%，是集民族地区、三峡库区、革命老区于一体的特殊县份，曾是重庆市14个国家级重点贫困县之一，贫困面广、贫困程度深、致贫因素复杂、脱贫难度较大。2014年，全县共有贫困村85个、贫困户15758户54908人，农村贫困发生率达12.7%，贫困人口人均可支配收入仅为2648元，返贫率高达5%[3]。

自脱贫攻坚战打响以来，石柱深学笃用习近平总书记关于扶贫工作重要论述，深入学习贯彻习近平总书记视察重庆重要讲话和亲临石柱视察重要指示精神，牢记嘱托、感恩奋进。石柱大力弘扬“敢吃黄连苦、不怕辣椒辣、乐享蜂蜜甜”的新时代石柱精神，围绕“转型康养、绿色崛起”发展主题，聚焦“风情土家·康养石柱”形象定位，以供给侧结构性改革为主线，以绿特资源为依托，以项目建设和招商引资为抓手，提出了“康养+”发展战略，形成了“六养”发展模式。

在这场举世瞩目的精准脱贫攻坚战中，石柱55万各族人民谱写了一曲曲改变贫困群众命运、共同迈向全面小康的石柱凯歌。2019年4月，石柱以零漏评、零错退、群众认可度97.91%的良好成效，一举摘掉国家级贫困县“帽子”；同年10月，荣获全国脱贫攻坚奖组织创新奖。

2020年，完成全面脱贫目标的石柱，正进一步巩固拓展脱贫攻坚成果，促进乡村振兴[4]。2020年是由巩固脱贫攻坚成果向全面建成小康社会的过渡之年，是“十三五”规划收官和开启“十四五”规划的过渡之年，是石柱县面对严峻复杂的国际环境特别是新冠肺炎疫情严重冲击和罕见汛情，仍实现高质量发展之年。面对复杂的形势和新冠肺炎疫情带来的挑战，石柱县敢于迎难而上，增强人们对健康的重视和对养生的关注，危中寻机、化危为机，以进一步发展康养产业、打造康养经济、全面建设“康养石柱”，康养业呈现增速稳步回升、质效不断改善的良好态势。在此基础上，石柱深化“六养”要素，着力发展绿色有机农业、特色生态工业、康养休闲生态旅游业，促进一二三产业深度融合发展，全产业、全领域、全地域做大做强康养经济，已经构建起石柱大康养产业体系，努力推动以康养经济为支柱的高质量发展，为奋力建设康养石柱打下坚实基础，为国内具备良好康养资源基础的地区发展康养产业提供有益借鉴，为弘扬传统艰苦奋斗精神、巩固脱贫成效和实现乡村振兴提供了石柱智慧与典型经验。

二　石柱康养业发展的总体成效

石柱以康养经济为中心的高质量发展工作稳步推进，不断夯实发展基础，持续丰富业态产品，加快提升品牌效应，康养项目稳步有序推进，康养产业体系日趋完善。2020 年，石柱将新冠肺炎疫情带来的危机作为发展康养经济的转机，全面融入成渝地区双城经济圈建设，全力推动康养产业发展，加快建设全国生态康养胜地，取得较好成效。

（一）康养石柱产业建设初见成效

构建现代康养产业融合体系。石柱着力构建了以现代山地特色高效农业、康养消费品工业、康养休闲旅游业为核心的现代康养产业体系，持续深化产业融合发展。

推进全国生态康养胜地建设。石柱深入贯彻习近平总书记视察重庆系列重要讲话和重要指示精神，明确全国生态康养胜地总体定位，围绕“三区—枢纽—中心—胜地”战略定位体系，形成三峡新区绿色发展先行区、武陵山区乡村振兴示范区、成渝经济圈康养经济示范区、渝东鄂西新兴综合交通枢纽、全国山地康养公共服务中心等阶梯式目标定位。

打造升级版康养产业典范。2020 年以来，面对突如其来的新冠肺炎疫情，石柱县化疫情危机为转机，加大康养产业培育力度，举办了以“中医药防疫与康养”为主题的康养大会，将中医药优势与康养产业紧密结合，

着力打造升级版康养产业，为全国康养产业发展提供有益借鉴。

助推城乡统筹与乡村振兴。石柱在全力打造武陵山区乡村振兴示范区的过程中，坚持把康养理念融入城市提升和乡村振兴全过程。在此过程中，石柱扎实推进“四个30万”工程，通过巩固壮大现代山地特色高效农业助力乡村振兴，促进脱贫攻坚与乡村振兴有效衔接，推动城乡统筹发展，构建全域康养的新发展格局。

（二）石柱康养产业持续快速发展

石柱的六养体系日趋完善。观养方面，形成3个4A级、3个3A级的十大景区格局，发布6条乡村旅游精品线路；住养方面，成功开发华宇·林语岚山等康养旅游住宅产品，打造5个市级美丽宜居村庄、3个国家级传统保护村落；动养方面，形成“1中心4基地”康养运动基地、打造4大精品体育赛事；文养方面，保护传承非遗项目461个，大型室内歌舞剧《天上黄水》等文艺演出深受游客喜爱；食养方面，形成以“四个30万”为载体、“三品一标”农产品为抓手的绿色发展格局；疗养方面，培育市属三级康复医疗机构1所，建有国家级中医特色专科2个，市级重点专科1个，建成精品中医馆6个；康养制造方面，以“食、药”为主导的康养制造产业快速发展，现有14家规模以上的康养制造企业。

（三）康养石柱品牌体系不断壮大

康养石柱标准体系逐渐完善。石柱依托重庆市质量和标准化研究院，以GB/T 13016－2018《标准体系构建原则和要求》为依据，建立了康养石柱通用基础标准、“观养”标准、“住养”标准、“动养”标准、“文养”标准、“食养”标准、“疗养”标准等七大类标准体系，其中包含国家标准4个、行业标准4个、地方标准4个、石柱区域标准66个，科学指导康养产品和服务，扩大户外运动、土家文化、特色美食、中医健康、旅游景区等规范化服务标准运用，推动石柱康养标准化进程，促进康养产业链融合，推进康养标准升级，提高康养标准的影响力，大力推动石柱康养产业的规范化、标准化、科学化。

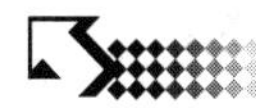

康养石柱品牌竞争力不断提升。食养方面，区域品牌合力逐渐形成体系，“三品一标”农产品达到234个，形成了“石柱辣椒”、“石柱黄连”、“石柱莼菜”、“石柱蜂蜜”等单品品牌及一批绿特农产品，以及“源味石柱”农产品区域公用品牌。动养方面，打造全国性体育品牌赛事，将黄水太阳湖公开水域游泳赛等户外运动赛事打造为全国著名康养体育品牌赛事。努力优化康养发展条件，2020年获得“国家森林康养基地”、“重庆市出口食品（农产品）示范基地”、“全国蜂业优秀之乡”、“重庆市生态文明建设示范县”等称号。

高质量节事会议影响力持续扩大。2020年8月21～23日，石柱成功举办了第四届全国康养大会，康养大会也已成功升级为全国性产业发展大会并永久落户石柱，成为石柱对外交往的重要平台和名片，打响了康养大会的业界知名度，开拓了康养产业广阔良好的发展前景。

（四）康养石柱智力支持持续强化

中大—石柱康养联合研究平台成立。自2019年开始，石柱更加明确了康养产业转型升级的目标，与中山大学达成了共同成立康养产业联合研究平台的合作方案，双方开始围绕康养战略研究、康养咨询服务、旅游项目合作、康养人才交流、标准推广升级、招商引资服务等领域展开深度合作，基本形成康养经济政产学研协同联动的新局面，助推康养石柱建设迈上新台阶。

重庆康养研究院助力康养人才培育。重庆康养研究院由重庆广播电视大学与石柱县人民政府共同建立，围绕“转型康养、绿色崛起”发展主题和乡村振兴战略，开设绿色康养经济管理、乡村旅游管理等课程，为把石柱建设成为培养康养人才的“高地”和吸引康养人才的“洼地”做出重要贡献。

重庆康养研究院实体化运营启动。石柱通过大力完善科研组织与管理机制，推动康养石柱的有关研究不断取得新进展。2020年，重庆康养研究院开始尝试实体化运营，其与农旅集团“一套班子、两块牌子”合署办公，主要进行康养产品研发、康养相关产业的拓展延伸、集成组装和技术升级等事项的研究。

智慧石柱的大数据建设全面推进。石柱以推动各产业加强特色产业应用研究、科技创新体系建设，强化科技成果转化应用和体制机制改革创新，促

进康养经济融合发展；以建设智慧城市提高人民获得感，以规范数据管理提高数字治理水平，确保渝东南智慧名城、国家创新型县建设取得阶段性成果，推进智慧石柱大数据建设。

（五）康养石柱企业主体快速成长

在打造康养经济、建设康养石柱的过程中，夯实康养产业是基础。石柱县抓住招商引资、项目投资、营商环境等重点领域和关键环节，精准施策，招引一批大项目、好项目、高质量项目落地建设，大力支持康养企业发展，有效破解企业降本增效难、政策落地难、引才用工难、转型升级难等问题，让康养企业轻装上阵、聚力发展。近年来，石柱县加强对康养企业的扶持，孕育或吸引了大批康养制造企业，例如石柱土家族自治县潘婆婆莼菜科技发展有限公司、重庆小天鹅百福食品有限公司以及重庆石柱农旅融合发展集团有限公司等。

三 康养业促进石柱脱贫攻坚与乡村振兴衔接

领略“三味”石柱，巩固脱贫成效加速乡村振兴。黄连、辣椒和蜂蜜是石柱县传统农耕产物，被誉为“石柱三宝”。石柱独特优异的自然地理环境为其生长提供了物理环境基础，艰苦奋斗、不屈不挠、齐心协力的石柱人民的奋斗精神和智慧为其发展提供了重要的人文环境支撑。石柱对其优良精神传统进行进一步的系统整理和深入研究，在传统文化中寻找当代发展智慧，推动康养产业与文化、旅游的深度融合，不断加强土家精神文化资源的挖掘保护开发，夯实“文养”精神基础，为构建全国康养旅游胜地提供强大的精神文化支撑[5]。

（一）敢吃黄连苦的艰苦奋斗精神

“苦”是一种文化，一种源远流长、世代相传的土家文化。“苦”是一种精神，是一种开拓进取的“石柱黄连”创业精神。石柱黄连有三苦：味觉之苦、劳作之苦和发展壮大之苦。经过漫长的岁月沉淀，其已成为石柱本土文化的重要组成部分，塑造了石柱人民勤劳担当、憨厚诚实的性格，以及

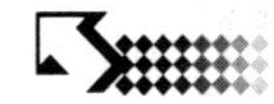

艰苦奋斗、求真务实的人文精神，更是石柱人民吃苦耐劳、负重自强、不懈奋斗的生动写照。苦中作乐的石柱人通过发挥艰苦奋斗精神，努力把“苦黄连”做成“甜产业”。

（二）不怕辣椒辣的不屈不挠精神

辣椒文化对于石柱人而言，是一种敢为人先的创新精神，是一种不屈不挠的革新精神，映射在石柱人民始终斗志昂扬的精神状态，体现在不信邪、不畏难、不服输的振奋精神，融化在石柱人民好客热情、勇敢豪爽、乐观向上的性格。同时辣椒红火的色泽，也是石柱人民对红红火火的美好生活的期盼。

辣椒“红”了八方食客餐桌，更是鼓起了椒农的腰包。2020 年，“石柱红辣椒”集体商标，获得了“无公害农产品认证”、“A 级绿色食品认证”和“农产品地理标志登记”。2020 年 8 月 18 日，第 5 届贵州 · 遵义国际辣椒博览会上，“石柱红辣椒”获得“全国十大名椒”荣誉称号。石柱县也被农业农村部命名为首批“全国农产品加工创业基地”。

（三）乐享蜂蜜甜的齐心协力精神

蜜蜂精神指勤劳精神、团队精神、奉献精神、求实精神、自律精神。蜜蜂，本就是石柱县人民真诚、朴实、勤劳和善良品质的鲜明反映，是石柱人民向往美好生活而齐心协力、共同奋进的真实写照。

“小蜜蜂，托起乡村振兴大梦想”。中蜂产业契合了产业长效稳定扶贫机制，带动贫困户实现稳定脱贫、助推蜂农增收致富，已发展成为石柱脱贫增收致富、助力乡村振兴的重要产业。先后荣获“中华蜜蜂之乡”“全国养蜂精准扶贫示范县”“全国蜂业优秀之乡”等称号，2020 年实现产值 5.2 亿元。

四　石柱康养业“六养”经济的高质量发展

石柱将“观养”、“住养”、“动养”、“文养”、“食养”、“疗养”和

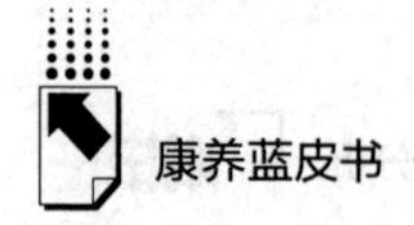

“康养制造”为核心的“6+1”产业作为经济发展第一牵引，着力推动县域经济社会高质量发展和三次产业深度融合。2019年，石柱第一产业、第二产业、第三产业结构比例调整为16.9∶27.9∶55.2，以康养服务为主的第三产业占比远远超过第二产业。

石柱善于在变局中开新局，将新冠肺炎疫情带来的危机作为发展康养经济的转机，用好国家支持的政策机遇、产业转型升级的新机遇、疫情催生的市场机遇、成渝地区双城经济圈建设和全市“一区两群”协调发展的战略机遇，结合石柱资源优势、价值定位，精准策划包装一批支撑“六养”的重点项目，深度开发“六养”产品，加快建设“六养”平台，优化“六养”服务，办好“六养”活动，打响“六养”品牌，以项目建设和招商引资为抓手，全力推动以康养经济为重点的高质量发展。

（一）深耕“六养”项目

开工建设一批。2020年石柱共有十余个项目开工建设，涵盖度假小区、特色小镇、交通建设、农业产业等多个领域，总投资达137.7亿元，对石柱县加快康养产业发展、完善康养基础设施、培育康养经济新动能具有重要作用，推动康养石柱建设迈上新的台阶。

提速建设一批。观养类旅游开发项目加速推动，总投资达144.3亿元；食养类项目正积极打造，创建全国有机农业示范基地县，形成以绿色生态农产品加工和生物医药为主的康养制造产业；动养项目正提速建设，冷水特色康养旅游小镇—冷水天然氧吧运动区、格林童话足球村进度超额完成；文养类项目正持续推动，完成冷水特色康养旅游小镇—冷水民俗风情文化体验区年度任务；住养类旅游地产项目加速续建，例如黄水林语岚山、凤凰栖三期；疗养类项目正积极推动，培育智慧疗养、康复疗养、康复养老载体。

竣工投产一批。2020年度已有六大康养项目竣工投产，包括观养项目重庆石柱七曜山地质公园广寒宫数字体验工程、石柱西沱古镇文物保护维修—张飞庙等。石柱县中益康养卫生院建设项目已投入使用，莼菜深加工

 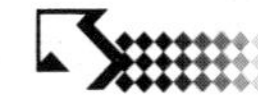

（水火土）已建成投产，年加工莼菜可达2万吨左右。其余基础设施类建设项目，例如石柱县曹家湾水库烟草援建水源工程、石柱县黄水镇第三污水处理厂工程建设任务，已全部完成并投入运行。

前期推进一批。2020年度总投资52.4亿元推进康养项目建设。动养项目，风雨篮球场和竹铃球场前期勘界、用地预审、可研工作完成，石柱县甑子坪全民健身运动中心正在办理前期手续。文养类项目，建设文化培育载体。新建石柱县康养职业教育学校，完成《关于推动康养学院建设，为成渝地区双城经济圈建设和“一区两群”协调发展提供康养人才的调研报告》，中医院治未病中心项目策划已完成，乡镇中医馆建设项目正在启动，已建成14个精品中医馆。住养类项目，黄水旅游地产启动前期工作，土地招拍挂启动；石柱县甑子坪岩嵌沟康养文化主题公园项目策划工作正在进行。疗养类项目，石柱县人民医院健康医疗数字化管理信息系统立项已完成，区域影像项目已建成，石柱县健康教育与健康促进实践示范基础建设项目前期策划启动，石柱县康养医学教育培训中心项目策划完成，石柱县下路街道养老福利院完成项目选址。康养制造类项目，落实石柱黄连GMP饮片厂、石柱县木瓜精深加工项目、石柱天麻产业园项目建设主体，天麻精深加工项目（硒旺华宝）前期工作启动，已开发生产出天麻酒、天麻粉、天麻块等系列产品，正在策划深度开发天麻纳米超微粉和天麻素提取等技术项目，兔肉加工项目正在招商引进中。

招商引资一批。2020年石柱县举行康养项目招商引资“线上+线下”推介活动，优化投资环境和招商引资政策，吸引多家企业来石柱投资兴业，围绕蜂产品精深加工、黄连康养产品研发及产业化、莼菜精深加工、新型绿色建材产业、巾帼土司城等5个项目重点招商。

（二）开发“六养”产品

依托石柱的地理风貌和特有的植物生长环境，统筹推进农业产业结构深度调整和“全国有机农业示范基地县”创建，持续发展特色长效产业、新建有机农业示范基地、有序推进特色高效康养产业园建设，实现现代山地特

色高效农业提质增效。

农产品种类丰富，产量较高。《2020 年康养石柱白皮书》相关数据显示，全县累计“三品一标”等品牌农产品 243 个，认证产量 1 万余吨；无公害农产品 4684 吨，包括结球甘蓝、豇豆、大白菜等；绿色食品 27648. 25 吨，包括空心菜、白萝卜、“谭妹子”土家青椒王、土家香辣胡辣壳、三星香米等；有机食品 6542. 64 吨，包括稻谷、莼菜、天麻；农产品地理标志 313000 吨，包括莼菜、辣椒。

文创产品深度开发不断推进。石柱依托县平台公司——石柱县农旅集团，积极推进文创产品的深度研发，先后开发了五大系列三十三款石柱特色旅游文创产品，包括金音石系列、良玉文化系列、土家文化系列、康养文化系列（康养三宝套装、精品黄连、精品黄连花、黄精饮料、黄精鸡、百花蜜蜂蜜水、倒流水豆腐干、黄连香皂、蜂蜜皂、康养杯、万寿杖）和中益蜜蜂小镇系列（闻山意—倒流香、大湾晨曦—变色水杯、向阳新生—名片架）等。在部分景区景点开辟旅游商品销售专柜，目前部分文创商品已进入景区景点，有效提升了石柱文旅消费水平。除此之外，石柱还建立了文旅服务平台——云上文旅馆，拓宽文创商品销售渠道。

康养制造业优化创新。以辣椒、马铃薯、牛肉等农产品加工为主的绿色康养产品产业和以黄连、大黄等中药材加工为主的医药产业，有力推动康养制造业规模化集群化发展。现有规模以上企业 14 家，年产值 22. 54 亿元，其中以小天鹅食品、老川江食品等为代表的火锅底料、牛肉制品等食品加工产品深受消费者喜爱，泰尔森制药公司已成为重庆市第二大中药饮片生产企业。新引进的辣椒精深加工、莼菜精深加工、升升药业等食品医药企业正在建设，康养制造业规模逐步扩大。除此之外，石柱尝试开发新型康养医疗器械、绿色建材，拓宽康养发展之路。开展招商引资项目包装及推介，开发健康养生功能鞋子，医疗防护服、隔离服、手术衣等医疗耗材产品，医疗电子仪器、小型家用医疗器械、医药耗材，车载智能终端、旅游智能定位产品、智能家居、智能可穿戴等产品。

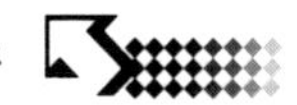

（三）建设“六养”平台

建设康养研发平台，推动农技、教育、科研合作，促进技术传承。与西南大学、重庆市中药研究院、中国医学科学院药用植物研究所联合进行中药材良种选育、病虫害防治、产品研发等。与中山大学、重庆康养研究院等联合开展科研合作，搭建联合研究平台、本科实习教育基地，在康养经济、康养产业等领域开展科学研究及产学研究、研发康养产品、研究热点课题。

完善交易平台，实现农产品产销精准对接，优化康养产品营销渠道。升级黄水全国黄连专业批发市场，打造成渝地区与成都荷花池中药材交易市场一东一西两大中药材集散地。开发康养美食地图、建立双福农产品批发市场等平台，扩大石柱产品的国内外销售。

搭建文旅平台，扩大石柱宣传营销力度，新媒体营销激活康养经济。开通县文化旅游委抖音号、县文化旅游微博号、重庆石柱旅游公众号，总计发布抖音小视频 85 条、文化旅游信息 770 余条、信息 472 条。

（四）优化“六养”服务

不断加强对“康养石柱”产业体系、标准体系、指标体系的探索、研究和应用实践，康养体系不断完善。例如推进旅游景区服务标准制定推广，统一规范旅游导向标志设计和设置、旅游交通车辆安全、景区售验票、服务人员日常行为、“黄水人家”乡村旅游专业合作社等多项服务事项和内容；推广特色美食服务标准，统一规范“土司王宴”和“康养美食名店评定通则”服务事项和内容；推进户外运动服务标准制定和推广，统一规范黄水太阳湖公开水域游泳竞赛、土家竹铃球竞技、自驾车帐篷露营服务事项和内容；推进土家文化服务标准制定推广，统一规范土家大型歌舞“天上黄水”演艺、土家风情篝火晚会、土家族摆手舞活动、土家“玩牛”活动演艺、土家族“啰儿调”表演服务事项和内容；推广制定中医健康服务标准；统一规范“刮痧”、“推拿”、“拔罐”、“针灸”和中医药疗养保健操的服务事项和内容。

（五）办好“六养”活动

中国·重庆（石柱）康养大会已纳入重庆市建设中西部国际交往中心三年行动计划（2020～2022年），作为重庆的国际交往平台之一予以推动实施。2020年8月，中国·重庆（石柱）第四届康养大会以“中医药防疫与康养”为主题，通过线上和线下相融合的方式来推动第四届康养大会的举办。

开办观养活动，打造土家特色文化新名片。举办首届土家民族文化旅游节，与沿河、长阳、五峰三个单一的土家族自治县联合建立土家文旅联盟。“镜头掠影绘康养”全国征集石柱美图摄影大赛，开展《国际在线》活动专题搭建、“镜头掠影绘康养”50名摄影家掠影石柱启动仪式、摄影名家云集石柱采风摄影、图片展示和评选、颁奖、成果展示等六大活动。

开办食养类活动，推广石柱“中国康养美食之乡”城市名片。举办石柱首届莼菜鱼美食节，开展莼菜采摘体验，八大菜系名厨现场制作莼菜菜品比拼等系列活动。举办农民丰收节等活动，在中益、三河等乡镇组织开展康养农产品有关活动。

开展动养类活动，走出运动康养新模式。开展2020千野之夏“农旅杯”夜猫马拉松赛、2020云水岛游泳比赛、冷水国际冰雪赛事等。举办2020年石柱·黄水“农旅杯”铁人三项赛，3公里的欢乐跑让在黄水避暑的市民轻松参与进来感受运动的魅力。

（六）打响“六养”品牌

积极培育特色农业，食养品牌和地理标志全国推广。积极创建全国有机农业示范基地县，新建续建有机基地38个，获有机认证产品18个，基地规模3.5万亩。2020年，获中国绿色食品发展中心批准为“全国有机农产品基地”，成功创建重庆市出口食品（农产品）示范基地，认定全国名特优先农产品2个、获绿色食品认证22个、获有机产品认证18个，完成黄连地标申报工作任务，并推广中国黄连之乡、中国辣椒之乡、中国康养美食之乡品牌。

积极推广土家文化，构筑文养心灵圣地。在中国旅游报、中国网等平台宣传中国民间文化艺术（啰儿调）之乡。在石柱云上文旅馆等平台展示土司民间文化艺术之乡（悦崃）。在中国旅游报、中国网等平台宣传巴盐古道民间文化艺术之乡（西沱），在中国网、中国旅游报、重庆日报等平台宣传全国首批历史文化名镇（西沱）。

积极创建住养品牌，打造精品住养产品，城乡住养环境不断提升。石柱高质高效提交了黄水国家级旅游度假区创建申报资料，按要求完成第二批国家全域旅游示范区验收申报工作，同时积极推进旅游产品提档升级及基础配套服务设施完善等工作。积极创建大风堡—太阳湖国家5A景区，目前该项目已完成规划方案，并顺利通过县规委会审定。成功创建西沱古镇国家4A级景区，目前该项目主体已全部完工，正在对游客接待中心、停车场、步游道等附属工程进行美化。

积极打造疗养品牌，推广健康养老和中医疗养，开辟疗养健康福地。积极创建重庆市健康养老示范基地，全面完成黄水养老服务中心和5个养老服务站建设，通过“公建民营”方式委托给石柱土家族绿苑养老服务中心开展了试运营，每天接待老人休闲娱乐近150人次，试运营状况良好。积极宣传全国基层中医药工作先进单位，在中医院打造中医文化宣传教育基地，成功申报市级中医特色专科2个、重点专科1个、中医科研项目2个。开展中医药知识竞赛，激励全市中医人员学习钻研中医医疗技术。

五　石柱康养业“六养”发展模式日渐成熟

经过几年的发展，石柱形成了以“观养”为先导、以“疗养”为核心、以“食养”为基础、以“文养”为特质、以“动养”为提升、以“住养”为载体、以“康养制造”为支撑的独特的大康养产业体系。

（一）观养——四季旅游深入推进

石柱，是“观养”的瑰丽宝地。凭借夏季凉爽的优越气候条件，消夏

避暑逐渐成为石柱康养新的吸引点，石柱逐步打造夏天露营最佳地，全国高速第一自驾营地、千野草场露营基地等成为仰望星空、拥抱大自然、享受天然氧吧的绝佳之地。2020年，石柱形成了十大国家级景区格局；发布6条乡村旅游精品线路；拥有旅行社5家、星级酒店5家，黄水万胜坝村、冷水八龙村被评为国家休闲乡村旅游示范村；智能旅游系统实现景区全覆盖。已发展黄水人家1200家、森林人家110家，兴办农家乐1451家、乡村民宿54家，共带动6000余户贫困户吃上“旅游饭”。

（二）疗养——休养福地蓄势勃发

石柱空气质量优良，森林覆盖率高，药材资源富集，是“疗养”胜地。石柱拥有丰富的中医药资源，野生中药材品种达800多种，中药材品种丰富的黄水药用植物园是“全国基层中医药工作先进单位”。全县中药材种植面积达30余万亩，其中黄连产量较大，建有全国唯一的黄连专业交易市场，是名副其实的“中国黄连之乡”。近年来，石柱以中药材精深加工为龙头，以中医药医疗机构和老年养护机构建设为突破口，将中药材、医疗和康养拧成一股绳。依托森林、高山温泉等生态疗养资源，石柱发展了一批“疗养+避暑”项目。

（三）食养——鲜甜苦辣确保高标

康养石柱，食养是基础。石柱以“中国康养美食之乡”为载体，以“石柱莼菜鱼、黄水菌子鸡、莼菜宴、土司王宴”为主题，充分利用绿色有机食材资源和特色地域文化，着力把“食养”经济培育成为新的经济和消费增长点。

2020年，石柱县统筹推进农业产业结构调整和“全国有机农业示范基地”创建，建立有机绿色农产品基地69个。同时，石柱县着力建设“食养”风味长廊。全县收集100道土家特色菜品，打造“中华康养名菜”10道，“土家特色康养宴”获“中国特色地方名宴”称号。按照“标准、规范、高产、优质、高效”要求，深度打造有机康养“食材”基地，作为食养标准店的定点供应单位，建立完善溯源体系。

（四）文养——文创精品彰显魅力

石柱是“文养”的静谧之地。2020 年石柱县致力于精品景区的升级打造，围绕“康养”这一发展关键词，认真梳理文化底蕴，挖掘文化内涵，推动文化旅游深度融合。当地切实把古老的历史价值和现代的文化价值自然地融合起来，把自然景观和人文景观融合起来，凝聚成强大的吸引力和包容力，让游客浸润其中、尽情感受。在此过程中土家文化、古镇文化、宗教文化、农耕文化等宝贵文化资源得以保护和传承，截至目前已经成功申报第六批市级非遗项目 8 个。以《太阳出来喜洋洋》为代表的土家啰儿调、土家摆手舞、石柱土戏、土家玩牛、《秦良玉》京剧、土家大型歌舞《天上黄水》，皆展示着石柱厚重的历史文化、浓郁的土家风情、动感的现代风尚。

（五）动养——特色赛事集聚人气

康养石柱，动养是重要元素。得天独厚的自然资源、优质的空气质量和水域，每年都吸引着大批游客到太阳湖、月亮湖、油草河、千野草场等景区，开展游泳、垂钓、划船、漂流、越野跑、山地自行车等各类户外运动。目前，石柱已基本建成以县城为核心的康养休闲运动中心、太阳湖为载体的高山湖泊水上运动基地、冷水 Let's go 滑雪场为载体的冰雪运动基地、千野草场为载体的露营基地、格林童话足球村为载体的足球运动基地的“一中心四基地”。

石柱县坚持文旅融合发展，全力打造“动养”品牌。定期举办高质量、高标准、高水平的各类户外运动和极具地域特色的体育活动。举办国家级和市级体育赛事共 10 多项次，成功将全国铁人三项赛、太阳湖公开水域游泳赛、冷水国际冰雪节、千野之夏·马拉松打造成精品体育赛事。此外，石柱县全力推动土家竹铃球、足球及青少年竞技体育发展，以青少年足球为引领的后备人才梯队建设初显成效。石柱在全县中小学广泛推进民族传统体育进课堂活动，将民族中学建成市级青少年竹铃球特色学校，将竹铃球运动融入全县各中小学体育课堂，纳入一年一度的全县民运会重点赛事项目。

（六）住养——旅居配套扎实推进

宜居，是康养的重要内容。石柱立足“生态优势”和“土家风情”两张名片，逐渐成为“住养”的世外桃源。通过着力推动康养产业与房地产创新融合，大力推进康养住宅、康养旅居、康养民宿、康养民居四大板块规划建设，石柱县逐步形成独有的“住养”产品，打造特色鲜明、生态健康的居住环境。

石柱强化基础配套建设，筑牢了城镇“住养”的基础。另外，通过加快高端房地产开发建设，为“住养”持续发力；通过全面实施乡村振兴战略，统筹推进城乡“住养”。通过扎实推进市政基础配套，筑牢城镇“住养”基础。

总体上，石柱康养产业发展基础不断夯实、产品业态不断丰富、品牌效应不断提升，康养经济呈现积极向好态势。面向未来，石柱县将坚定不移走“生态优先绿色发展”之路，积极融入和服务成渝地区双城经济圈和全市“一区两群”协调发展，大力实施“康养+”战略行动，深度开发“六养”产品，全产业、全领域、全地域做大做强康养经济。

六　石柱康养业未来进一步发展的重点方向

（一）抓区域布局促集群发展

一是提档升级黄水旅游度假区。加快开发一批森林、湖泊“动养”和“疗养”体验式项目。二是重点建设三大康养功能区。围绕冷水特色康养小镇、万寿山国际康养度假区、“三峡库心·长江盆景”三大片区，大力培育“六养”融合发展新业态。三是同步建设一批康养小镇。加快推动临溪康养美食小镇、马武清香白酒小镇、沙子自驾探险小镇、枫木生态康养小镇等特色康养小镇建设。四是加快建设一批康养产业园区。大力推动重庆市康养消费品产业园、绿色建材产业基地、现代山地高效农业康养园、重庆市黄连产业园建设[6]。

（二）抓项目建设促投资放量

一是开工建设一批重大康养项目。开工万寿山国际康养度假项目（二期）、七曜山地质公园博物馆、中益乡七星天寨等新建项目。二是提速建设一批重大康养项目。提速冷水特色康养小镇、森林王国休闲旅游度假区、中国—石龙（国际）康养文旅目的地等续建项目。三是完工一批重大康养项目。建成投用黄水森林乐园、环湖自行车道、广寒宫等重大项目。

（三）抓品牌创建促质量提升

一是打造“观养”精品。黄水国家级旅游度假区、国家全域旅游示范区、大风堡—太阳湖国家5A级景区“三创”工作取得明显成效，新增国家4A级景区1个、市级研学旅行基地1个、森林康养基地1个、森林人家10家，评选一批星级旅游名宿，优化精品旅游线路4条，打造黄水—冷水—中益—桥头康养旅游环线。二是培育“食养”品牌。巩固有机食品和地理标志农产品面积2.4万亩，授权使用“源味石柱”品牌农产品200个，新增“二品一标”农产品10个、全国名特优新农产品2个、康养美食名店5家、美食街区1条。三是创新“动养”业态。申报国家级“中国铁人三项协会太阳湖训练基地”1个，加快培育汽车越野等新业态。四是提升“疗养”水平。发布《石柱黄连产业白皮书》，新建中药材良种繁育基地1个，启动研发中成药产品2个，推出中药材非药物健康产品5个，建成名中医传承工作室1个，申报市级重点医学专科1个，打造全国劳模疗养基地1个，县老年养护院开业迎客。五是丰富“文养”内涵。出版《千年石柱》丛书1本，推动文化产品和文化元素植入景区，改版升级《天上黄水》、推广京剧《秦良玉》，启动第七批市级非遗项目申报工作。六是优化“住养”功能。推进以黄水、冷水为重点的康养避暑地产规模化投放市场，新增康养地产15万平方米、销售7万平方米，提升一批康养度假酒店，新增传统村落2个、特色名宿2家，“黄水人家”社员达1220家。七是打造康养消费品产业园。实施“康养制造+”计划，推动存量企业达产增效、增量企业尽快投产。

（四）抓体系建设促基础夯实

一是加强指标统计优化监测。适时优化调整康养指标体系，定期调度康养指标推进情况，为康养石柱建设提供有力参考。二是大力推广应用标准体系。围绕66项康养石柱区域标准，进一步加大推广应用力度，实现标准化应用全覆盖。三是深化院校合作。依托中山大学—石柱县康养产业联合研究平台，做好平台年度合作事宜，继续发布《康养石柱白皮书》系列，扎实推进康养学院建设。四是做实重庆康养研究院。配齐工作人员，加强康养领域课题研究、技术攻关、成果转化等工作。五是加强外出考察学习。由县领导带队，组织有关单位分批次赴重庆万盛经开区，四川省洪雅县、兴文县、都江堰市等地区考察学习，深化交流学习合作。

（五）抓宣传营销促效益转化

一是征集一批宣传口号。向全社会广泛征集一批让人记忆犹新、印象深刻、耳熟能详的康养石柱宣传口号，持续提升“康养石柱”知名度。二是加大线上线下宣传。挂牌一批康养美食基地、康养美食名店、康养酒店、疗养基地、动养基地、文养基地等牌子。充分发挥县融媒体中心媒体资源，在中国·石柱网、“五彩石柱”App、石柱手机报等媒体平台，设立“康养石柱”宣传专题，持续扩大“6+1”康养品牌宣传，月宣传不低于2期，不断提升“康养石柱”美誉度。三是加大县外宣传力度。加强与县外主流媒体合作，利用市（区）县电视台、城区LED大屏、新媒体及地铁、公交车、高速路等资源，持续投放“康养石柱”宣传资料。四是积极参加县外展会，借助西洽会、渝交会、西博会、“重庆火锅节”等市内外各类活动，广泛开展康养领域活动交流，进一步提升“康养石柱”影响力。

石柱未来将坚持“风情土家、康养石柱”价值定位，坚定不移走“全域康养、绿色崛起”之路，深入挖掘并继续发扬“敢吃黄连苦、不怕辣椒辣、乐享蜂蜜甜”的新时代石柱精神，大力推进“六养＋康养制造”产业深度融合发展，延长产业链、提升价值链、优化供应链，提供更加优质的康养产品和服务，保持康养经济高质量发展势头强劲，加快建设全国生态康养胜地，以昂扬奋进的时代新姿阔步迈向社会主义现代化建设新征程。

（本文核心内容整理自《2021年康养石柱白皮书》）

参考文献

[1] 蒋天羚：《中国·重庆（石柱）第三届康养大会开幕》，中国政协网，2019年7月25日，http://cppcc.china.com.cn/2019-07/25/content_75030328.htm。

[2] 刘辉：《郑建邦出席中国·重庆石柱第二届康养大会》，中国政协网，2018年9月3日，http://cppcc.china.com.cn/2018-09/03/content_61835118.htm。

[3] 重庆晨报：《牢记嘱托战贫困》，《感恩奋进奔小康——石柱县脱贫攻坚回眸》，中国·石柱网，2020年10月17日，https://www.cqcb.com/county/shizhu/shizhuxinwen/2020-10-17/3133136_pc.html。

[4] 重庆晨报：《从重点贫困到乡村振兴》，《石柱迈向发展新起点》，五彩石柱，2021年9月7日，https://www.cqcb.com/county/shizhu/shizhuxinwen/2021-09-07/4429772_pc.html。

[5]《重庆石柱充分挖掘“秦良玉文化”助力乡村振兴发展》，《工人日报》2021年7月21日，https://baijiahao.baidu.com/s?id=170589788 4800394471&wfr=spider&for=pc。

[6] 谢天：《〈2021年康养石柱建设工作方案〉出台明确了年度工作目标和六大重点任务》，中国·石柱网，2021年2月25日，http://www.zgsz.gov.cn/content/2021-02/25/content_10128943.htm。

B.11
保亭黎族苗族自治县康养旅游目的地发展研究

方远平　阮爱婷　郑心怡*

摘　要： 随着全民对健康理念的关注加深，康养产业迎来全新的发展机遇。研究以海南省保亭黎族苗族自治县为案例，在探讨保亭县发展康养旅游的优势及存在问题的基础上，结合海南省自贸区建设等战略机遇，科学提出产业发展定位和三大目标，从优化空间布局、提出三大发展支点、做强“三特”产业、实现产业融合四个方面论述保亭县打造全球康养旅游目的地的发展路径，并提出相关保障措施。

关键词： 康养旅游　旅游目的地　保亭县

一　保亭实现“绿水青山”转化为“金山银山”的背景

（一）新冠肺炎疫情、老龄化加深引发全社会对健康理念的关注

突如其来的新冠肺炎疫情，引发国民对健康的持续关注，表现为持续增

* 方远平，人文地理学博士，华南师范大学地理科学学院教授，硕士生导师，主要研究方向为旅游休闲地理，服务业与区域发展，经济地理与城乡规划等；阮爱婷，华南师范大学旅游管理学院研究生在读，主要研究方向为经济地理与产业集群，知识密集型服务业等；郑心怡，华南师范大学旅游管理学院研究生在读，主要研究方向为旅游休闲地理，服务业与区域发展，经济地理与城乡规划等。

 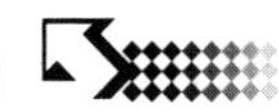

加的健康消费，促使大健康产业迎来巨变。在疫情防控常态化管理下，康养产业有望成为中国当前旅游产业结构下最重要的类型之一。此外，第七次全国人口普查数据显示，我国60岁及以上人口超过2.64亿人，占18.7%，与2010年相比上升1.25个百分点，人口老龄化程度进一步加深，激发人们对健康的关注。由此，国民经济产业结构将朝着满足人们健康需求方向发展，康养产业、医疗产业等将迎来新机遇。

（二）“健康中国”的顶层设计提供理论指引

2016年10月25日，党中央、国务院印发《“健康中国2030”规划纲要》，提出把健康放在优先发展的战略地位，把健康产业打造成为国民经济支柱性产业，对发展健康产业提出了新的要求：积极促进健康与养老、旅游、互联网、健身休闲、食品融合，催生健康服务新产业、新业态、新模式；进一步优化市场环境，培育多元主体，积极发展健身休闲运动产业；加强医药技术创新，提升产业发展水平，促进医药产业发展。“共建共享，全民健康”的战略主题为保亭发展康养产业提供思想武器及行动指南。

（三）海南省建设“全球健康旅游目的地、国家健康产业先行先试试验区”的蓝图提供战略指引

2019年，海南省发布《海南省健康产业发展规划（2019—2025年）》，提出把健康产业作为海南自由贸易试验区优先发展的产业，将海南打造成为“全国健康产业先行先试试验区”“全球健康旅游目的地”。规划建设“一核两极三区”发展布局，通过产业链延伸拓展、产业融合发展、差异化发展战略，推动健康服务业品质提升、健康农业特色发展、健康制造业做大做强，打造一批康养特色健康小镇、医疗服务中心等重大工程，打造“健康海南”“世界健康岛”“世界长寿岛”品牌。这为保亭重点发展康养产业，建立以旅游业为核心的现代服务体系提供了战略指引。

二　保亭发展康养旅游的优势与问题

（一）保亭发展康养旅游的优势

一是保亭地处北纬18°，属热带季风性湿润气候，特征明显。全年温湿适宜，PM2.5指数全年小于20。境内光照时间长，除高山密林地带外，年日照百分率为45%左右，年平均气温为21.6℃～24.5℃，气候优良天数比例为100%。“温而不热、凉而不寒、爽而不燥、润而不潮”，是理想的世界级养生度假气候区。

二是热带雨林密布，植被类型丰富，营造了天然氧吧。县域森林覆盖率达85.2%，森林面积36万多亩，均为热带雨林。全县林产资源丰富、级别较高，共有1400多种热带雨林乔木、195种三类及以上等级的木材乔木和70处二级及以上的古树名木。负氧离子每立方厘米含量达到8000～12000个，远高于世界卫生组织规定的标准浓度，与三亚等滨海城市相比更具天然养生和人体疗愈优势。

三是热带高效农业资源丰富，特色水果南药种类繁多。有140多种南药、80多种热带观赏花卉和几十种热带瓜果。目前全县有132个认证农产品普通商标、4个无公害农产品、2个绿色食品、9个有机食品、5个地理标志证明商标。热带养生食品和南药养生极具开发潜力和地方特色。

四是黎苗文化底蕴深厚，颇具特色。作为海南著名的黎族苗族自治县，保亭拥有黎苗住民近10万人。保亭县黎族传统纺染织绣技艺2009年已被联合国教科文组织批准列入首批急需保护的非物质文化遗产名录，黎族竹木器乐、黎族树皮布制作技艺等4个项目入选国家级非遗名录，黎族民间故事、黎族藤竹编制技艺等3个项目入选省级非遗名录。在黎、苗族人生活过程中，形成了独具民族特色的理疗方式，黎药、苗药等传统中医养生开发价值高，传统技艺、民俗节庆活动精彩纷呈。

 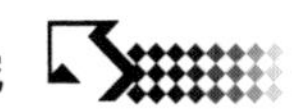

五是旅游资源类型丰富、品质优越。旅游资源涵盖了国标中的八大主类景观，分属22种亚类景观、59个基本类型。代表性旅游景区有以热带雨林为主题的呀诺达雨林文化旅游区（5A景区）、以黎苗风情为主题的槟榔谷黎苗文化旅游区（5A景区）、以温泉度假为主题的七仙岭温泉国家森林公园（4A景区）。其中七仙岭热带雨林与自然温泉组合具有世界唯一性，森林温泉康养彰显保亭的绿色魅力。

（二）保亭发展康养旅游的劣势及挑战

一是康养资源开发利用粗浅。森林、气候、农业、文化等康养资源优势尚未转化为康养产业经济优势，仍处于传统的资源依托型开发模式。目前仍为孤岛式发展，对周边地区资源整合不足，旅游带动效应不足。

二是康养产业结构层次较低。康养产业目前停留在温泉养生、雨林观光、民宿观光体验等粗浅形式上，旅游产品相对单一且缺乏主题文化包装，面临产品升级问题。与农业、文化产业、商业、工业等其他产业融合不足，旅游产业要素联动较低，从而使得整体产业链较短，并且旅游整体效益不高。

三是康养品牌尚未形成。目前的宣传资料对保亭的特色与特点概括不足，康养旅游宣传力度不够，营销渠道较为传统。尚未形成较有代表性、影响力高的康养品牌。

四是康养自然资源保护压力大。保亭是周边市县的水源涵养区和河流发源地，地处海南热带雨林生态核心区，生态环境敏感性和脆弱性较高。且作为国家级重点生态功能区，政策制约较多，作为康养资源的生态环境保护压力较大，传统开发思路难以同时实现保亭生态环境的完整保留与康养经济的快速增长。

五是康养产业医疗与公共服务设施滞后。康养医疗机构少、康养基础设施与人才不足，康养服务水平较低。围绕康养产业的支撑不强、服务于康养产业的商业业态少，无法满足高品质康养市场需求。

三　保亭发展康养旅游的目标与重点

（一）保亭发展康养产业的定位

根据保亭区位优势、生态优势、资源优势和交通条件等实际，紧紧抓住海南自由贸易试验区、全球健康旅游目的地、国家健康产业先行先试试验区等机遇，科学制定未来发展的战略方向，提出“一地、三县、一样板”的战略定位。

“一地”即全球康养旅游目的地；“三县”即国家热带雨林康养示范性县、国家气候康养示范县、国家南药中医康养示范县；“一样板”即“健康中国”海南保亭样板。

（二）保亭打造“康养旅游目的地”的三大目标

一是全力打造“全球康养旅游目的地”，争当海南康养产业发展的排头兵。将整合热带气候、雨林环境、温泉等生态养生度假资源，发展康养度假作为旅游业转型升级的突破口，并以此确立保亭未来旅游发展的主导方向。整合雨林资源、温泉资源、南药资源、农业资源等相关旅游资源，进行相关产业与康养产业的融合发展，促进保亭社会经济全方位转型，同时也推进保亭城市建设和乡村建设的转型发展。使“热带雨林＋热带特色农业＋黎苗风情＋山林温泉康养”为依托的“生态农业＋全域旅游＋健康产业＋文化产业”成为保亭县重要的产业名片。

二是打造健康美好生活示范区，树立健康品质生活新典范。进一步推进保亭县民生工程建设，引进更多社会优质资源，完善为民服务的硬件环境、逐步培育优化民生软环境。全面创建绿色企业、绿色社区、绿色校园、绿色家庭，大力倡导绿色消费模式和生活方式，使绿色消费、绿色出行、绿色居住成为人们的自觉行动，创造生态环境优美、精神文化生活丰富、社会服务完善、拥有更高生活品质的美好家园。

 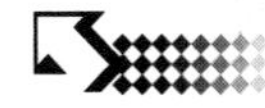

三是打造山地民族文化中医药康养旅游示范区。扩大益智、槟榔等南药种植面积，打造涵盖中医药民族医药健康服务、药用动植物种养殖、药食同源健康食品保健品制造等南药产业体系，推动产业链由传统农业生产向规模化、品牌化、高附加值的价值链中高端升级。同时，依托保亭七仙岭国家森林温泉公园、呀诺达雨林文化旅游区、槟榔谷旅游区等重要景区及黎苗民族风情文化特色，开发一系列融合民族文化和中医药康养的旅游产品体系，打造国际知名的山地民族文化中医药康养示范区。

四　保亭打造全球康养旅游目的地的发展路径

（一）优化保亭康养产业空间布局

以国家批准海南省建设海南热带雨林国家公园为契机，在保护热带雨林自然资源、文化资源完整性的前提下，根据不同区域康养产业资源，将保亭规划为“南部风情雨林养生度假区、北部雨林温泉养生度假区、东部生命农业养生度假区、西部原态山乡养生度假区”四大功能区域。南部风情雨林养生度假区重点发展槟榔谷旅游小镇度假综合体、呀诺达旅游小镇度假综合体等项目；北部雨林温泉养生度假区重点发展七仙岭国际雨林温泉公园、温泉房车营地等项目；东部生命农业养生度假区重点发展六弓乡国家农业公园、六弓乡海南省农艺经济发展示范区、红毛丹农业园等项目；西部原态山乡养生度假区重点发展茶溪谷、毛感乡国家户外露营基地、千龙寨等项目。进行资源合理配置，整合开发运用，以突出区域板块的康养资源特色化发展，发挥资源的特色康养功能，构建“国家公园＋热带雨林＋美丽乡村＋美丽城市＋美丽河湖＋美丽田园”的空间形态。

（二）三大发展支点：温泉康养产业、森林康养产业、中医康养产业

1. 温泉康养产业

依托温泉资源，发展以温泉疗养、温泉保健等为调养手段的健康养生业

态。推动温泉资源的综合开发利用，积极挖掘中医药和黎苗医药温泉健康养生文化，开发石温泉、咖啡泉、水果泉、白酒泉、中药或民族药泉、休闲理疗区、香薰水疗区、民族文化温泉区、动感温泉区等游客参与性和体验性强的产品。

2. 森林康养产业

围绕维护身心健康，发展以回归自然、感受传统、放松身心等为调养手段的健康养生业态，主要包括雨林观光休闲、黎苗文化休闲、雨林谧境禅修、雨林瑜伽修行、健康养老等，大力发展雨林森林浴、登山览胜、天然氧吧、谧境疗养等健康养生产品，调整和改善参与者的身心健康。

3. 中医康养产业

以黎苗养生文化及中国传统的中医民族医健康养生理念为基础，主要包括中医民族医保健等，大力发展药膳保健产品等药材为重点的中医民族医药膳健康养生品目和方法，大力发展如中药材种植基地、民族医药产业园等，突出中医民族医“治未病”和保健理念，大力发展药浴、按摩保健、调理保健、慢病预防、针灸推拿等保健健康养生服务，培育具有鲜明保亭特色的保健连锁企业和产业联盟，加快形成保亭保健服务竞争力。

（三）做强三特：做强热带特色高效农业、中医药健康养生产业、特色民族文化产业

（1）依托保亭热带雨林气候和特有农产品种植基础，大力发展热带高效农业。充分发挥资源比较优势，以市场为导向，以增加农民收入为主要目标，依托现有资源引进和培育各类农业龙头企业，引导和支持以龙头企业带动型为主的生产经营模式，推进农产品绿色生产加工和热带特色农林牧渔产品基地建设。要保持优质水稻种植面积基本稳定，重点做大做强无公害瓜菜、热带特色水果、热带经济作物、南药种植和什玲鸡、五指山猪、六弓鹅养殖等优势特色产业，推进农业经济结构调整优化和农业产业化、集约化、标准化、专业化、园区化和品牌化。坚持产业联动发展，以农产品绿色加工企业带动、龙头企业 + 基地 + 农户、公司 + 农户、建立农民专业合作社等模式进行产业

化经营，延长产业链，开拓市场，获取规模效益，带动农民增收。

（2）依托七仙岭热带雨林温泉资源和环境，结合保亭优质农产品生产与加工和南药的种植与养生功效，引进国内知名中医药研究机构与临床医院，大力发展温泉养生、绿色食品、医疗保健、养生文化等类型产品，针对不同人群形成特色服务，发展针对青年人的户外运动类产品和针对老年人的健康养老、医疗养生类旅游产品，建设高档疗养院、老年疗养公寓等丰富的旅游产品类型。

（3）充分利用保亭县丰富的黎、苗少数民族文化资源，通过挖掘、保护、整合和开发、创新等手段，推动文旅融合发展，致力于打造集国内别具特色的黎苗历史文化、农耕文化、建筑文化、织锦文化、歌舞文化、医药文化、婚庆文化、信仰文化、传说故事和节庆文化等多元文化形态于一体的传统民族文化旅游产业，结合特色小镇发展，建设黎苗民族文化产业园，大力发展文创产业和创新创业孵化基地。

（四）产业融合：构建“康养＋”全域现代产业新体系

1. 康养＋医疗

依托保亭独特的气候条件和丰富的温泉、森林、高负氧离子空气资源以及南药、黎药等特色，打造康养医疗健康服务业。通过药浴、针灸、中药民族药药疗等多样化服务形式，面向国内外市场提供高品质健康疗养、慢性病疗养、职业病疗养、运动康复、老年病疗养等健康产品和服务。打造具有海南特色的气候治疗服务业态，面向儿童、老年人等重点人群开展全球领先的气候治疗服务项目。发展特殊治疗服务，研究发掘保亭温泉医疗保健机理，培育一批特殊治疗机构。建立面向航天员、潜水员等专业人员的康复疗养基地，打造与国际接轨的航天员、潜水员康复疗养项目。推动建设中医养生保健基地，规范中医养生保健服务，积极申报国家中医药健康旅游示范区、基地和项目，打造一批体验性强、参与度广的中医药健康旅游路线和产品。与博鳌乐城国际医疗旅游先行区等高水平医疗机构进行合作，发展体检、健康管理、医学美容等高端医疗服务。

2. 康养 + 文化旅游

保亭黎苗文化底蕴深厚，民族风情独具特色。一方面，受道家、佛家等宗教文化以及当地黎族、苗族纯朴的性格特点影响，“天地与我共生、万物与我为一”的“天人合一”健康养生理念渗透到黎苗族人民的自然信仰、禁忌习俗、节庆活动、饮食习惯等当中，形成独具特色的养生文化；另一方面，民族风情异彩纷呈，丰富多彩的民族非物质文化遗产、传统的生产生活方式，都具有极强的本土特色，如黎族民间舞蹈、传统竹木乐器、钻木取火技艺、传统棉纺染织绣技艺、树皮布制作技艺，苗族的传统服饰、住宅、饮食、节日等，都体现出保亭民族文化和修心康养的优势特色。

3. 康养 + 农业

充分发挥保亭热带高效农业优势，利用南药和优质品牌农产品等资源，聚焦农业可持续生产和产品研发，发展保健产品加工产业。加快培育健康农业龙头企业，做精做长农业产业链，建设南药规范化生产基地、良种良苗繁育基地、国家南药基因种质库、热带药用植物基因资源库等重大项目，打造养生保健产品生产基地与研发平台，突出绿色健康农产品的营养价值与功效，加快南药价值转化，进行绿色健康食品、保健品和药品的研发与生产。

4. 康养 + 林业

依托保亭丰富的热带雨林资源，主要对七仙岭国家森林公园、七仙岭七峰、七仙岭幽谷、八村河谷、仙安石林、千龙洞、茶溪谷、呀诺达等山地雨林进行生态观光开发。重点培育热带雨林观光休闲和雨林文化养生度假两类核心产品，同时开发了石林观光、稻田观光、果园观光等多类产品。根据生物群落生长的时空特点和演变规律，开发山地生态梯度，实行粮果、林果和果牧立体间套种植，提高了土地利用率、产出率和物质转化率。应用近自然生态修复理论，实现耕作林网化、土地利用轮作化。

5. 康养 + 体育

综合开发利用保亭复杂地形地貌和水资源优势，培育户外康体产业。在山地地貌特征明显和水体资源丰富区域建设山地户外运动基地和水上运动基地，着力引进国内外大中型企业建立山地户外运动健身基地（中心），大力发展山地自行车、自驾骑行、野外探险、户外露营、体育赛事等户外康体产业。加快发展户外运动，完善健身步道、登山步道、体育公园等健身休闲设施，建设山地户外运动基地，房车、自行车营地和帐篷营地，开展野外探险、登山、攀岩、徒步、露营、拓展等户外活动，建设运动康养基地和运动休闲小镇，开发运动养生和运动康养产品。依托自贸港建设，积极对接引入国际赛事，打造一批国际性品牌体育赛事和年度大型节庆活动，积极推动休闲运动与健康领域人文交往、商贸会展、学术论坛等联动发展。发掘民族民俗文化和节庆品牌，发展普及性广、关注度高、市场空间大的运动项目，扩大独竹漂、板鞋竞速、高脚竞速、陀螺、押加、武术、射弩等本土特色的传统体育健身活动影响力。建立完善针对不同人群、不同环境、不同身体状况的运动处方库，支持社会力量建立以科学健身为核心的体医结合健康管理机构，推动全民科学健身服务进入健康促进、慢性病预防和康复。

五　保亭建设康养旅游目的地的保障措施

（一）凝聚主体合作力量

保亭县政府在全面统筹的基础上，坚持行业主体、部门联动、条块结合的原则，积极推进规划和项目实施。在国家顶层设计的基础上，根据自身实际制定康养旅游发展规划，完善相关法律法规、资金投入、经营管理等机制，动员全民和各社会组织参与建设、发展、监督和运营，建立更加开放多元、合作共享的发展氛围。

（二）强化招商引资工作

在招商引资方面，保亭进一步完善营商环境，扩大旅游业、热带特色高效农业、医疗健康等领域的招商力度，争取引入一批特色医旅融合康复基地和中医药健康旅游品牌。同时，加强对企业的支持政策及配套服务，除了可享受海南自贸港的丰厚政策外，还可以享受保亭推出的诸多人才配

套设施、高新技术产业支持政策、领导专班服务等，保障投资企业的项目建设。

（三）完善人才政策和智库建设

根据百万人才进海南行动计划、筑巢引凤的安居政策等，创新人才工作举措，完善人才优惠政策，创新人才培养机制，提升人才服务水平，广泛吸引各地区人才进入保亭创业、就业及落户，使各类人才在保亭各尽其用、各展其才；同时，完善全域智库网络和健全智库建设的体制机制，聚集高校、企业、党政和民间四大智库资源，形成一个总部、多个网络的政府智库体系，为保亭康养产业发展提供坚强有力的人才保障，为产业政策、产业规划和发展战略的制定出谋划策。

（四）加快配套设施项目建设

完善县域一纵一横公路主骨架，加快提升国道公路等级和高速公路的建设，增强保亭与周边中心城市的联系，促进县域经济社会发展；加强旅游交通驳接，开通串联主要景点和交通站点的旅游专线，提高客运水平。加大保亭景区服务配套设施投入，加强品牌景区景点升级改造和配套设施建设，加快全县旅游标识、路牌、服务站点建设，进一步提升旅游接待能力，以满足不断增长的旅游接待需要。

（五）创新市场营销渠道

坚持“引进来”和“走出去”的全媒体宣传营销，结合现有的民族节庆活动和特色旅游景点，引入大型影视媒体平台，扩大保亭整体知名度，将资本、人才、项目等集聚保亭，同时利用电视广告、户外广告等尽心宣传，提升品牌知名度；积极加强对外联络，邀请海内外影视制作公司进入保亭拍摄宣传，凸显保亭旅游目的地魅力。坚持精准定位营销，充分利用海南自贸试验区建设的新机遇，立足自身气候优势，突出气候康养的特色亮点进行针对性的市场定位，拓展康养旅游市场。

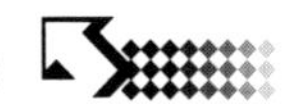

参考文献

[1] 束怡、楼毅、张宏亮、汪涵：《我国森林康养产业发展现状及路径探析——基于典型地区研究》，《世界林业研究》2019 年第 4 期，第 51 ~ 56 页。
[2] 宋维明：《关于森林康养产业发展必然性与路径的思考》，《林业经济》2020 年第 1 期，第 3 ~ 8 页。
[3] 汪汇源：《我国康养产业现状及海南康养产业对策研究》《农业科研经济管理》2020 年第 1 期，第 45 ~ 48 页。
[4] 金媛媛、王淑芳：《乡村振兴战略背景下生态旅游产业与健康产业的融合发展研究》，《生态经济》2020 年第 1 期，第 138 ~ 143 页。
[5] 鲍兰平、唐红、左玲丽：《海南森林康养旅游产品开发研究》，《现代营销（经营版）》2019 年第 3 期，第 84 ~ 85 页。

B.12

康养休闲农业基地建设

——一个市、县、园的发展规划与实践

杜聪慧　崔永伟　徐力兴*

摘　要： 在“两山理论”指导下，面对新冠肺炎疫情带来的影响，发展康养休闲农业成为一个热点。通过对发展康养休闲农业的基础条件、发展现状及存在短板的分析，报告从市、县、园区三个层级视角对南阳市、淅川县和天兴生态园康养休闲农业存在的短板、发展思路、总体定位进行分析，提出发展规划的重点任务，以期各地政府和企业积极投入发展康养休闲农业时加以借鉴。

关键词： 康养休闲农业　基地建设　发展规划

康养休闲农业是以农业生产为基础，“接二连三”，按照一二三产业相互融合促进的模式，拓展农业的多种功能，发展采摘休闲、观光体验、生态餐厅、民俗民宿、美丽新村、博物馆、展览馆、美食馆等休闲类康养农业项目，不断延长产业链，提升产业价值链，增加就业和农民收入的更高层次的休闲农业。加快发展“农业+休闲+康养”，推动生产、生活、生态、生命

* 杜聪慧，北京工商大学嘉华学院经济与金融学副教授；崔永伟，中国科学院农业经济管理学博士，农业农村部规划设计研究院高级经济师，数字农业农村方向博士后合作导师，主要研究方向：乡村振兴政策与规划、数字农业农村、康养农业发展；徐力兴，农业农村部规划设计研究院农业工程信息研究所所长，高级工程师，主要研究方向：农业农村信息化与乡村振兴。

“四生”融合的康养休闲农业发展，是深化农业供给侧结构性改革的具体实践，是加快农业发展方式转变的必然要求，是促进乡村产业兴旺的重要途径，是满足城乡人民对美好生活不断增长的需要的现代模式，对于加快乡村振兴战略实施，具有十分重大的意义和作用。

要促进康养休闲农业实现可持续高质量发展，编制科学可行的发展规划，做好顶层设计至关重要。报告选取一个市、一个县和一个园区的康养休闲农业发展与规划实践进行分析，以期对各地区、各主体发展康养休闲农业提供有益借鉴。

一 河南省南阳市康养休闲农业规划分析

南阳市位于河南省西南部，地处豫、陕、鄂三省交界地带，总面积26509平方公里，是南水北调中线渠首枢纽工程所在地和重要核心水源区。南阳市交通便利，历史人文深厚，自古就是人杰地灵的宝地，厚重的中医药文化，优良宜居的生态环境，南阳发展康养休闲农业产业有着得天独厚的优越条件。

（一）南阳市基本情况

1. 人口与城镇化现状

南阳市人口总量较大，但城镇化水平较低。2019年南阳市常住人口达到1003.16万人，位居全省第一。其中城镇常住人口为478.81万人，城镇化率为47.73%，位居全省第14位。

2. 养老服务水平现状

从全市整体来看，养老资源主要以公办机构为主。截至2019年底，全市共有养老机构390个，公办养老机构227个，民办养老机构163个。共有城乡养老服务设施503个，其中，城市社区老年人日间照料中心121个，农村幸福院（互助家园）382个。南阳市养老产业目前还处于起步阶段，建设有1个中医康养一体综合型疗养中心，西峡县金色年轮中医康养一体综合型疗养中心项目。《南阳市社会养老服务业发展规划》提出，要打造3~5个在全省乃至全国知名度高的养老品牌，探索建设一批20个左右的县（区）及乡镇（街道）老年服务园区。

3. 南阳市经济发展总体趋势

南阳市整体经济水平位居全省前列，且增长速度较快。2019年南阳市全年生产总值为3814.98亿元，居全省第三位。南阳市产业结构正在转型，第三产业增长迅速。2019年，南阳市三次产业结构为14.9∶33.2∶51.9，第三产业增加值为1977.73亿元，增长7.6%，第三产业增加值占生产总值的比重比上年提高8个百分点。

南阳市第一产业以农业为主导，中药材作为南阳市种植业的重要组成部分，规模和效益逐年增长。近年来，南阳市为推进中医药产业发展，通过政策大力扶持当地中药材种植企业，引导资本向中医药产业流入。南阳市地方政府对康养产业发展十分重视，以打造全域旅游为契机，重点支持医药制造，特别是中医药产业的原料供应、研发、生产。第三产业已成为南阳市主要发展动力。2019年，南阳市服务业总产值占全市总产值比重突破50%。

（二）南阳市发展康养产业的政策机遇

1. 国家政策

《“健康中国2030”规划纲要》从普及健康生活、优化健康服务、完善健康保障、建设健康环境、发展健康产业等方面提出推进健康中国建设，推进健康产业发展已经成为国家重大发展战略。国家对康养产业发展的支持政策，主要体现在财税保障、用地保障、投入支持等。

2. 河南省政策

河南省出台了一系列促进康养产业发展的相关政策。一是结合中央战略规划与河南省地方特色，做好政策落地与创新，如创新性地提出“健康中原行动”。二是充分整合各类与康养产业相关的资源，寻找新的增长点，如立足河南“三山二水”（“三山”即太行山、伏牛山、大别山；“二水”即黄河、淮河）的优势和特色，打造包括体育、旅游、养老产业在内的健康休闲产业集聚区。三是提出系统的保障措施，从科技、人力、体制机制、法制、筹资、信息化等方面予以政策支持。

3. 南阳市在河南省康养产业布局中的定位

《河南省人民政府关于促进健康服务业发展的实施意见》（豫政〔2014〕57号）、《河南省促进医药产业健康发展实施方案》（豫政办〔2016〕220号）均提出，要依托南阳的生态、地热、中医药等优势资源，形成一批具有特色医疗、健康养生、康复保健、休闲疗养、美容护理、体育健身等功能的知名健康旅游基地，培育形成一批现代中药产业集群。《“健康中原2030”规划纲要》（豫发〔2017〕2号）提出，要打造包括南阳在内的健康休闲产业集聚区。《河南省健康养老产业布局规划》提出加快构建“一圈四带多点”健康养老产业基地空间布局，南阳位于“四带”中的伏牛山健康养老产业带。

（三）南阳市康养休闲农业发展现状

目前，南阳市在中医药康养、文旅康养、花卉康养和玉石康养四大康养主题基础上相互融合，加快建设康养休闲农业基地。

南阳依托黄山遗址、楚汉文化、岩石文（岩画）遗迹等，大力实施“文化+”“旅游+”战略，推动“旅游+康养”的发展。围绕“八大宛药”（山茱萸、辛夷、桐桔梗、裕丹参、唐栀子、宛艾、金银花、夏枯草），开展“中药材种植示范基地”建设活动，在中药材龙头企业带动基地建设的基础上，全市已基本建成以南召辛夷、西峡山茱萸和天麻、桐柏桔梗、方城裕丹参、内乡黄姜、镇平杜仲、邓州麦冬、唐河栀子、社旗板蓝根等为主体的十大中药材种植基地，建设了一批中医药康养休闲基地。

南阳市依托优良的土壤气候条件，以及悠久的农业种植传统，在农业转型、全域旅游等发展政策的推动下，逐渐形成了规模化的特色花卉种植产业，建成或规划了一批花卉种植、观赏项目，包括城乡一体化示范区的南阳市月季小镇、淅川县迷迭香、金银花种植基地、内乡县郦邑贡菊种植地、镇平县杨营中原荷花博览园、南召县玉兰种植基地、鸭河工区莲花温泉水城等。

南阳市还是全国规模最大的玉雕产品生产基地，也被称作“中国玉雕之乡”，各种玉雕旅游产品遍布各个康养休闲农业基地。

（四）南阳市康养休闲农业存在的短板

一是康养休闲农业体系还未形成。目前南阳市及各区县康养产业有了初步发展，但发展定位和产业布局不够明确。已经开始建设的一些康养休闲农业项目，定位相似，同质化严重，未能形成相互合作、相互借力的关系。各区县发展康养休闲农业各自为战，不成体系。

二是市场竞争激烈。疫情防控常态化下，各地结合文旅产业积极发展康养休闲农业，南阳应立足自身优势，寻求与已有康养休闲农业基地错位发展路径，这是南阳康养休闲农业发展最关键的问题。

三是中医药康养休闲产业仍处于低端阶段。当前南阳市中医药康养休闲产业多数处于体验、中老年客户群体为主的低端阶段，要依托中草药种植和初加工基地，强化科技创新，开发具有南阳特色的中医院康养休闲产品，结合南阳历史人文资源和渠首战略地位，打造南阳中医药康养休闲品牌，吸引高质高端人群。

四是交通、康养设施等基础条件有待完善。南阳地区的康养休闲农业基地交通便利性有限，康养设施条件一般，接待能力不足，需要从服务全面性、休闲便利性等方面快速提升。

（五）南阳市康养休闲农业发展方向

发展康养休闲农业能够助推南阳市康养产业的发展，推动城市三次产业整体高质量发展，增强城市活力和综合竞争力。在未来产业布局上，依据上位规划中城镇体系、旅游产业布局、生命健康产业等的空间结构，指导康养休闲农业的合理布局，实现与城市发展目标、发展方向、资源利用等的相互衔接。

南阳市有着丰富的中医药资源和生态、文化资源，结合国家、河南省及南阳市层面的康养产业发展政策导向，南阳市康养休闲农业发展的核心在于中医药康养休闲产业和乡村生态文旅康养休闲产业。在中医药康养休闲产业方面，大力推动中医药种植产业、中医药加工制造产业、中医药服务产业、中医药特色养老等相关产业与康养休闲产业的结合。在乡村生态文旅康养休闲产业方面，推动生态、文化、乡村旅游等与康养休闲产业融合发展。

1. 发展中医药康养休闲产业

南阳市可以充分利用发掘中医药优势，大力发展中医药康养休闲产业。推出一批以中医药文化传播为主题，集中医药康复理疗、养生保健、文化体验于一体的中医药健康休闲示范产品，同时加强康养休闲大数据应用体系建设，推出个性化定制康养休闲产品。

2. 发展乡村生态文旅康养休闲产业

南阳应依托丰富的生态资源，大力推动乡村生态文旅与康养的融合。将发展康养休闲农业作为提升农村养老服务能力和发挥乡村自然资源多重效益的一个重要抓手。同时，应把握互联网和数字经济的发展机遇，大力发展基于互联网的康养休闲农业，促进个性化康养休闲服务发展，培育一批有特色的康养休闲农业基地，探索推进可穿戴设备、智能健康电子产品和康养移动应用服务等发展。

（六）南阳康养休闲农业的发展思路

1. 总体定位

立足于南阳市打造国家中医药综合改革试验区、国家森林城市、国家级全域旅游示范市的发展契机，依托优质的自然生态资源、中医药资源、文化资源以及农业产业基础资源，有效挖掘，合理配置，全面融合观光体验、中医理疗、健康养生、个性定制、休闲农业等内容，建设业态丰富、品牌响亮、环境舒适、特色鲜明、服务精准的全国康养休闲农业示范区。

2. 康养休闲农业发展路径

面向数字经济时代，以大健康智慧康养产业为依托，以生态循环农业、文旅产业和中草药种植业为基础，通过农业、文化、教育、旅游、农业、服务业的融合与促进，发展南阳现代康养休闲农业。对于康养休闲农业的主要内容，要依托丰富的中医药材资源和深厚的中医药文化底蕴，以及花卉、玉石产业基础与文化资源，打造独特的种植、观光、体验、研发、加工基地，加快中医药、花卉等为主体的康养休闲农业体系。

3. 加快康养产业学院发展

通过“政府 + 高校 + 企业”的合作模式，加快南阳康养产业学院发展，搭建“产学研用”合作平台，发挥各方优势资源，结合市场需求和产业发展需求，促进康养产业学院职业教育提档升级，为南阳乃至全国康养休闲农业提供实用型、技能型专业人才。

二　河南省南阳市淅川县康养休闲农业规划分析

淅川县是河南省南阳市下辖县，位于豫西南，豫、鄂、陕三省交界的黄金地带。淅川县是全国第一移民大县，先后荣获“中国民间文化艺术之乡”、“全国平安渔业示范县”、“全国科技进步先进县”等荣誉称号。2015年淅川被文化部评为“全国文化先进县”，2017 年淅川县入选“国家重点生态功能区”。淅川县地理位置优越、生态环境良好、文化底蕴深厚、旅游资源多，具备发展康养休闲农业的优势条件。农业及中医药产业的快速发展以及同文化旅游产业的融合，为发展康养休闲农业奠定了基础。

（一）优势条件

淅川是南水北调中线工程的水源地和渠首所在地，承担重要的国家战略职能。依托丹江口水库资源，为华北地区 44 座城市供水，无论对于南阳还是全国，战略地位均十分重要。

淅川县地貌类型多样、河网密布、气候温和、环境宜居，具有发展康养休闲农业的自然生态环境基础。

文化底蕴深厚，生态资源丰富。淅川作为国务院确定的南水北调中线生态旅游观光带的龙头，拥有以丹江水库为特色的山水生态旅游资源；作为楚始都丹阳所在地，是楚文化的发祥地，拥有底蕴深厚的楚文化和移民文化。丰富的生态资源和文化资源是淅川发展康养休闲农业最大的特色优势。

（二）休闲农业基础

淅川采取“公司（合作社）＋基地＋农户”模式，积极发展生态富民产业。先后引进龙头企业，大力发展软籽石榴、核桃、杏李、黄金梨等林业生态产业，食用菌、蔬菜、中草药等经济作物，乡村旅游等农旅融合产业，建成了泓森植物园、竹博园、药圣苑、金戈利生态休闲农庄等一批精品康养休闲农业基地。

同时，依托丰富的中医药产业基础，大力发展中医药康养休闲产业。淅川县建成丹江大观苑大健康中医药休闲基地，开展中药材观光园、中医药文化健康旅游、中药文化展览、健康药膳体验，在此带动下，促进全县中医药康养与文旅游产业融合发展，形成一定的产业规模。

（三）休闲农业存在的短板

一是基地建设项目的定位相似、受众人群重叠，差异化的康养休闲农业产品不多。二是道路通达性不足，便利性有限，基础设施建设有待提升。三是数字化、智能化手段不足，缺乏个性化、定制化产品。

（四）康养休闲农业发展方向

淅川抢抓南水北调工程带来的发展机遇，按照“绿水青山”保“清水北上”战略的发展方向，打造国际知名、国内一流的山水文化康养休闲农业目的地。同时，京宛对口协作为淅川康养产业、康养休闲农业发展提供了动力支撑。

一是加快推动乡村旅游与康养产业融合发展。依托淅川丰富的农业产业和乡村旅游资源，在乡村旅游示范区发展康养休闲产业，推动雄升生态产业园、七彩孔雀谷、京津源大闸蟹、移民文化苑、淅川农业产业现代示范园等重点项目建设，建设特色康养休闲农业庄园，培育一批乡村旅游新业态，推动淅川乡村振兴加快发展。

二是加快推动中医药与康养产业融合发展。疫情带动中医药行业、中医药康养休闲产业迎来新的发展机遇。在抗击新冠肺炎疫情过程中，中医药在预防、治疗和康复中发挥了独特的作用，市场认可度和需求量不断增长。依托淅川县福森金银花、淅西黄姜、滔河杜仲、西簧皂角刺及厚坡艾草五大种植基地，以丹江大观苑大健康中医药旅游基地创建河南省中医药健康旅游示范基地为契机，加大中药材种植和旅游基地开发建设规模，促进中医药与旅游的融合发展，打造以中药观光、中医药文化体验、中医药膳食养生保健体验等为主要内容的中医药康养休闲基地。

淅川在利用南水北调战略支撑和中医药市场不断增长发展康养休闲农业的同时，要注意规避周边同质化发展带来的竞争。要紧抓京宛对口协作带来的北京资源优势，一方面利用好北京丰富的康养、管理资源，另一方面北京有巨大的康养消费需求，以健康管理、生态疗养等康养休闲农业新业态吸引留住外地康养人群，推动康养休闲高端特色化发展。

三　河南省天兴康养休闲农业生态园规划分析

天兴康养休闲农业生态园位于河南省洛阳市新安县磁涧镇，是由河南省天兴农业科技开发有限公司（成立于 2013 年）开发运营的全产业链推进数字农业、乡村旅游、智慧康养、农产品加工，一二三产业融合发展的现代农业园区。生态园为响应乡村振兴战略号召，助力推进新安县磁涧镇礼河村、掌礼村、柴湾村、龙渠村乡村振兴，根据生态园发展现状和周边基础，探索乡村振兴天兴模式，为具有类似背景、基础、条件、优势的乡村发展振兴提供模式参考和典型借鉴，加快康养休闲农业基地建设。

（一）基本情况

生态园所在新安县是“国家卫生县城”、“国家园林县城”、“全国文化先进县”。近年来，新安县“种养加、产供销、游购娱”一二三产融合发展迅速。新安樱桃种植历史久远，已有2000余年历史，素有“樱桃之乡”的美誉。新安樱桃谷获评国家农产品地理标志，樱桃种植系统入选中国重要农业文化遗产名单。据历史记载，自汉代起，新安樱桃沟的樱桃一直为朝中贡品。至今逐渐发展形成17公里长的洛阳樱桃谷，谷内现存樱桃古树1万余棵，其中已经鉴定确认的千年樱桃古树有33棵，百年以上古树3200余棵，是全国最大的古樱桃基地。按照洛阳市发展规划，新安县积极做大做强沟域经济。依托沟域特色农业基地，新安县休闲农业发展迅速。目前有初具规模的休闲农业经营个体15家、农家乐280余个，天兴农业生态园是3个国家四星级休闲农庄之一。

天兴农业生态园的经营主体为河南省天兴农业科技开发有限公司，经营范围为蔬菜、瓜果、林木、大樱桃、花卉等农作物种植销售，家畜、家禽养殖销售，林木种苗繁育，种植、养殖技术咨询、技术服务，农副产品初加工、销售，餐饮、住宿服务等农业观光度假旅游，会议会展服务。

（二）发展现状

天兴农业生态园位于洛阳樱桃谷，现有绿色种植基地4500亩，樱桃沟和小仝沟2条森林覆盖、河水长流的沟域800亩，现有楸树、五角枫等经济林、花卉、苗木基地500亩，临近礼河水库和小仝水库。园区现有大粒樱桃、葡萄、突尼斯软籽石榴良种繁育基地200亩。已建设3000亩大粒樱桃（其中130亩为智能温室大棚）、200亩葡萄、600亩石榴标准化种植基地。园区基础设施建设不断完善，道路环境绿化美化，生态环境宜人。

生态园休闲农业与乡村旅游发展基础良好。在园区中心位置建设有10间窑洞旅馆，4000平方米农家乐饭庄（一次能容纳500人就餐），100车位停车场；办公楼、温泉度假山庄、游泳馆、园区产业服务区、天兴广场、商业服务项目及客服中心。

（三）条件分析

1. 区位交通

园区位于洛阳市新安县樱桃谷经济产业带中心，距洛阳市区、新安县城均为10公里。距洛阳航空口岸35公里，距省会郑州120公里，地处欧亚大陆桥上，陇海铁路、310国道、连霍高速横贯东西，并有五个铁路货运中转站台，3条企业铁路专用线，拥有四通八达的运输网络，交通十分便利。

2. 产业基础

产业基础牢固。园区通过发展优质、绿色、富硒林果，建设标准化种植基地，打开了市场销路，提升了产品价格，提高了产品知名度和美誉度，吸引众多游客来园区采摘、餐饮和旅游。

生态优势明显。园区有绿色种植基地，临近2个水库，沟域林木密布，小河淙淙。园区周围村庄绿化、污染防治、人居环境改善效果明显，生态环境优良。

康养休闲农业发展基础良好。园区已建设有窑洞旅馆、农家乐饭庄、停车场、丰收广场、商业服务项目及客服中心。依托水池开展垂钓、游泳等活动。园区主干道被评为新安县四好公路。园区依托临近3D画廊、自行车骑行赛道、樱桃谷开展樱桃花节、樱桃采摘节等多项文旅活动，取得了很好效果。

人才团队优势明显。生态园具备完善的公司管理结构和人才团队结构，设有董事会、监事会、管理层、技术层、执行层，具有完善的议事、决策机制，建有科学、合理的各类风险防控体系，为生态园打造康养休闲农业、乡村振兴样板打下了坚实的人才团队基础。

3. 政策机遇

一是乡村振兴战略实施机遇。乡村振兴战略提出“产业兴旺、生态宜居、乡风文明、治理有效、生活富裕”，为生态园发展提供了更好的兴业基础；深化农村集体产权制度改革，保障农民财产权益，壮大集体经济，完善承包地“三权”分置制度，保持土地承包关系稳定并长久不变，第二轮土地承包到期后再延长三十年，一二三产业融合发展，支持和鼓励农民就业创业，培养造就一支懂农业、爱农村、爱农民的“三农”工作队伍，为生态园进行土地经营权流转、基地带动，发展适度规模经营，与周边农村合作发展集体经济，广泛引进、培养和使用青年人才提供了广阔的发展空间。

二是区域发展战略实施机遇。新时代河南省发展面临前所未有的重大机遇。中原城市群发展、中部崛起规划，为河南省提升在全国发展大局中的地位提供了重大机遇；“一带一路”建设全面展开，国内外产业持续梯度转移，为河南省新一轮高水平对外开放提供了重大机遇；国家实施创新驱动发展战略、健康中国战略等，为河南省加快产业转型升级提供了重大机遇。诸多政策机遇期，为生态园加快发展提供了强大动力。

4. 存在短板

生态园康养休闲产业链条有待延伸。目前，生态园在樱桃、石榴、葡萄生产、销售环节发展基础较好，但是依托农业基地提供康养休闲服务能力不足。产品结构不合理，观光有余休闲不足，资源丰富表现不足。康养产业与农业产业的融合程度不够，缺少突破性、创意性康养休闲产品。生态园形象营销力度还需进一步加大，营销方式和载体还需不断创新；网络新媒体和自媒体营销还需进一步规范和加强。

（四）发展定位

天兴农业生态园占地面积6000亩，坚持在城乡互动发展中实现生产集约化、农田景观化、园区公园化、农居宾馆化，坚持农旅结合，以农促旅，旅游富民，城乡互动的发展思路和理念，拟利用十年时间，分二期建设，打造集生态农业、观光农业、乡村旅游、休闲度假、体育健身、民俗文化、农家餐饮于一体的康养休闲农业生态园。

（五）重点任务

一是环境打造。牢固树立“绿水青山就是金山银山”理念，尊重自然、顺应自然、保护自然，加强生态园、沟域、乡村生态系统保护和建设。统筹山水林田湖草综合治理，实现投入品减量化、生产清洁化、废弃物资源化、产业模式生态化，加快农村垃圾、污水治理和村容村貌提升，实现自然生态系统功能和稳定性全面提升，生态产品供给能力进一步增强，实现绿色生产、绿色生活，建设环境美、田园美、村庄美、庭院美的美丽乡村。

二是发展特色农业。打造特色高效农业，做大做强樱桃、石榴、葡萄等三大特色主导产业，加快产业链条延伸，提高附加值，同时发展蔬菜、苗木、经济林、林下养殖、水产养殖等产业，夯实乡村产业振兴基础，为发展康养休闲农业提供多样生态环境和丰富优质农产品。

三是打造800亩智慧康养休闲农业基地，争创国家级康养示范项目。盘活闲置农房、窑洞等农村闲置资产资源，建设一批设施完备、功能多样的沟域休闲、乡村民宿项目，发展乡村共享经济、创意农业、特色文化产业，创建美丽休闲乡村。加快推进中医药康养、运动康体、道家养生、温泉养生等康养业态与观光、度假、研修等休闲业态的产业联动，创建康养休闲农业基地。发展科普教育为主题的休闲农业，建设集农耕文化、农业生态、体验游学于一体的休闲农业科普教育基地。发挥生态园商旅会展功能，积极建设商务会展休闲目的地，促进康养产业与会展业融合发展。建设休闲和特色康养商品购物区，销售实用、美观、便携的生态、养生、优质农产品及旅游商品。

借鉴篇

Reference Reports

B.13
我国森林风景道建设与康养产业发展的长白山实践

王 涵 牛玉欣 杨 星*

摘 要: 近年来，我国康养行业发展迅猛，而森林具有得天独厚的康养优势。通过在具有良好森林资源的地区建立具有交通功能的风景道，不仅能够有机整合分散的资源，还能同时利用沿途优美的森林景色，实现康养与旅游的双重价值，可以说，森林风景道是交通、森林、康养、旅游融合发展形成的产物。通过分析美国风景道发展的成就，研究我国森林风景道发展现状，得出了我国发展国家森林风景道的必要性；随后，探索了森林风景道建设标准体系内容和建设发展方向，

* 王涵，工学硕士，工程师，中国城乡控股集团有限公司投资部经理，主要从事城乡生态产业投资策划相关工作；牛玉欣，工学博士，正高级工程师，中国城乡控股集团有限公司科技信息部副总经理，主要从事公路交通与环境保护等领域的研究工作；杨星，工学硕士，正高级工程师，中国城乡控股集团有限公司投资部总经理，主要从事交通和市政相关产业的投资工作。

并以长白山风景区为例，提出建设长白山森林风景道的原则和实施建议，以期促进我国森林风景道建设与康养产业发展，让更多的优质森林资源转化为乡村振兴的绿色能量。

关键词： 森林风景道 康养 交通 旅游 长白山

森林拥有持续释放的、丰富的负氧离子、芬多精等生物化合物，具备调节人体中枢神经、降低血压、调理内分泌机能等作用，对提高人体免疫力具有积极作用。同时，森林里优美的风景资源，独特的光、热、声等环境因素，有益于人们身心健康，具有显著的保健功能，对于亚健康群体、慢性病群体具有重要的康复作用。

新冠肺炎疫情的全球蔓延，在一定程度上改变了人们对自身健康的认知，随着《中共中央关于制定国民经济和社会发展第十四个五年规划和二〇三五年远景目标的建议》关于“全面推进健康中国建设”要求的落地实施，森林康养将会成为流行的生活方式，森林风景道将成为森林康养的重要载体，将静态的森林资源变为流动的资产、资本，促进森林产业从“砍树经济”不断向“看树经济”转变，从而促进养老产业、健康产业、观光产业、民宿产业、采摘产业、游购产业的发展。

一 森林风景道相关概念

“森林风景道”是指森林草原区域内，具有自然生态、风景体验、文化科教和休闲娱乐价值，能够代表国家某种自然人文景观特色，以公路、铁路和水运航道为支撑，康养、旅游服务功能完善的生态景观交通廊道。

“森林风景道”是交通、森林、康养与旅游行业的深度跨界融合，既是深入践行“绿水青山就是金山银山”理念，深入贯彻“创新、协调、绿色、开放、共享”五大理念，向创新要动力，向开放、合作要产业，向健康发展要效益，探索森林资源发展新模式的重要举措，也是落实“五位一体”总体布局，加快推进生态文明建设，建设美丽中国、促进乡村振兴、巩固扶贫成果，构建“双循环”发展新格局等一系列国家发展战略的重要支撑。

二 风景道建设发展现状

（一）美国风景道

美国风景道的发展已经有100多年的历史了，从民间的社会团体到各级地方政府乃至交通、国土等国家行业部门，通过全方位的合作，形成了形式多样、种类丰富的风景道体系，美国国家森林风景道是其风景道体系的重要组成之一，并且通过立法推动国家风景道计划的实施。

1. 发展历史

1910年，马萨诸塞州率先立法，授权城市指定风景优美的道路为州属风景道并命名，之后，各州开始建设各自的风景道体系并开始认定“州级风景道”。

从20世纪初期到80年代末，美国风景道经历了漫长的缓慢发展，直到1988年，美国农业部森林管理局推动国家森林风景道计划，在其所管辖的国家森林区域内命名“国家森林风景道”。1989年之后，联邦国土局组织命名了适合机动车越野休闲的“国土乡野小道”。1991年底，美国国会通过了《美国交通运输道路效用法案》，授权美国交通秘书处命名“国家风景道”和“全美风景道”。

1995年，联邦公路管理局发布了“国家风景道计划”项目文件，系统性地给出了风景道的评价标准和命名管理制度，并提供专项资金支持国家及地方的风景道建设。到2012年美国国家风景道计划停止，共认定了150条美国国家级风景道，提供了5.07亿美元资金支持3174个项目建设。

2019年9月，总统签署了《2019年美国风景道复兴法案》，美国风景道体系进入新的发展时期。

2. 分级体系

美国风景道建设形成了较为完善的分级体系，并有相应的评价标准，以及申报、评定和命名管理的程序。目前，美国国家级别的风景道，由交通部公路管理局认定的“全美风景道”31 条，“国家风景道”119 条；行业级别的风景道，由农业部森林管理局认定的“国家森林风景道”共计 114 条，其中，由内务部土地管理局认定的“国土乡野小道”54 条，内务部国家公园管理局认定的“国家公园道”10 条；各州政府认定的州级风景道 900 余条。蓝岭风景道、66 号公路是美国风景道的典型代表。

3. 经典案例

蓝岭风景道位于美国东部，是美国风景道的典范，它横跨弗吉尼亚州、北卡罗来纳州，北连仙纳度国家公园，南接大雾山国家公园，总长度达 755 公里，共穿越了 4 个国家森林、29 个县、7 个自治区和近 5000 个私人领地，是世界上最为独特和最受欢迎的道路之一，其建设、运营经验均具有极大的借鉴意义。

蓝岭风景道从 1933 年开始规划，1935 开工建设，到 1987 基本完成，共计建有 160 座桥梁和 26 个隧道，是一项美国乃至世界上少有的工程项目，具有范围大、历时久、涉及面广等特点。规划设计层面，这条风景道彰显了阿帕拉契亚山脉的壮丽风景，充分利用了自然资源，充分考虑公路交通与自然生态保护、森林景观体验之间的关系。

2000 年，蓝岭风景道被国家森林管理局评定为“国家森林风景道”；2005 年，被公路管理局认定为“全美风景道”；其中，穿越弗吉尼亚州和北卡罗来纳州的两段，同时被认定为州级风景道，得到了多部门的支持，在管理、资金方面都获得足够的资源。

蓝岭风景道协会负责蓝岭风景道的运营管理。蓝岭风景道协会隶属于国家公园管理局，全面负责蓝岭风景道的战略规划、资源整合、经营营销、市场拓展等方面工作。在 1949 年之后，该协会每年都会发布专门的《旅行手册》，一方面介绍风景道沿线丰富的旅游资源，另一方面发布相关的产业信息。蓝岭风景道不是单纯的交通道路和风景的结合，而是集基础设施、旅游

服务、绿色康养一体化的世界级旅游目的地。2019 年，蓝岭风景道接待游客约 1500 万人次，排名全美国家公园系统第二，仅落后第一名 20 万人次，这为沿线的偏远林区带来了十分可观的经济收入。

（二）我国风景道

1. 政策背景

“十三五”期间，我国森林风景道建设和康养产业取得了突飞猛进的进步，森林康养是在人口老龄化和亚健康化背景下应运而生的新兴产业。尤其是党的十九大以来，建设了一批国家森林康养基地，推进森林康养产业发展，不断满足人民群众对美好健康生活的需要。

国务院于 2016 年印发的《“十三五”脱贫攻坚规划》要求，“积极发展带动贫困人口增收的休闲农业和森林休闲健康养生产业”，随后几年来，相继出台的重要文件（《中共中央国务院关于深入推进农业供给侧结构性改革加快培育农业农村发展新动能的若干意见》《中共中央国务院关于实施乡村振兴战略的意见》《关于促进全域旅游发展的指导意见》《中共中央国务院关于坚持农业农村优先发展做好“三农”工作的若干意见》《交通强国建设纲要》《中共中央国务院关于抓好“三农”领域重点工作，确保如期实现全面小康的意见》《中共中央国务院关于全面推进乡村振兴加快农业农村现代化的意见》等）对农业、林业发展尤其是跨行业、跨产业的融合发展提出了新思路，要求“推进农业、林业与旅游、教育、文化、康养等产业的深度融合”，“充分发挥乡村资源、生态和文化优势，发展适应城乡居民需要的休闲旅游、餐饮民宿、文化体验、健康养生、养老服务等产业”。

2016 年，国家林业局《关于大力推进森林体验和森林养生发展的通知》明确提出，积极打造高质量的“森林体验”和“森林养生”产品。同年，国家发展改革委、国家旅游局联合印发的《全国生态旅游发展规划（2016 - 2025 年）》提出打造“25 条国家生态风景道”，川滇风景道、贺兰山六盘山风景道、大兴安岭风景道、东北林海雪原风景道等 6 条风景道与森林密切相关。

2019年，国家林业和草原局、民政部、国家卫生健康委员会、国家中医药管理局联合印发《关于促进森林康养产业发展的意见》提出，到2022年建设国家森林康养基地300处，到2035年建设国家森林康养基地1200处，具备向社会提供多层次、多种类、高质量森林康养服务的能力，到2050年森林康养服务体系将会更加健全，森林康养理念逐步深入人心，人民群众将享有更加充分的森林康养服务。《“健康中国2030”规划纲要》提出，要积极促进健康与养老、健康与旅游、健康与互联网、健康与健身休闲、健康与食品的深度融合，催生健康的新模式、新产业、新业态。

2. 发展现状

我国的风景道建设尚处于发展初期，相关研究存在少、散的特点。论文发表方面，文献数量自2016年起呈明显的上升趋势，阐述内容多集中在国外经验借鉴、基本概念、宏观评价和规划设计层面，缺乏体系性研究和典型案例分析。标准规范方面，由交通运输部科学研究院、国家林业和草原局林产工业规划设计院、中国城乡控股集团有限公司联合起草的团体标准《森林风景道等级划分与评定》自2021年6月起实施，填补了我国在森林风景道建设领域的空白。工程建设方面，我国较为典型的风景道有海南公路风景道、太行一号风景道、草原天路风景道等，除长白山森林文旅康养产业发展和风景道示范项目相关报道之外，暂未查询到在建森林风景道的相关信息和报道。

3. 典型案例

太行一号国家风景道以陵川县六泉乡为起点，与太行大峡谷相对接，途经泽州、阳城，止于沁水县龙港镇，全长约402公里，串联太行山水、太行古堡等四大旅游景区、20余个旅游景点、5条高速公路和5条普通国省道，自2018年5月开工建设。

太行一号风景道以“快旅慢游深体验”的现代旅游交通理念为导向，促进“交通+旅游”融合发展，以打造晋城全季全天候复合型旅游目的地，培育康养产业特色牌为目标，辐射2个以上康养旅游城市、10个康养小镇、10个康养产业园、10个康养度假区、10个文旅村镇等项目。

太行一号风景道注重“旅游 + 交通 + 康养产业”的融合，既满足沿线基础设施外观、颜色、造型与周围环境相协调的“基本要求”，又兼顾统筹农林文旅康产业融合发展等工作的“展示平台”，其建成通车将大大改善沿线农村的人居环境，促进沿线村庄、村民增收致富，是落实全域旅游、脱贫攻坚和乡村振兴的典型代表。

4. 现存问题

目前，风景道等相关概念已经引入中国，在我国逐渐形成了相应的研究氛围，但除“草原天路”外，典型项目均属于在建项目，暂无运营模式、发展路径的经验可循，地方政府或社会资本对于森林风景道的建设模式、盈利机制、效益前景均存在疑惑，对于风景道发展尚未达成统一的认识，发展体系有待完善，发展模式有待健全，发展机制有待建立，运营模式有待培育，亟待统筹解决理念、体系、技术、资金的协同问题。

森林风景道天然存在跨行业融合的特性，虽然相关部委主管机构及行业企业在各自领域有较强的控制力和发展经验，但对于跨行业的融合发展还需要经历较长时间的磨合期。其次，风景道体系的概念较模糊，对于森林风景道是属于交通设施还是旅游项目、康养项目暂无确切定论，需要在实践过程中不断探索。最后，各级财政对森林风景道建设的支持力度较小，建设模式、运营模式不明晰，盈利模式不成熟，投入产出不匹配，缺少有效的引导资金、运营管理机制和市场营销手段支持，尚未形成有效的推动力，导致投资决策面临较大阻力。

（三）启示与思考

美国风景道发展重视顶层的制度设计，建立了包含 6 项内在品质的风景道评价标准，国家风景道计划为行业的可持续发展提供了强有力的制度保障。各级州政府、行业行政主管部门、社会团体深度合作并参与，在资金方面、制度方面为风景道建设提供全面的支持，其有序发展是多部门合作的成果。

蓝岭风景道的成功，既是偶然也是必然，其体现了美国国家风景道建设的重要特点，对推动我国森林风景道发展有以下启示与思考：

在行政支持方面，美国风景道的建设得到了国家、地方以及社会团体的共同支持，多方积极参与风景道的规划建设及运营，形成了标准化的评价体系，有国家层面出台的相关政策支持，建立比较完善的发展机制，并且形成了相对健全的发展计划，从顶层到各级政府之间形成了比较良好的配合，在资源整合、资金支持、规划设计、营销运营等方面形成了自下而上和自上而下的高度融合。

在行业融合方面，风景道建设多方面考虑了自然的风景、基础设施建设以及旅游服务、康养服务的协同发展。优美的自然风光、交通设施与服务形成一体，融合形成了跨行业的交通旅游产品。

在资金筹措方面，政府与社会团体以及相关企业多方联动，政府通过投入初期资金为项目推动形成助力，以少量财政补贴催化社会资本投入，花小钱办大事；非政府组织广泛参与，拓展多样的融资渠道，推动市场营销，形成政府、企业和民众的多方共赢。

在发展模式方面，重视资源保护、强调多方参与，在风景道的品质挖掘、规划设计、市场营销等方面全民参与，从而促进沿线地区旅游经济的良性发展。

三　我国森林风景道发展建议

（一）发展意义

森林风景道建设将林区的交通资源与自然风景相结合，凸显了生态文明的发展理念，是对森林资源的保护和全新利用，不仅提供了亲近自然、体验自然、受益自然的条件、还可以让人们获得更真实、更健康、更神奇的自然效益，是生态文明建设的迫切需要。

森林资源、人文资源、康养资源丰富的地区，往往是我国经济发展欠发达的地区，环境保护与经济发展之间存在着不可调和的矛盾。通过建设森林风景道，可激活当地沉睡的林业资源，将资源转化为资产，促使产业化转变，实现了资源保护与经济发展的统一，在促进社会经济发展、激发新业态的同时，不仅实现了保护资源，而且实现了环境保护与经济发展协同发展，是践行脱贫攻坚、巩固脱贫实效，提升区域人们生活幸福感、获得感的重要手段。

森林风景道是带有文化印记的道路，承载了一个地区的文化，往往成为一个地区精神文化的象征，著名的丝绸之路、茶马古道有力地促进了东西方的经济、文化、政治交流。因此，森林风景道不仅代表一个地区的自然资源特点，同时体现地区的文化精神，对内，可以形成有力的文化凝聚力；对外，可以形成有效的文化吸引力。

森林风景道建设不仅能够满足人民日益增长的对美好生活的需求，同时，也是落实“五位一体”要求，推进生态文明和美丽中国建设，实现乡村振兴、巩固扶贫成果，以及在全球疫情下，构建“双循环”发展新格局等一系列国家发展战略的重要支撑。

（二）发展建议

1. 强化顶层设计

加强国家森林风景道建设的顶层设计，出台系统性强、操作性高、战略性远的指导性意见，宏观指导行业发展。建立国家、省、市三级风景道体系，强化政府与行业协会职能互补，全域旅游发展理念下，将城市绿道、登山健身步道、森林步道等不同发展背景的类风景道内容纳入国家森林风景道体系，形成不同交通方式的衔接，方便游客更加深入体验森林生态之美。

2. 加快融合发展

国家森林风景道涉及交通基础设施的建设、森林资源的利用、旅游产业的发展，是一个多行业的系统性产物。在我国现行管理体系下，交通运输部负责管理交通基础设施建设，自然资源部、国家林业与草原局、国家公园管理局负责管理森林资源，文化和旅游部负责管理旅游产业，不同行业需围绕国家森林风景道的建设需求，多方共建，相互融合，在基础设施建设、资源保护和利用、市场培育和监督上相互支撑。

3. 注重标准体系

围绕森林风景道的“资源本底、道路条件、服务设施、智慧管理、环境保护”5 大方向，积累我国森林风景道建设经验，在《森林风景道等级划分与评定》的基础上，形成森林风景道设计、施工、运营等标准体系，提升森林风景道在康养产业中的贡献度和影响力。

四　森林风景道工程实践

（一）建设背景

随着我国社会经济的快速发展，人民的消费水平不断提高，以全域旅游、线路旅游、康养旅游为导向的新模式、新业态不断出现。长白山景区作为我国著名的5A级景区，其周边地区的旅游项目不断建设。长白山景区拥有丰富的森林资源，建设长白山国家森林风景道，可以将分散的森林、康养、旅游资源串联起来，营造全域发展的游览空间，为发展森林风景道带来前所未有的机遇。

2019年8月，全国首家国家森林风景道示范项目——长白山森林文旅康养产业发展项目正式启动，这意味着交通、森林、康养、旅游融合发展正式拉开帷幕。长白山在森林风景道的建设上，具有天然的资源优势、气候优势以及良好的游客基础，作为森林风景道的先行试点，得到了政府和行业部门的大力支持。

（二）资源分析

长白山自然保护区一般指吉林长白山国家级自然保护区，它位于中华人民共和国吉林省东南部，东南部与朝鲜民主主义人民共和国相毗邻，属于森林和野生动植物类型的自然保护区。长白山自然保护区以其丰富的物种资源和奇异秀丽的自然景观闻名于世，是我国最早加入联合国“人与生物圈”保护区网的自然保护区，是世界A级自然保护地、联合国开发计划署首要支持的“图们江工程”国际合作开发项目之一，已被列为世界保留地之一的国家级自然保护区。

1. 气候资源

长白山是亚洲东部保存最为完好的典型的森林生态系统，保存有欧亚大

 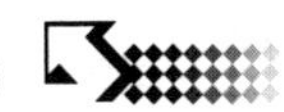

陆北半部十分完整的森林生态系统。在我国同纬度带上，长白山自然保护区动植物资源最为丰富，是世界少有的“物种基因库”，是最具有代表性的典型自然综合体、东北亚生态气候调节平衡的主区域和全球稀有的地质地理环境监测地，是我国东北的天然生态屏障。

2. 森林资源

长白山自然保护区内植物属长白山植物区系，主要以红松阔叶林、针阔混交林、针叶林、岳桦林、高山苔原等组成，从下到上依次形成了五个植被分布带，具有明显的垂直分布规律，生态系统完整，植物资源丰富。

长白山自然保护区的森林资源可以划分为原始林、过伐林和次生林三种类型。原始林群落以红松为优势树种，针阔乔木树种多达十余种，主要灌木品种超过 30 种。过伐林也称为原生次生林，介于原始林和次生林之间，是一种过渡型森林类型，是长白山林区生产木材和林副产品的主要基地。次生林分为蒙古柞林类型组、杨桦林类型组等 6 个类型组。

3. 森林工业

从 20 世纪 50 年代末起，长白山地区就是中国森林工业的先导头阵。几代森工人的奋斗拼搏，不仅在中国工业发展的各个时期都发挥了重大作用，扮演着地方经济重要支柱的角色，更塑造了当地昂扬向上、战天斗地的英雄气概和开拓精神。长白山作为中华十大名山之一、驰名中外的旅游胜地，始终坚持品牌发展战略，突出打造“休闲养生地，大美长白山”品牌形象，使得长白山康养、旅游业长期以来保持着旺盛的活力，令无数中外游客神往。长白山良好的康养、旅游品牌形象是其持续发展的底层基础之一。

4. 冰雪资源

长白山区域地处冰雪黄金纬度带，雪期长、雪量大、雪质好，是国内冰雪资源最富集、发展冰雪产业最具优势的地区之一。长白山拥有世界级的粉雪资源，雪质好，雪期长，是世界三大粉雪基地之一。垂直落差、雪道长度均具备承接赛事条件。

5. 文化资源

长白山文化是中华文化的组成部分，是长白山区各族人民在社会历史发展进程中所创造的物质财富和精神财富的总和。长白山自古还有着相当高的文化地位，被满族、朝鲜族同视为圣山和民族发祥地。长白山文化既是农耕文化、渔猎文化、游牧文化等相结合的物质文化，也是军政合一的政治文化，同时还是独具特色的萨满文化的重要发祥地。

6. 交通资源

点对点的便捷性交通网畅通。区域内现有图乌（G302）、鹤大、松老等三条国家级公路，规划的明长公路（S203）纵贯南北，直达长白山天池，双目峰通道是中朝边界唯一的陆界通道。

时效高的速达性交通网丰富。高速铁路规划有新建敦白线（2021 年建成通车）和沈白线（2024 年建成通车）两条高铁，将有效促进长白山旅游发展；长白山机场位于松江河镇长白山保护开发区池西区，距长白山西景区 15 公里、北景区 120 公里、南景区 135 公里，是中国第一个森林旅游机场，为全国各地游客到长白山旅游提供了快速、便捷的空中通道。

（三）必要性分析

“十三五”期间森林旅游游客量达到 60 亿人次，平均每年游客量 15 亿人次，年增长率 15%。后疫情时代，诸多产业格局发生变动，对于旅游产业将会出现短期利空、长期利多的局面，森林康养旅游将成为新的蓝海市场。

根据 WHO 排查，全世界 75% 的人处于亚健康状态。一项大规模网络调查显示，我国城市白领的亚健康比例高达 98.8%，其中 26 ~ 30 岁人群更成为亚健康主力，而一线城市 91% 的白领为重度亚健康状态。度假养生、冰雪、森林等旅游成为越来越多社会精英闲暇时间的热衷选择，由于疫情的影响，健康养生旅游预计将有爆发式增长。

长白山是寒温带森林康养的典型代表，其丰富的森林、文化资源，是发展森林康养产业的重要基础。建设国家森林风景道是融合交通、观光、养生等的需要，同时也是保护自然资源，促进经济发展的需要。长白山发展森林风景道及康养产业有着天然的优势。

 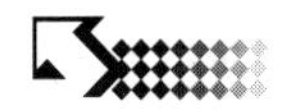

（四）建设方案

贯彻“创新、协调、绿色、开放、共享”发展理念，依托长白山森林资源居全国前列的产业优势，差异化、主题化打造森林风景廊道，盘活点状林业资源，开启线性旅居时代，实现全域资源共享，将长白山森林风景道打造成中国首条森林旅游全景通廊，将交通、森林、康养、旅游进行深度融合发展。

根据长白山景区未来发展趋势，需要融合资源开发理念，通过生态资源保护性开发、文化资源的创意性转变、康养理念的全面贯彻等方式，实现区域旅游资源、康养资源的高效利用，全面构建项目地旅游以及康养需求的吸引物体系。

1. 开发保护化

项目区域内拥有森林、河湖、湿地等多种生态资源，生态环境优质，是生态处女地。因此，在开发时，贯彻落实《吉林长白山国家级自然保护区管理条例》等法规条例，继续保护长白山生态本底，明确开发红线，探寻生态敏感型地区生态保护和社会综合发展良性互动的新模式；加强区域文化肌理原真性保护，力求保留传统生产、生活模式，通过旅游产业、康养理念的注入，带动项目产品全面升级，实现经济、文化、生态、交通、旅游与康养全面融合与可持续发展。

2. 转变创意化

从文化遗存到现代旅游体验的活化转变，文物遗产和非物质文化遗产是区域历史、人文的突出代表。只有在遗产保护的基础上，转变资源利用方式，创新遗产活化的手段，从客群需求出发，通过文化交流化、题材生活化、载体街区化、体验游乐化、运营集团化等手段，建设遗址公园、文化街区等载体，实现变“沉重、枯燥”的文物观光为“轻松、愉快”的文化体验之旅、康养休闲之旅，实现遗产旅游的轻松转身。

3. 康养产业化

随着经济社会的发展，人们对健康养生的关注度越来越高，长白山的自然条件、森林资源具有极高的、天然的康养价值，是不可多得的康养资源。

借康养发展的东风，充分利用其资源，吸引一批有康养需求的人群，是项目成功的重要基础。

基地范围内的绿色山珍、药材等是长白山区域优势产业资源，并且与人们的健康息息相关，未来深入挖掘林下绿色种植产业内涵，重视现代人的健康诉求，拓宽养生药材、养生食材林下种植产业体系，将林下种植产业资源与旅游中的健康、养生、休闲深度结合，实现健康产业发展与休闲旅游的高度融合，培育新的经济增长点。

4. 方案模型化

通过交通基础配套设施的建设与完善、特色旅游资源的挖掘与转化、旅游形象的塑造与推广、系列主题产品的开发与建设等一系列措施，按照“先易后难、先改后新、分期实施、风险管控”的原则，在保护自然资源的原始风貌，深度利用优良的康养资源基础上，通过先构建森林风景道骨架，优先发展存量的康养项目、轻运营项目，如节气养生馆、四季药膳堂、药用植物园等，将该区域打造成为森工文化体验首选地、森林生态旅游吸引核、中国森林康养的开拓者。

采取服务功能区“交互式”发展布局，打造森林康养基地，融合温泉养生、百草养生、森林养生为一体，充分突出养生和养心功能；以木、石为主要建筑材料，传承长白山地区木屋建筑文化，融合现代木建筑技艺，营造与自然环境和当地文化充分融合的度假空间。

五　小结

在我国经济高速发展的背景下，交通、森林、康养、旅游的融合发展越来越明显，在建设实践中发现，森林风景道建设能够有效串联区域优质康养、旅游资源，对后疫情时代的经济带动，“双循环”发展格局构建都有重要的促进意义。近年来，森林风景道建设工作，在国家、协会及相关企业的大力支持下，迎来了不可多得的发展机遇，借鉴国外的森林风景道发展经验，通过制定相应的评价标准，出台有效的支持及指导性文件，加强顶层设

 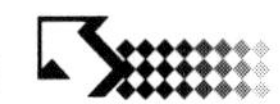

计、推动跨行业发展的融合对我国森林风景道及康养产业的发展有着重要意义。

参考文献

[1] 中共中央：《关于制定国民经济和社会发展第十四个五年规划和二〇三五年远景目标的建议》.（2020－11－3）http：//www. gov. cn/zhengce/2020－11/03/content_ 5556991. htm。

[2] 国务院：《关于印发“十三五”脱贫攻坚规划的通知》.（2016－12－2）http：//www. gov. cn/zhengce/content/2016－12/02/content_ 5142197. htm 。

[3] 中共中央国务院：《关于深入推进农业供给侧结构性改革加快培育农业农村发展新动能的若干意见》.（2017－2－5）http：//www. gov. cn/zhengce/ 2017－02/05/content_ 5165626. htm。

[4] 中共中央国务院：《关于实施乡村振兴战略的意见》.（2018－2－4）http：//www. gov. cn/zhengce/2018－02/04/content_ 526380 7. htm。

[5] 中共中央国务院：《关于坚持农业农村优先发展做好“三农”工作的若干意见》.（2019－2－19）http：//www. gov. cn/zhengce/2019－02/19/content_ 536691 7. htm。

[6] 中华人民共和国中央人民政府：《中共中央国务院关于抓好“三农”领域重点工作，确保如期实现全面小康的意见》.（2020－2－5）http：//www. gov. cn/zhengce/2020－02/05/content_ 5474884. htm。

[7] 中共中央国务院：《关于全面推进乡村振兴加快农业农村现代化的意见》.（2021－2－21）http：//www. gov. cn/zhengce/2021－02/21/content_ 5588098. htm。

[8] 中华人民共和国交通运输部，国家旅游局，国家铁路局，中国民用航空局，中国铁路总公司，国家开发银行：《关于促进交通运输与旅游融合发展的若干意见》.（2017－7－8）https：//xxgk. mot. gov. cn/2020/jigou/zhghs/2020 06/t202006 30_ 3319970. html。

[9] 中共中央国务院：《交通强国建设纲要》.（2019－9－14）http：//www. gov. cn/gongbao/content/2019/content_ 5437132. htm。

[10] 中共中央办公厅，国务院办公厅：《天然林保护修复制度方案》.（2019－7－12）http：//www. forestry. gov. cn/main/195/20190723/194136857935838. html。

[11] 国家林业局：《关于大力推进森林体验和森林养生发展的通知》.

(2016-1-7) http://www.gov.cn/zhengce/2016-05/23/content_5075941.htm。

[12] 发展改革委，旅游局：《全国生态旅游发展规划（2016~2025年）》.（2016-8-22）http://www.gov.cn/gongbao/content/2017/content_5194900.htm 。

[13] 国务院办公厅：《关于促进全域旅游发展的指导意见》.（2018-3-22）http://www.gov.cn/zhengce/content/2018-03/22/content_5276447.htm 。

[14] 国家林业和草原局、民政部、国家卫生健康委员会、国家中医药管理局：《关于促进森林康养产业发展的意见》.（2019-3-6）http://www.gov.cn/zhengce/zhengceku/2019-09/30/content_5435338.htm 。

[15] 中共中央国务院：《"健康中国2030"规划纲要》.（2016-10-25）http://www.gov.cn/xinwen/2016-10/25/content_5124174.htm 。

[16] 林涛：《美国的风景道体系阐释》，《地理科学研究》2019年第4期，第293~305页。

[17] 吴必虎、李咪咪：《小兴安岭风景道旅游景观评价研究》，中国地理学会：《地理学的理论与实践——纪念中国地理学会成立九十周年学术会议文集》，1999，第184~193页。

[18] 张绍全：《发展森林康养产业推进现代林业转型升级的思考》，《林业经济》2018年第8期，第42~46页。

[19] 刘拓、何铭涛：《发展森林康养产业是实行供给侧结构性改革的必然结果》，《林业经济》2017年第2期，第39~42、86页。

[20] 余青、樊欣、刘志敏等：《国外风景道的理论与实践》，《旅游学刊》2006年第5期，第91~95页。

[21] 余青、吴必虎、刘志敏、胡晓冉、陈琳琳：《风景道研究与规划实践综述》，《地理研究》2007年第6期，第1274~1284页。

[22] 余青、胡晓苒、宋悦：《美国国家风景道体系与计划》，《中国园林》2007年第11期，第73~77页。

[23] 中华人民共和国国务院：《"十三五"旅游业发展规划》.（2016-12-07）http://www.gov.cn/zhengce/content/2016-12/26/content_5152993.htm。

[24] 孟强、尚丽丽、杨丹蕾、韩薇、杨洋：《我国旅游公路的发展现状及问题》，《中国公路》2020年第1期，第51~54页。

[25] 余青、韩森：《美国国家公园路百年发展历程及借鉴》，《自然资源学报》2019年第9期，第1850~1863页。

[26] 宫连虎：《美国国家风景道体系开发与管理研究》，北京交通大学，2010。

[27] 余青、宫连虎：《风景道游憩服务设施建设研究——以美国蓝岭风景道为例》，《中外公路》2010年第3期，第14~19页。

[28] 叶智、郄光发：《跨界与融合是森林康养发展的必由之路》，《林业经济》2017年第11期，第3~6、11页。

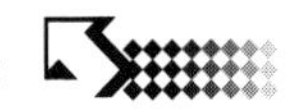

[29] 潘洋刘、曾进、刘苑秋、文野、晏琪、古新仁:《基于不同类型的森林康养资源评价研究》,《林业经济问题》2018 年第 6 期,第 83 ~ 88、110 页。

[30] 马德辉、王赟、高建玉、马有明:《对森林康养产业发展的思考》,《林业调查规划》2020 年第 6 期,第 105 ~ 107 页。

[31] 邓三龙:《森林康养的理论研究与实践》,《世界林业研究》2016 年第 6 期,第 1 ~ 6 页。

[32] 陈晓丽:《森林康养旅游研究及开发探析》《黑龙江生态工程职业学院学报》2016 年第 5 期,第 25 ~ 27 页。

[33] 吉林省文化和旅游厅:《全国首家国家森林风景道示范项目正式启动》.(2019 - 8 - 16) https://www.mct.gov.cn/whzx/qgwhxxlb/jl/201908/t20190820_845793.htm。

B.14
欧洲健康城市的发展理念与建设实践

沈 山 司 然 王宇灿*

摘 要: 欧洲是以“健康城市网络”的阶段行动规划来推动健康城市的发展和实践的。自1987年“健康城市网络”成立以来，经历了7个发展阶段，不断致力于号召地方政府通过政治参与、制度变革、能力构建、协作规划以及创新计划等多种方式来推动城市的健康发展。贯穿七个阶段的5项发展原则是处理健康的决定因素：优先原则、健康公平和人人享有健康的原则、整合和促进欧洲和全球公共卫生优先事项原则、将健康城市建设列入城市的社会和政治议程原则、促进良好治理和健康综合规划原则。欧洲的健康城市发展理念与建设实践呈现阶段进阶、任务明确、路径清晰、持续发展等特征。

关键词: 健康城市 发展阶段 建设实践 欧洲

健康城市的概念起源于 1980 年世界卫生组织（World Health Organization，下文简称WHO）倡导的“人人享有卫生保健”运动，该运动重点关注社会、经济、环境、生态和政策等如何影响人群健康和福

---

* 沈山，江苏康养产业研究院院长，江苏师范大学教授，博士，主要从事地域文化与旅游规划、康养政策与市场战略、人文交流与风险判识的研究；司然，江苏师范大学人文地理学硕士研究生；王宇灿，江苏师范大学城乡规划学硕士研究生。

 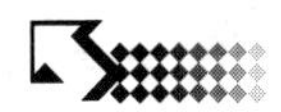

祉。1998 年 WHO 在《健康促进词汇表》中给出“健康城市”的阐释：“健康城市是由健康的人群、健康的环境和健康的社会有机结合的整体，能够不断地创造和改善其建成环境和社会环境，拓展社区资源，从而使居民能够相互支持，实现生活的多种需求并能够发展达到他们最大潜能的城市。”加拿大“健康城市之父”汉考克（Trevor Hancock）博士认为：不断改善城市的自然和社会环境，充分挖掘社区资源，城市政府和社区居民相互扶持，并最大限度地发挥自身优势，提升城市潜力的城市，可以称为健康城市[1]。

联合国人居署预测 2030 年世界城市人口占全球人口的比例将达到 60.4%[2]。人们在享受城镇化带来的经济发展成果的同时也承受了环境恶化带来的恶果，如人口密度过高、环境污染、交通拥堵等一系列城市病，居民的生产生活方式也产生了改变。过去以经济建设为中心的发展模式，忽视生态文明建设和城市居民的健康安全需求。城市快速发展引发的生态环境问题、社会治理问题、公共服务以及文化传承等方面的问题，引致我们全面反思。健康城市正是在这一发展背景下的逐渐发展并实践。

一　欧洲健康城市的发展历程与主题特征

欧洲是世界上较早开展健康城市建设的区域，为了应对工业化带来的环境问题和社区居民健康问题，旨在营造健康支持性环境的“健康城市”理念被提出。1986 年 WHO 欧洲区域办公室启动城市“健康促进计划”，实施区域性的“健康城市项目”（Healthy Cities Project，HCP；后演变为健康城市网络），将城市的健康问题置于城市政治议程的重要位置，进而倡导新的行动计划。“健康城市项目”致力于号召城市政府通过政治参与、制度变革、能力构建、协作规划以及创新计划等来推动城市居民的健康发展[3]。

欧洲国家大多从一开始就接受“地方的健康是政府的责任”的价值观。

从欧洲国家的角度来看，健康城市的主题演变可被视为当地现代公共卫生发展的历史，也涵盖了人们对于健康和可持续发展概念的理解和处理方式的变化。1987 年，英国利物浦成为“健康城市网络”的第一批试点城市，次年主办了第一届国际健康城市会议，宣告着健康城市网络的正式启动，这是 WHO 将“人人享有健康战略”带到地方政府一级的重要的战略工具。它基于对三个问题的认识：在发展保健方面采取地方行动的重要性；城市环境对人类健康和福祉的特殊性和重要性；地方政府在为所有人的健康生活创造条件和有利环境方面的关键作用（Tsouros，1991 年）[4]。

欧洲的“健康城市网络”每 5 年为一个周期，目前已经顺利完成了 1987 ~ 1992 年、1993 ~ 1997 年、1998 ~ 2002 年、2003 ~ 2008 年、2009 ~ 2013 年、2014 ~ 2018 年六个阶段的建设工作，正处在第七阶段（2019 ~ 2021 年）（见表 1）。健康城市应有如下特征：（1）拥有生态绿色、清洁良好有利于城市居民生产和生活的环境；（2）可以满足城市居民在饮食、饮水、住房、收入、安全和工作方面的基本需求；（3）包括拥有健康理念、政策制定参与感强、和谐互助的市民团体。

（一）1980年代：健康城市概念提出与建设探索

20 世纪 80 年代，欧洲处于健康城市理念的萌芽和实践起步探索时期。在 1980 年 WHO 倡导的“人人享有卫生保健”运动基础上进行欧洲区域的独特探索。

20 世纪 80 年代初期，“健康城市”的概念问世。1984 年“健康多伦多 2000”国际会议上，首次提出“人们居住在健康的城市时，应该享受与自然的环境、和谐的社区相适应的生活方式”的价值观。1986 年在加拿大渥太华召开的第一届世界健康促进大会上发表的《渥太华宪章》中提出“健康应该是人类日常生活资源，而不是生活的目标”，提出了“健康促进”的五大策略：制定健康公共政策、发展个人技能、加强社区措施、创造支持性环境、调整卫生服务。此时，欧洲地区对于健康城市目标和要素需要处于概念阶段[5]。

 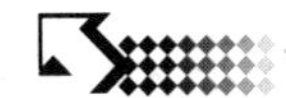

在 WHO 人人享有健康（Health For All）原则和《渥太华宪章》的影响之下，WHO 欧洲区域办公室提出“健康城市”运动，开展“健康城市计划”[6]，1988 年启动欧洲健康城市网络建设（当时被称为“欧洲健康城市项目”），首批就有 21 个城市政府参与。自此开启了为期五年的第一发展阶段，这是欧洲地区对于健康城市的独特探索。

“健康城市项目”着眼于未来世界上大部分人“生活、喜爱、工作和娱乐”的地方。在项目初始阶段，少部分城市通过战略合作、分享经验去推进健康城市建设。英国利物浦和西班牙的巴塞罗那、马德里等是健康城市项目的第一批试点城市，西班牙的瓦伦西亚地区健康城市建设成果显著，健康城市项目很快就普及到了地区 80% 的社区[7]。

表 1　欧洲“健康城市网络”发展阶段与主题

阶段	特征	时间	主题
Ⅰ	起步阶段	1987～1992 年	引入健康城市发展的新理念和新途径，建立健康城市网络。
Ⅱ	组织阶段	1993～1997 年	设立项目办公室，制定健康公共政策、以公平和可持续发展为重点的综合性城市健康规划，推进健康城市理念。
Ⅲ	行动阶段	1998～2002 年	实现从健康促进到城市综合健康发展计划的转变。制定基于伙伴关系、可实施的健康公共政策；强调公平、可持续发展、社区发展和重建；城市建立健康监测系统。
Ⅳ	健康关注阶段	2003～2008 年	提出健康城市及规划的 12 个目标，为健康城市规划提供制度保证；阶段主题包括：健康老龄化、城市规划和健康影响评估，同时创新性地提出生物多样性、食物和能源浪费等也可作为健康影响因素。
Ⅴ	融合发展阶段	2009～2013 年	健康及健康公平是本阶段政策主题，同时包括了三个核心议题：包容性、关爱性和支持性的环境，健康生活方式，健康的城市环境设计。
Ⅵ	人本理念阶段	2014～2018 年	通过关注公平、性别和人权促进健康；通过推进城市健康领导力和提高健康参与度促进所有人的健康；加强以人为本的健康系统和公共卫生能力；建设有健康韧性的社区和支持性的环境。

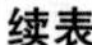
续表

阶段	特征	时间	主题
Ⅶ	可持续阶段	2019~2023 年	促进所有人的健康和福祉；提高城市建设者的福利水平；设计改善健康和福祉的健康场所；提高公民参与度；增强社区商品、服务的供给能力；通过包容性的社会环境去促进和平与安全；倡导可持续发展模式，保护地球发展。

资料来源：WHO－EUR 官网，欧洲健康城市网络各阶段文件。

（二）1990年代：健康城市内涵丰富与城市实践

20 世纪 90 年代，WHO 相继颁布了多个关于健康城市定义、标准和指南，健康城市的概念被明确。1992 年《21 世纪议程》第一次把“可持续发展”从概念推向行动和具体领域，包括环境保护、政治平等、消除贫富差异等。这也成为欧洲健康城市运动所遵循的基本原则。

1994 年 WHO 正式提出“健康城市”的定义，1998 年发布《健康促进词汇表》，进一步明确健康城市概念和具体的建设路径。健康城市包括村庄和城镇等多种形式的定居点。相关指南构建了从目标设定到建设路径，以及水平评估和测度方式，给地方实践提供指导。

1990 年代的健康城市建设实践拓展到包括欧洲的全球许多地区。WHO 成立了六个地区分支机构以开展健康城市全球实践。相比于其他地区受制于社会经济发展因素的影响，欧洲地区已经初步形成了自己的健康城市建设模式，影响也较为广泛。1988 年 WHO 欧洲健康城市网络第一阶段共有 11 个试点城市。大批欧洲城市对于健康城市的概念和实践表现出了极大的兴趣，因此欧洲启动了国家健康城市网络以鼓励更广泛的城市参与，随之 6 个国家的 200 多个城市被纳入国家健康城市网络，城市相互之间建立了合作关系。这一时期，欧洲健康城市网络建设第二阶段（1993~1997 年）完成，该阶段欧洲有 29 个重要城市和 13 个国家内部的健康城市网络参与其中，成立了健康城市网络办公室，制定健康公共政策，开始初步探索以公平和可持续发展为重点的综合性城市健康规划，推进健康城市理念。

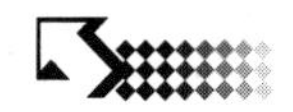

1990 年代，独立的健康影响评估在实践中发展起来。1990 年英国发起“利物浦健康影响计划”。1993 年，英属哥伦比亚政府健康和老年人管理部开发了世界上第一个健康影响评估工具[8]。1999 年，WHO 欧洲地区办公室发布《哥登堡共同议定书》，确定健康影响评估的基本定义、价值导向、基本方法及评估程序，明确民主、公平、持续发展和伦理使用证据等核心价值，成为健康影响评估史上的里程碑。1999 年，颁布《健康城市与城市规划进程：一份健康和城市规划之间联系的背景文件》，凸显城市规划在健康城市运动中的功能。

表 2　1990～2000 年 WHO 发布的关于健康城市标准文件和建设指南

年份	文件名称	主要内容
1995	《建设一个健康城市:参与者的引导——一个在低收入国家一步步推行健康城市项目的方法》	设定总目标和子目标,制定“启动—组织—实施”的计划;包括基础设施改善、学校健康计划、健康中心优化、公众健康意识、健康信息管理等;构建包括“过程类”和“结果类”的评估指标体系。
1996	《健康城市 10 条标准》	具有清洁安全的城市环境;具备稳定的食物、饮水和能源供给,以及有效的垃圾处理系统;能够满足城市居民基本生产生活需求的经济体系;倡导互相帮助价值认同的市民群体;制定了完备的健康和福利政策;能够提供可沟通交流的休闲娱乐场所;尊重城市居民和保护地方历史文化遗产;赋予市民选择有利于健康行为的权利;不断改善公共健康服务质量和城市公共卫生条件;促进居民长久健康和降低疾病患病风险等。
1997	《发展一个健康城市计划的 20 个步骤》	起始阶段(7 个步骤):建立组织、理念认同、城市认知、资金支持、组织地点、项目建议,项目批准; 组织阶段(7 个步骤):组建指导委员会、项目环境分析、明确具体工作、设立项目办公室、战略规划、推进建设项目、建立问责机制; 行动阶段(6 个步骤):健康公共政策、社区公众参与、健康意识推进、改革发展规划、保障策略规划,部门行动。
1997	《测度健康:关于健康城市发展的一个步骤的简述》	健康生活习惯调查、健康水平测度、健康行为准则、特殊群体的健康、健康环境和健康社会经济评价等。
1998	《健康促进词汇表》	健康城市的基本定义。

（三）2000年代：健康老龄化实施与健康影响评估开展

进入21世纪，欧洲健康城市运动体现出新的发展特征。以地区健康城市网络和国家健康城市网络相结合的发展模式，经过第三、第四和第五阶段的建设，参与的城市数量显著增加（特别是西班牙、捷克等国家）。超过2/3的国家健康城市网络与国家政府建立了伙伴关系（主要与卫生部门合作）（图1）。例如，西班牙的国家健康城市网络帮助设计和实施了营养、身体活动和肥胖预防战略；葡萄牙的国家健康城市网络帮助起草了2004～2010年的国家卫生计划；斯洛文尼亚的国家健康城市网络计划被采纳为国家公共卫生计划（2003～2010年）的一部分。

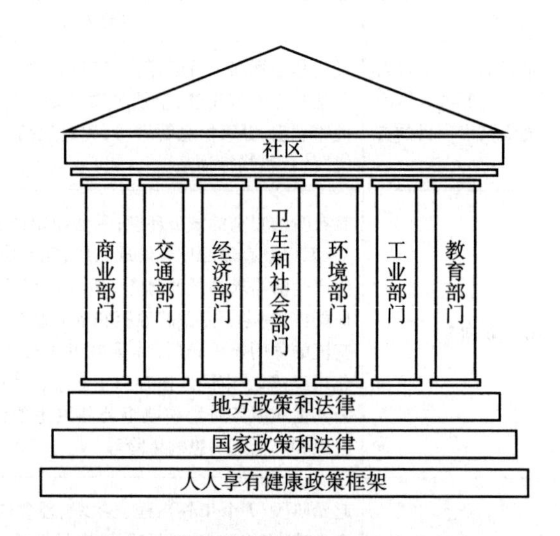

图1　欧洲国家健康城市部门合作框架

为了应对愈加严重的老龄化问题，WHO相继提出了“健康老龄化”和“积极老龄化”相关概念。其价值理念：老年人保持生理、心理和社会功能的健康状态，社会经济发展受到老龄化影响程度逐步降低[9]；老年人作为社会重要资源，要积极融入社会，参与社会发展，实现自己的价值[9]。基于相关的理论，欧洲健康城市网络将健康老龄化作为第四阶段（2003～2008年）的主题之一，鼓励每个城市都采用健康老龄化方法。在多部门应

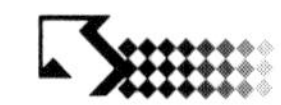

用健康老龄化战略，促进健康城市的发展。并且确立了四个目标：（1）增强健康老龄化意识；（2）赋予老年人权利；（3）建设支持性环境；（4）针对老年人的健康服务。

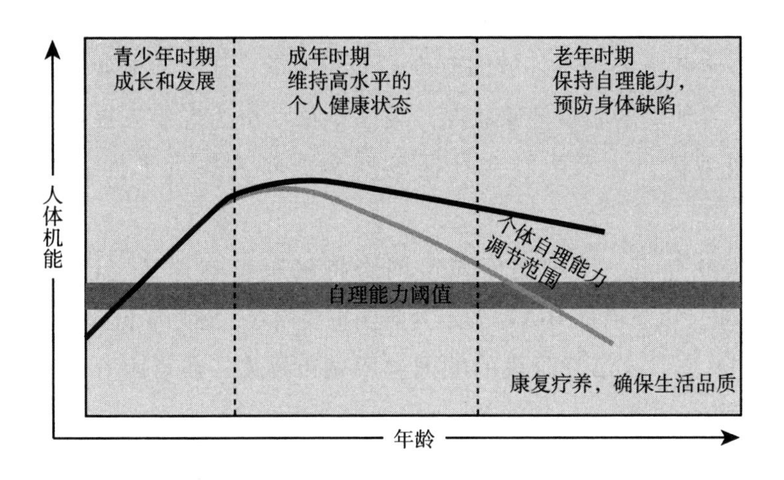

图2　生命周期与人体机能健康

这一时期，欧洲形成了以健康老龄化为主题的子网络城市探索健康城市建设的模式。2005 年，欧洲健康城市网络招募了 19 个城市，组成以健康老龄化为主题的子网络城市，探索应对健康老龄化的路径。在规划导向上，布尔诺、波斯南和桑内斯等城市在制定城市整体发展计划时给予老年人更高的优先级；在社团赋权上，许多代表老年人利益的社会组织出现，小型的互助社团如雅典、利物浦、新切博克萨斯克和雷恩等城市的老年人社团；全市范围的组织有俄罗斯联邦的退伍军人组织，匈牙利杰尔市和英国纽卡斯尔市的老年人理事会等等。这些社会组织会得到市政府的资助。约有 1/3 的城市采纳老年人的相关建议并付诸行动；支持性环境建设方面，健康城市规划是效果最显著的措施。超过半数的城市环境明显改善，通过整治街道和公园的步行障碍物，改善道路交通管理系统以保障老人步行安全。英国布莱顿霍夫市、匈牙利杰尔市实施了房屋改造计划，提高了老年人的生活独立性和生活品质[10]。意大利乌

迪内市和奥地利维也纳市采取综合措施以营建老年友好型城市环境。多个城市将有利于老年人的环境建设纳入总体交通规划和城市发展计划。在健康服务方面，主要有心理关怀和文化或体力活动的提供。在自己家中接受社区的正式帮助会使老年人感到孤独，土耳其爱丁地区的“和蔼之家”在老年人心理关怀方面有许多创新之举，通过给老年人提供社交场所，改善他们的心理健康状况。英国桑德兰市为老年人提供运动休闲设施、图书馆、艺术中心和社区场所为老年人提供了许多社交活动选择。

自2000年起，欧洲健康城市网络将健康影响评估（Health Impact Assessment，以下简称HIA）确定为阶段重要内容，运用于健康城市规划和建设。HIA被引入第三阶段的欧洲健康城市网络，在第四阶段成为工作核心[11]。

（四）2010年代：健康城市内涵拓展与实践推进

这一时期，欧洲地区先后推进了第五、第六和第七阶段的健康城市网络建设。“健康平等”成为健康城市建设、政策和程序的基础导则。健康城市网络的不断创新确保了欧洲健康城市对于城镇健康发展的作用。在《欧洲健康城市网络第七阶段实施框架（2019—2024）》[13]中，总体目标：（1）促进全面健康福祉，减少不公平现象；（2）在全国、地区和全球设定城市标杆；（3）支持WHO的战略重点。健康城市内涵不断拓展加深，健康的公平性问题得到进一步重视，欧洲许多城市将“提升公共健康水平”设定为重要发展目标，对健康城市建设的认知不断加深。

欧洲的健康城市运动与全球和欧洲公共卫生战略制定产生了联系。欧洲地区在健康城市网络的建设经验和大量投入为《世界卫生2020政策框架》的制定提供了实践案例，也成为“健康2020计划”在当地实施的关键战略工具[14]。在《2020—2025年欧洲工作计划》中，提出“欧洲改善健康联合行动”及其四项重点举措：（1）建立心理健康联盟；（2）利用数字化增强健康；（3）推进《2030 年欧洲免疫议程》；（4）基于文化和行为视角推动更健康的行为。WHO 欧洲区域办公室强调全球和地方在健康城市发展战略上的一致性，强调国家健康城市网络和重要城市对于欧洲城市网络的支撑功能。同时，健康城市规划的重要作用日益显现，规划实践持续推进，构建健康影响因素模型（图 3）并开展实践，极大地推动了健康城市建设。

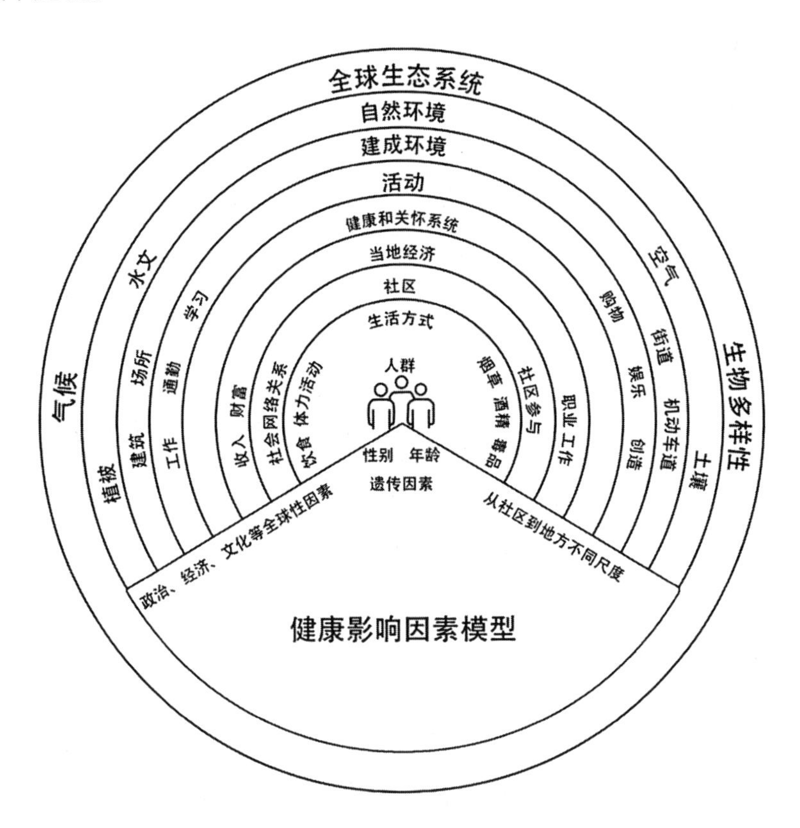

图 3　健康影响因素模型

健康城市内涵不断拓展。2010 年之后，WHO 明确了“健康城市”的发展目标、基本路径以及优先实施领域，在评价指标、老年健康、行动领域与战略目标等方面发布纲领性文件。

表3　2000年以来WHO发布的关于健康城市标准文件和建设指南

年份	文件名称	主要内容
2012	《可持续发展城市的健康指标》	包括核心指标和拓展指标两部分:核心指标包含空气质量、心肺疾病死亡率、城市社区与健康、城市交通与健康、社会暴力与犯罪等;拓展指标包括社会管治、健康设施布局和健康食品等。
2012	《解决健康的社会决定因素、城市层面和地方政府的作用》WHO - EUR	建议赋予地方政府在健康领域更多的自治权,同时注意地方政府与中央政府之间政策的协调一致;政府应从以人为本建设健康的社会文化环境,强调自然环境和建成环境对人健康的影响,具体包括交通、空气污染、设施住房、城市规划、绿色空间、城市治安等方面,所有市民都应该得到公正的健康待遇;提出了三条解决健康不平等问题的准则:一是改善人们所出生、成长、工作、生活和养老的环境的条件;二是各尺度健康资源、资本和能源分配的平等;三是发展受过专业培训的健康城市建设队伍,并提高公众对健康的社会影响因素的认识。
2016	《在可持续发展目标中提倡健康》	“健康城市行动”的10大领域:应对气候变化、加强儿童友好型投资、改善社区生活质量、可负担的优质医疗服务、绿色社区规划建设、提供交通和娱乐服务设施、食品和供水安全、倡导无烟环境等。
2016	《新城市议程》UN	共同愿景包括:人人共享城市、社区,居民享有平等权利的机会;明确未来城市和人类社区具有以下特点:能够履行社会和生态功能,具有参与性,促进实现性别平等,确保妇女儿童权益,能够可持续发展,有应对突发事件的能力;设计城市发展的可持续目标包括:交通运输;包容性和可持续的城市化;气候变化和灾害的影响;城市环境影响;绿色和公共空间的可达性;以规划促进城市、城市周边和农村的良性联系。
2017	《建设健康城市:包容、安全、有韧性和可持续》WHO - EUR	健康城市:推动建设包容、安全、有韧性和可持续的未来。
2018	《哥本哈根市长共识:人人都更加健康和快乐的城市》	明确“健康城市”发展目标和路径,即“健康城市通过治理、赋权和参与来促进健康和福祉,为公平和社区繁荣创造城市场所,为和平的星球投资于人民”;健康城市建设成为解决环境挑战、健康不平等、突发卫生事件等问题的路径。
2018	《阿拉木图市长宣言:处于全民健康和福祉第一线的城市》WHO - EUR	重申初级卫生保健的价值和意义以及居民的健康和福祉是政府部门的奋斗目标;强调人人享有健康的重要性,通过加强初级卫生保健、全民医疗保险、消除健康不公去实现可持续发展的17个目标。
2018	《贝尔法斯特健康城市宪章》	拓展“健康城市”发展目标和路径,通过赋权和治理促进健康和福祉。

续表

年份	文件名称	主要内容
2019	《WHOEHCN 第七阶段(2019—2024)实施框架:目标、要求和战略方法》	健康城市建设在全球和地方发展战略上具备一致性;强化城市在健康城市网络中的节点支撑功能,共同为地方城市政府的实践提供支持。
2019	《欧洲健康老龄化的城市领导:WHOEHCN 工作要点(2014—2018 年)》	成立健康老龄化工作组,促进成员城市加强老年人支持性环境建设,包括政策工具、行动领域和过程监测和评价方法等。
2019	《健康环境:为什么重要和我们的措施》WHO	确保为所有人提供预防疾病和安全的健康环境的行动路径,健康城市层面要提高公共健康意识、拥有强有力的健康领导者、城市规划及跨部门合作以健康为原则、有效评估监测健康投入的风险和有效性、实现政策完善;WHO 在环境卫生问题上发挥领导作用,在健康相关政策、健康指标和干预措施,可持续战略、技术和干预措施方面提供指导。
2019	《预防和管理非传染性疾病:城市和城市环境的作用》	确定地方政府预防非传染疾病的六大优先领域:非传染性疾病环境的居民综合服务与支持,本地的健康促进和疾病预防,建成环境的规划与管控,营造适合居民的经济社会环境,确保城市政策间的一致,完善不同级别政府之间的合作模式。
2020	《新冠疫情背景下支持健康的城市交通和流动性》WHO - EUR	城市运输系统发展目标包括:运输安全和效率;改善城市生活质量;减少空气污染物和温室气体的排放,并减少噪音;实施行动需要各个利益相关者群体参与并发挥作用;国家和地方政府在国际一级建立伙伴关系,建设更具弹性、安全、公平和持续的交通运输系统;促进安全和可持续的运输系统,并为更健康和更多的发展铺平道路,在未来几十年内为所有用户(包括行动不便的用户)提供有效的交通选择。
2020	《2020—2025 年欧洲工作计划》	重点改善欧洲区域的健康状况,号召欧洲地区采取联合行动,重点举措包括:建立心理健康联盟;通过数字健康增强自身发展能力;推进《2030 年欧洲免疫议程》;从文化和行为视角推动更健康的行为。
2021	《重建美好健康城市》WHO - EUR	在全球疫情背景之下,强调“建设健康、宜居的城市”;呼吁国际社会为所有阶层的人提供改善生活的机会,将健康公平和可持续发展作为对抗 COVID - 19 的战略中心,减少不平等,确保环境和社会的可持续性。

健康城市运动实践不断推进。主要包括四个方面:(1)国家健康城市网络的建设;(2)健康城市规划实践持续推进;(3)健康影响评估的持续推进;(4)健康城市网络加入途径完善。

2000 年，WHO 发布了欧洲健康和国家健康网络商定城市网络和国家健康城市网络共同成员的标准。各个国家在 WHO 的指导之下国家健康城市网络之间也形成了网络关系，健康城市网络建设主要呈现出以下两个特点[15]：

一是国家健康城市网络快速发展，促进了健康公平，成为实施 WHO 政策和框架的有力工具。国家健康城市网络通过更好的治理、改进的资源管理和沟通策略增强了自身的可持续性。WHO 欧洲区域办公室在健康城市网络的发展中起到组织领导作用，领导了区域层面的网络建设，强调全球和地方城市在战略上的一致性，强化重要城市的节点支撑。支持成员城市采纳健康城市运动的价值观、战略重点和保障措施。确保健康城市网络之间健康城市战略的一致性，推进成员共同参与健康城市建设，获得地方政府的政治承诺并与网络外的不同的利益主体合作。目前，国家健康城市网络已在欧洲 31 个国家建立，涉及城市约 1500 个，其中 WHO 正式审批认可的国家网络有 20 个，涵盖 1137 个城市，惠及 1. 56 亿欧洲居民。城市健康公平受到专业化发展、政治愿景、法律框架和社区支持等多因素的影响（图 1）。各个国家网络及其成员城市在各自国家发起了具体的卫生战略行动。超过 80% 的国家健康城市网络成员城市认为欧洲健康城市网络引入的新价值观念并有助于健康城市运动的推进和战略方向的调整，最重要的是在国家层面立法，通过法律途径赋予健康城市运动合法性。

二是健康城市网络是地方与国家政府、社区、学术界、工业界、WHO 欧洲区域办事处和欧盟之间的沟通桥梁。欧洲国家健康城市网络在地方和国家层面巩固组织、成员和地位。在 WHO 领导的合作机制之下，各个国家健康城市网络之间也产生了良好的合作效应。健康城市网络优先领域工作过程中面临着许多普遍性的问题和挑战。各个国家的网络高度重视健康城市的价值，通过学习优秀的实践案例，进行专业人员培训，制作健康城市建设指南，改变管理模式等措施来缩小城市之间在健康城市认识和实践之间的差距，这一过程促进了健康专业人员的产生和健康城市的建设能力的提高，使健康城市项目与政府的公共卫生部门、环境部门、交通部门、经济部门、教育部门和学术研究、地方组织等非政府组织之间的联系日益紧密[16]。

 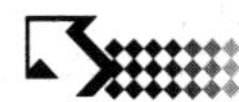

城市规划与公共卫生学科的交叉研究，引致健康城市规划的发展。WHO 发布的《建设健康的城市：包容、安全、弹性和可持续的城市》[17]报告指出，参与到联合国“可持续发展目标 11：可持续城市和社区”（Sustainable Development Goal 11：Sustainable Cities and Communities）中的城市都进行了健康城市的规划建设。欧洲健康城市也积极开展“健康城市环境和设计”，包括健康交通、健康城市设计等，还聚焦于建成环境对人群体力活动影响、身心健康影响等。在欧洲健康城市网络第六阶段（2014—2018 年），重点提出了包括建筑质量、邻里规划、绿色空间等城市环境的营造项目等。

2018 年，WHO 在哥本哈根举办欧洲“健康城市网络”建设 30 周年会议暨健康城市网络第七阶段筹备工作会议。欧洲国家的 40 位市长和 85 位高级别的城市政要出席健康城市网络市长峰会，通过《哥本哈根市长共识：人人都更加健康和快乐的城市》，阐释健康城市建设的未来政治愿景和工作计划，“人民、地方、参与、繁荣、地球、和平”六个主题构成了哥本哈根共识的核心。

2021 年，WHO - EUR 发布《重建美好健康城市》，在全球疫情背景之下，强调“建设健康，宜居的城市”；呼吁国际社会为所有阶层的人提供改善生活的机会，将健康公平和可持续发展作为对抗 COVID - 19 的战略中心，减少不平等，确保环境和社会的可持续性。

二　欧洲国家的健康城市建设实践

（一）英国的健康城市建设实践

在欧洲地区，英国是最早开展健康城市运动的国家之一，健康城市建设理念先进，健康城市建设实践经验丰富。1987 年利物浦作为试点开展健康城市项目，一年后主持召开了第一届国际健康城市研讨会，出台系列健康城市发展计划。WHO 欧洲健康城市网络第六阶段的重点城市包括英国的利物浦、贝尔福斯特、卡莱尔、德里城斯特拉班、纽卡斯尔、桑德兰、斯旺西、斯托克城，共计8座城市。

英国的健康城市建设可分为六个时段：（1）1987～1992年引入健康城市的基本概念，致力于机构建设、事务建设；（2）1993～1997年致力于制定公共卫生政策和城市健康计划；（3）1998～2002年强调可持续发展的重要性；（4）2003～2008年致力于解决社会歧视、健康不公平等问题；（5）2009～2015年重视营建健康的环境，强调健康城市规划的重要作用，倡导健康的生活方式；（6）2015年至今，主要贯彻以人为本的理念，通过建设健康的环境、提供健康服务、构建健康社会来实现所有人的健康。2019年以后则聚焦于科学技术在健康领域的应用和新冠肺炎疫情对于健康城市的影响，重点领域包括健康城市规划中的智慧技术应用、产业可持续发展、健康公平等。

1. 以健康为导向的城市规划

英国是最早进行健康城市建设和健康城市规划的国家。根据英国城乡规划协会的定义，健康城市规划是促进为人们的生活工作提供健康的、适宜的场地，为人们提供所保障的住宅、工作和服务，减少环境危险，创造设计良好的建筑和城市空间从而为健康积极的生活方式提供条件。

剑桥大学研究员卡林沃思在《英国城乡规划学》中指出，公共卫生的需要促使城乡规划成为政府的一项职能[18]。英国出台了一系列政策法规促进健康城市规划。1844年，面对工业革命带来的城市健康问题，英国率先成立了“城镇健康协会”以改善城镇聚落中恶劣的居住条件、遏制重大公共卫生事件发生和提升工人健康水平；1848年，查德威克主持制定的《公共卫生法案》在英国国会通过，成为人类历史上的第一部综合卫生法案，掀起了现代城市规划的序幕，该法规定在中央和地方设立卫生委员会，由卫生委员会负责地方的给排水和垃圾清运，提供公园、公共浴室等必要的公共基础设施，对危险品交易和食品安全进行严格的监督，只有得到卫生委员会批准后建设的公共建筑才具有合法性等[19]；《英国国家规划政策框架》提倡地方规划机构与公共健康领导者和健康组织共同合作，理解地方人员的需求、提高对健康障碍的应对能力；《伦敦规划2011》提出提升减少健康不平等，为整合健康卫生规划和空间规划提供政策框架[20]；2013年7月，英国城乡规划协会出版了《健康城市规划清单》[21]，分为健康住宅、积极交通、健康环境、活力社区4个方面，共包括30条细则。

健康城市规划的具体措施主要集中在以下领域：城市建成环境、居住和社区、公共空间与公共交通等。

城市建成环境方面的措施如通过场地布局和景观设计等措施来缩小交通和商业活动产生的影响；增加绿色植物，提高生物多样性，创造绿色屋顶，增加垂直绿化；通过改进城市排水技术减少地表水洪涝危险，具体措施包括储存雨水、利用透水表面和屋顶绿化调蓄雨水等海绵城市策略。

在社区空间中强调健康设计、居住空间质量提升、增强基础设施可达性以及社区公共空间优化等。例如，为老年人或者残疾人提供易达性的住房、可容纳救护推车的电梯；鼓励居民优先使用楼梯促进健康；公共领域的设计应促进社区组织交往和联系的机会，增强场所感、安全感和归属感；社区中规划要避免集中布局食物外带商店，学校附近推行健康食品，避免快餐餐厅；优化设计杂货店的布局和停车设施，使步行者、自行车使用者、机动车驾驶人安全且便捷。

在公共空间与交通的规划设计方面，促进城市公共空间与城市积极交通（步行、骑行和使用公共交通出行）网络相连，鼓励市民使用步行或者骑行的方式到达公共空间。在社区公园或者自由活动的区域进行分区设置，使所有人都能在公共空间找到休闲娱乐的场合，避免单一的运动娱乐场所占据中央位置和所有场地。通过增加简单的设施（如有台阶的步行道路、孩童的球类区域），或精细运动支持类设施（如篮球球筐、手球门框等）；在公共空间设计中提供健身步道、运动场所等；在街道景观中增加临时和永久的公共艺术设施；组织以步行交通为主的项目，例如慈善步行和机动车限行，从而使宽大的道路能够用于步行和骑行；增加室外咖啡馆等休闲场所，加强街道活动。

2. 多主题的健康城市建设实践

在英国的健康城市建设过程中，不同的城市因地制宜地开展健康城市建设实践项目。利物浦是著名的港口城市，但是随着社会的不断发展而衰败，自20世纪80年代加入健康城市网络以来，采取以“利物浦健康计划”为代表的一系列措施抑制了城市的颓势。位于英国伦敦南部海岸的布赖顿—霍伍市属于一个开放性的、移民的、多民族聚集的城市，是欧洲西海岸一个著名的景点和会展中心。同时有大量来自欧洲的学生在该市的语言学校和高等教育机构学习，为了通过健康城市项目进一步加强它与欧洲其他城市之间的联系，并提升其城市形象和美誉度，该市在建设健康城市过程中，将重点放在如何消除阶层之间的不平等，减少公共卫生服务的不公平性上。纽卡斯尔市推行减少儿童意外伤害率；格拉斯哥市致力于建立“健康食品项目”，为小学和幼儿园学生提供了免费的水果，为18岁以下和60岁以上的人群提供免费游泳；让病人享受到免费的体检服务。

曼彻斯特市是老年友好城市的提倡者和建设者，2010年成为全球老年友好型城市网络城市。其致力于提出多样化的措施，提升老年人的生活质量。将老年友好型城市建设的重点放在了促进城市健康发展和解决城市贫困地区日益加重的人口老龄化带来的挑战上[22]。成立“大曼彻斯特老龄化中心”，通过自上而下和自下而上相结合的措施，提升了老年人的生活质量和医疗健康水平。

表4　英国不同城市的健康城市实践项目主题

城市	健康城市实践项目主题
利物浦	“健康利物浦”计划
布莱顿 - 霍伍市	消除阶层之间的不平等,减少公共卫生服务的不公平性
纽卡斯尔市	减少儿童意外伤害
格拉斯哥市	建立“健康食品项目”
卡姆登市	“老年人论坛”、“谁来关心你的健康”系列活动
曼彻斯特市	建设老年友好型城市

3. 多领域的健康城市建设项目

健康城市项目从公共卫生领域拓展到非公共卫生领域，已经演变为一个长期的、国际化的项目，导入到欧洲城市决策议程中，人人健康战略的原则和可持续发展有机地结合在一起。项目涉及的领域非常广泛，从基础性的住房、教育、营养、休闲、娱乐、健康和照护等，到就业、交通和环境，以及社会隔离、种族歧视、阶层差异以及宗教认同等，体现出了城市健康的全面性和综合性。同时在健康城市建设的过程中注意部门之间的合作。

在传统卫生领域，英国国家医疗服务体系（NHS）扮演着重要的角色，承担保障英国全民公费医疗保健的责任。2010 年 11 月，英国卫生部出版了公共健康白皮书《健康的生活，健康的人民》（*Healthy Lives, Healthy People*），提出了政府的工作愿景，即帮助人们活得更长寿、更健康和更充实，并以最快的速度改善最贫困人口的健康。该白皮书是对 Michael Marmot 爵士关于解决健康不平等问题的报告的回应（公平社会，健康生活：2010 年后健康不平等战略评估），并强调，如果我们要对健康和福祉产生最大的影响，就必须在整个人的整个生命过程中采取行动，尤以幼儿、儿童和青年为重点。自白皮书发表以来，政府实施了一项具有战略意义的方案，通过加强地方行动、支持自尊和行为改变、促进健康选择和改变环境以支持更健康的生活，改善公共卫生。白皮书的重点关注领域包括健康影响评估、基础设施建设、公共卫生基金、人群肥胖问题、公共健康政策。每个重点关注领域都出版了相关的政策文件作为对白皮书的补充和更新。

2016 年，英国卫生部联合英国工作和养老金部出版了《让生活更美好》绿皮书（*Making lives better 1，2，3，4*）系列丛书关注英国的劳工权益、健康和残疾人就业问题，提倡健康公平，对特殊群体的健康帮助和关怀，建设健康的工作场所，保障劳工的工作权益，确保健康的工作时间与方式。

表5 英国政府部门发布的健康相关文件

文件名称	年份	领域	主要内容
《卫生基础设施计划:一种改善医院和卫生基础设施的战略方法》	2020	公共卫生	英国卫生部为全国40多个新医院项目建设开辟绿色通道,其中6个项目立即获得批准,另外30多个项目可能在未来10年内建成。这是对NHS未来的长期战略投资,以确保英国保持世界领先的医疗保健人员、世界级的医疗设施,满足NHS在2020年及以后将面临的不断变化的需求和不断增长的需求。卫生基础设施计划(HIP)将提供一个长期的、持续的五年卫生基础设施投资计划,包括建设新医院的资金,初级保健产业现代化,投资新的诊断和技术,帮助消除国民保健体系产业中的关键安全问题。
《2019冠状病毒病心理健康和福祉恢复行动计划》	2020	公共卫生	从COVID-19中复苏行动包括:(1)支持普通民众采取行动并照顾他们的心理健康;(2)通过采取行动解决在塑造成人和儿童的心理健康和福祉结果方面发挥关键作用的因素,预防心理健康问题的发生;(3)支持健康服务继续扩展和转型,以满足居民的专业救援;(4)根据从COVID-19中吸取的经验教训来改造公共卫生系统。改革将预防身心健康问题置于政府的核心位置,并将健康改善专业知识、能力和责任更广泛、更深入地融入地方和国家政府以及NHS。
《从地方政府学习儿童肥胖率下降的经验》	2020	儿童肥胖	面对青少年儿童中的肥胖问题建议采取以下措施:在孩童时期的健康干预;建立家庭、学校和国家儿童测量项目(NCMP)之间的联系;增加体力活动;关注孩童的饮食;出版专门的孩童超重解决策略。
《英国劳工市场实施计划》	2018	劳工权益	2017年11月发布的《工业战略》提出了一项长期计划,通过关注生产率的五个基础:理念、人民、基础设施、商业环境和场所,来提高英国人民的生产力和收入能力。政府的"劳工计划"是工业战略的重要组成部分,该战略是一项长期计划,旨在通过帮助企业在英国各地创造更好、更高报酬的就业机会,打造适合未来的英国。确保为个人落实其就业权利建立正确的机制。
《网络危害白皮书:政府对咨询的全面回应》	2020	网络健康	《网络危害白皮书》阐述了英国政府让英国成为世界上最安全的网络国家的目标,以及发展和启动数字业务的最佳地点。它描述了一个新的监管框架,建立了企业的监管义务,以提高其用户的网络安全。因此需要建立公众对这些公司提供的服务的信任,并支持一个繁荣和快速增长的数字行业。白皮书建议,网络监管应是适度的,确保公司有适当的系统和流程来处理有害内容和活动。声明还明确表示,该框架将保护用户的权利,包括网络言论自由。

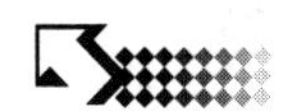

续表

文件名称	年份	领域	主要内容
《为儿童青少年实现公平和卓越》	2010	公共卫生	文件是英国国民健康保险制度白皮书《公平与卓越:解放国民健康保险制度》的一部分。患者,包括儿童、年轻人和他们的家庭,是政府部门所做的一切工作的核心,政府号召每个英国家庭和年轻人在做决定时能够充分分享,能够做出真正的选择,能够为自己的健康做出决定。同时注重能够为儿童和青少年提供专业卫生服务的人员培训。
《国际教育战略:2021 年支持复苏,推动增长》	2021	国际教育	教育出口对英国经济和与其他国家建立关系做出了重要贡献。采取以下措施保持英国教育的领先地位:(1)引入新的基于积分的移民路线,包括学生和儿童路线。这些简化了移民流程并改善了国际学生的申请流程。(2)一项新的国际教育计划(图灵计划),将于 2021 年 9 月启动,该计划将为大约 35000 名大学、学院和学校的学生提供前往海外实习的资金。在冠状病毒大流行期间,采取了重要措施来支持教育部门。教育提供者和更广泛的教育部门加强对国际学生的支持。英国政府的支持包括:(1)采取措施支持国际学生,包括提供学生困难资助和引入移民灵活性,以支持因冠状病毒而无法满足移民要求的学生;(2)支持学生和提供者的沟通、指导和信息传递;(3)提供机会以虚拟方式促进贸易。
《城市的未来交通战略》	2019	交通创新	数据科学、人工智能和传感技术的进步加快了交通创新的速度。未来的城市交通应该是更清洁、自动化的,新的交通模式有望改变人员、货物和服务的流动方式,从而塑造新的商业模式和新的旅行模式。 英国市政部门实现城市交通变革的主要措施包括:(1)实施灵活的监管框架;(2)支持行业和当地领导者;(3)确保政府决策稳健;(4)保持先进技术研发程序的制定。
《可持续消费报告——绿色食物计划的跟进》	2013	绿色食品	绿色食品项目是对自然环境白皮书中承诺的回应,旨在研究增加粮食生产和改善环境的挑战,以及如何调和由此引发的任何紧张局势。该项目是与来自农业、食品和环境部门的组织共同创建的。涵盖主题包括:研究和技术、知识交流、我们未来的劳动力、投资、建立有效的结构、评估生态系统服务、土地管理、消费和浪费。

（二）丹麦的健康城市建设实践

丹麦是享誉世界的“绿色”王国。20 世纪 60 年代，首都哥本哈根的历史博物馆等建筑受到了酸雨的普遍侵蚀，南部波罗的海地区的藻类因富营养化死亡，内陆湖泊受工农业污染。同期国际油价暴涨导致能源危机，被迫实施全国节能政策。然而，50 多年政策约束，今日丹麦在清洁能源、食品安全等方面走在世界的前列。这是在现实处境的“倒逼机制”作用下才开始进行政策变革。

在健康城市建设方面，丹麦的国家健康城市网络是 HEPRO（重点关注波罗的海区域的保健和社会福利）项目的主要成员，项目共涉及 8 个国家的 32 个伙伴，包括挪威和波兰的国家网络。丹麦的首都哥本哈根也是世界著名健康城市，是享誉世界的“骑行之都”，在健康城市网络的各个阶段都是重点城市。2013 年哥本哈根被英国广播公司（BBC）评为全球最健康的五大城市之一，2014 年被美国有线电视新闻网络（CNN）通过为网民设置的新闻播报频道（I Report）票选全球最健康的十座城市，哥本哈根位列第一。2018 年在哥本哈根召开了健康城市大会，会议通过了《哥本哈根市长共识：人人都更加健康和快乐的城市》，形成了广泛的影响力。

1. 根植于民众内心的健康观念和环境保护意识

健康观念和环保意识根植于丹麦群众内心，包括健康的生活方式、积极乐观的生活心态。体现在日常生活的细节上。丹麦家庭的垃圾分类意识非常强，家中多个垃圾桶，分别用于装不同的垃圾，从而在源头上对垃圾进行无机和有机垃圾分类。全民垃圾分类，使得只有 6% 的垃圾被填埋，其余的大都被回收或用于发热发电。在超市、便利店购买可回收性瓶装啤酒、红酒等饮品时多采用押金制，空瓶归还时退回押金，从而实现 99% 的玻璃瓶循环再利用。民众在选择日常用品时，产品质量和环保指标同等重要。不符合环保标准的产品会被拒绝购买，推进企业改进生产工艺，做到在生产领域就实施节能环保。

政府制定激励政策，鼓励居民非机动车出行，推进自行车出行文化建

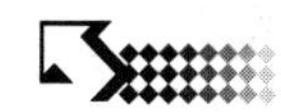

设。首都哥本哈根以“自行车城”闻名于世，超过1/3的市民选择骑非机动车出行，从总理到其他政府官员骑自行车出席政务活动也多有报道。政府对自行车基础设施保持着持续稳定的投入，以便捷、安全、舒适为导向目标，建设完整连续的自行车网络交通系统。据统计，丹麦人口有500多万，自行车数量超过400万。

丹麦人认为他们不仅仅是为了工作而活着。他们努力寻求工作和个人生活之间保持良好的平衡，这一点也得到雇主的尊重。根据经济合作与发展组织的调查数据，在丹麦，只有约2%的员工长时间工作，而经合组织的平均水平为11%。全职员工平均每天有66%的时间用于个人护理和休闲。由于相对较短的工作周、工作灵活性以及国家补贴的日托所提供的支持，丹麦女性有更好的机会追求职业并平衡家庭生活。大约72%的丹麦女性在家庭以外从事有偿工作，远高于经合组织59%的平均水平。工作与生活之间的平衡是为了确保每个人都有机会在工作之外过上健康的生活。同时，在丹麦带病上班被认为是非常不礼貌的行为。相反，鼓励员工待在家里并迅速康复。

2. 可持续发展的绿色健康城市规划和环境建设

丹麦市政府将健康融入了城市规划的实施中，将健康的生活方式融进群众的健康意识，变为社会文化的重要组成部分，充分发挥健康城市规划的作用。

丹麦主要围绕“绿色空间品牌化”战略，建设健康的城市环境，推进可持续发展，包括可再生能源、水资源管理、废物回收和包括自行车文化在内的绿色交通。政府、企业和民众共同推进“新绿色革命”，共同打造健康环境建设，实现绿色城市空间的发展目标。企业在制造产品和提供服务过程中遵循绿色环保标准，推动整个社会的可持续发展水平提升。

首都哥本哈根的目标是2025年成为世界上首个零碳排放的城市；整个国家2050年成为100%化石能源零依赖国家。因此制定了50个具体的行动计划：鼓励市民绿色出行、发展绿色能源、建造绿色环保建筑等。

丹麦在节能领域的案例最为经典。通过不断资助保温隔热和节能的研究推动科技支撑；通过建筑标准（Building Codes）的修订、能源税（High

energy Tax）的调整、专业顾问（Professional Advise）的传播、信息宣传（Information Campaigns）的加强等一揽子行动计划，使得整个国家在节能领域实现全域统筹，推动节能、环保与经济发展的有机统一。。在建筑标准中对供热、制冷、通风、生活热水和照明等方面的能源效率予以详细约束。通过征收建筑采暖燃料税、给予节能投资补贴等手段，以降低建筑能耗。1995年通过的住宅法案规定到2020年民用建筑能耗标准为20kW·h/m²·a、公用建筑能耗标准为25kW·h/m²·a，较1961年350kW·h/m²·a的标准大幅降低。房地产开发商在设计和建设住宅时需要投入更多的资金来照顾节能，居民通过更低的居住运行成本来补偿。

丹麦制定的《2020能源计划》，提出到2020年全国35%的能源需求可通过可再生能源来满足，碳排放量在1990年基础上降低34%。2014年，哥本哈根96%的居民通过步行15分钟可进入绿化或看到海景；2015年，哥本哈根50%的居民将自行车作为主要的交通工具。哥本哈根在城市生态创新方面所做出的贡献受到全球赞誉，欧盟授予了哥本哈根“欧洲绿色首都奖”。

3. 完善的公共基础设施为居民健康生活提供保障

丹麦交通基础设施相当完善，空中交通网络发达，民用机场的密度在世界名列前茅；铁路联结着万人以上的大中城镇；公路交通系统发达，等级标准高。丹麦首都的地铁是无人驾驶的，准时到站，昼夜运营。公共交通具有“准时、舒适、便捷”的特点，私人开车出行，则要支付较高的费用，相比私人交通工具，民众更愿意乘坐公共交通工具出行。

丹麦首都哥本哈根被划分成4个区，1个区为市中心所在地，其他的为周边地区。而丹麦公交车的运行以秒计算时间，如果误点超过一分钟，公交公司就要向乘客道歉，接受乘客的批评，并退还票款；如果超过两分钟以上，就要给乘客赔偿其他损失，丹麦的每个车站都有时间标示牌以接受乘客的监督。丹麦的公交车厢内宽敞，也有舒适的公交座椅。靠近车门处有一小块空地，是专为婴儿车预留的空间。在站点经常能看到有人推着大大的婴儿车搭乘公交车。

在丹麦，无论是城区路还是乡间路或者林子里的道路，都干净整洁。丹麦的公路别具一格，水泥、砖头或石子铺装分异，且人行道、自行车道、盲人道、步行道，铺砌的密度不同，或者颜色不同，可轻易辨识人行、车行；自行车道上有指示箭头，自动指挥出行先后。为提升哥本哈根自行车出行的便捷性，采取设置隔离及无停车干扰的自行车道、设置自行车专属通道、自行车优先出行及整合自行车与公共交通等四项措施。针对交叉口地段进行自行车安全设计，并采取扩宽自行车道、加强车道的隔离保护、扩大自行车信号优先覆盖范围等主要措施；在自行车出行舒适性方面，通过设置自行车停车设施和提供便民服务等打造自行车友好出行环境氛围。

丹麦建立了行人优先的出行规则意识。城市街区十字路口有红绿灯的不多，只有在中心城区或者车流量较大的地方才设置红绿灯。多数地方红绿灯是由行人来控制的，行人按下按钮 10 秒钟左右信号灯就会变成绿色。红绿灯变化会发出不同的声音，方便视觉障碍者。十字路口的特殊通道可以协助残障人士、聋盲人士自助通过公路。

三　欧洲城市的健康城市建设借鉴

（一）伦敦：通过交通规划营建健康的城市环境

伦敦作为全球性城市，在城市发展过程中面临着许多挑战，如城市环境污染、城市拥堵等问题，2021 年 3 月通过的《大伦敦空间发展战略》[23]中，交通规划占据了重要的部分。作为健康城市发展的先行者，伦敦的许多城市治理经验和城市发展理念值得国内健康城市建设借鉴。

1. 健康街道与便捷的自行车交通

2016 年，伦敦新任市长萨迪克・卡汗将“健康街道方法”纳入施政纲领，承诺“创建健康街道的愿景旨在减少机动化交通、污染与噪声，营造更具有吸引力、易达、人本友好的街道，让每个人可在其中享受时光、主动活动，最终提升全民健康”。要求以健康城市建设为主旨，将健康理念贯穿

于所有战略与政策中。出台《伦敦健康街道——优先步行、自行车和公共交通打造健康城市》（Healthy Streets for London：Prioritising Walking，Cyclingand Public Transportto Createa Healthy City）[24]，设立健康街道专项资金，任命步行与自行车市长特派员，以便保障在全伦敦实现更为安全与便捷的步行与自行车出行。

《大伦敦市长交通战略 2018》（Mayor's Transport Strategy 2018）中为健康街道的实施设定愿景目标：到 2041 年，绿色出行比例达到 80%，每人每日步行与自行车主动活动时长达到 20min，道路交通达到零伤亡，私人小汽车出行总量每天至少减少 300 万次。

在自行车交通方面，以促进和鼓励骑行出行为宗旨，建设新的骑行路线和优质的相关设施，支撑全域范围的骑行网络的实现；同时，停放空间需提供对社会特殊人群友好的设施。在自行车停车标准方面，针对不同级别的区域，提出不同的自行车停放设施配建最低标准；划定重点停放区域，提高停车配建标准；开发项目的自行车停放设施应按周边地块大小及用途确定的标准配置，并保证不少于 2 个短期和 2 个长期泊位。如果出现无法在住宅区提供自行车停车场的情况，各地区政府必须与开发商合作，提供解决方案。

2. 提升公共交通的承载能力和可达性

提升公共交通服务，保留用于公共交通的现有土地和建筑物，确保用于公共交通、步行和骑行线路的新空间，并保障必要的线路连通性和可达性。伦敦公共交通提出了明确的指标要求：到 2041 年伦敦的公共交通系统须能够承载每日 500 万人次的新增出行量。对重点项目清单的执行：优先保障健康街道（26 项）、公共交通（48 项）总计 74 项重点项目，同时明确了重点项目的建设时序和大致预算情况，围绕 74 项重点项目提供支撑和保障工作，总体原则为提升公共交通网络的承载能力或运行效率，增强网络的连通性，支持绿色交通优先发展；如策划项目有悖于重点项目绿色发展的原则，或影响甚至阻碍重点项目开展，有关部门应予以否决。

3. 精细化的机动车停车管理和市场化的利用

伦敦市区的机动车保有量大，长期面临着停车困难的问题，近年伦敦大

力整治机动车停车问题，精细化的管理思路有效缓解了停车难题。

伦敦市为了减少市民习惯性的私家车出行，进而促进出行结构向绿色方式转型和“以车为本”向“以人为本”的转变。对于公共交通网络发达（现状或规划）的区域，除残疾人停车位外，应促进无车化（Car - free）；其他地区应遵循提供最低必要的停车位（Car - lite）的原则。停车场需在不对行人产生负面影响的情况下配置供电动汽车充电的多种不同设施。鼓励各行政区在《伦敦规划2021》提出的上限配建标准的基础上，进一步采取更严格的执行标准。

在精细化管理方面，采取分级分类管理措施，免费保障特殊群体的停车需求，划定居民区、工作区的停车标准，采取市场化手段，提高车位的利用率和流转率，有效地控制了交通流量、降低了城市拥堵、保护了城市环境。

（二）乌迪内市：营造包容氛围　建设健康城市

乌迪内是意大利东北部的一个城市，毗邻奥地利和斯洛文尼亚。自欧洲健康城市网络的第三阶段开始便一直是重点城市。乌迪内市是所在大区的商业重镇，钢铁和冶金工业也很发达。乌迪内市人口约50万人，老龄化问题非常严重，其老年人比例高于意大利和欧盟的平均水平。2006～2007年，乌迪内市参与编写《全球老年友好型城市：指南》（*Global Age - Friendly Cities：A Guide*）。

1. 科学评估支撑决策和干预措施

WHO在《欧洲健康城市网络第五期的评估总结（2009—2013年）》中构建了一个健康影响理论模型。针对“健康城市环境和设计”，模型包括先决条件、评估对象、具体措施、生活方式的改变和健康影响五个部分，通过健康城市规划、健康城市设计、健康交通规划、城市住区和住房更新，来营造“宜居”“安全”的城市健康生活氛围。

2008年全球金融危机之后，为了使城市更健康，建设一个具有社会包容性文化的城市，乌迪内市政府对城市内部健康不平等状况进行了评估，利用健康影响评估，对城市内部存在的问题有了更深入的了解，为乌迪内采取相关的干预措施，建设关怀和支持性环境奠定了坚实的基础。

2. 针对老龄人口建设社区和提供便捷服务

对城市进行健康评估后，针对城市老龄化问题，乌迪内市重点建设老年友好型城市，促进老年人健康的措施包括在人口众多的社区建立药房，并设有电话热线为老年人提供帮助或陪伴。针对老年人提供有关计算机素养和对不良事件的应变能力的培训，以及关于节能的建议。乌迪内市的“适用性服务”计划（Servizidi Prossimità）通过基础环境建设与信息沟通、社会支持相结合的方式来提高对于各种服务的适用性与可达性[25]。同时注重增强信息传播与设施服务的可达性，解决老年人遇到的非物质困难。

3. 针对特殊群体的开放包容和法律援助

吉卜赛人作为一个世界性的流浪民族，由于自身文明与现代社会格格不入，因此难以融入社会，在西方社会饱受歧视。乌迪内市对他们采取的一系列措施充分体现了城市的包容性。政府出台了针对吉卜赛人社区的帮助计划，寻求将吉卜赛人社区中居住在非正式住区中的吉卜赛人人数减少50%，实现学校出勤率和疫苗接种率达到100%。意大利国家吉卜赛人中心为吉卜赛人的住房和房屋更新做出努力，努力使吉卜赛人获得保健服务，司法和法治，为当地吉卜赛人社区在就业和社会上争取平等机会。

乌迪内当局2007年对2756名13～75岁的罗姆妇女和女孩进行的调查显示，90%的适龄女性失业，14.5%的吉卜赛人没有个人身份证明文件，无法登记子女信息。由于有关卫生专业人员的供应不足，歧视和经济滥用，许多孕妇没有接受必要的妇科和产科检查，育龄妇女中约有30%的人已经流产了3次以上。针对这些问题，国家吉卜赛人中心直接与社区进行合作，监测和倡导改善健康状况，并提供免费法律援助。它与相关的利益相关者一起开展运动；编写政策文件，进行财务评估和案例研究；进行采访；并进行监测，采取培训和提高认识的举措。相关措施已经取得成效，已有3000多名罗姆儿童入学，并已将210座非正式的罗姆人住宅合法化。地方呼吁对所有居民表示尊重，并表现出确保平等参与决策的政治意愿，改善城市生活、工作和教育质量；并加强部门间的活动和协调。

（三）利物浦：健康城市战略促进城市重生

利物浦（Liverpool）位于英格兰西北部，是著名的港口城市，也是英国最早加入 WHO 健康城市网络的城市。历史上殖民经济、海外贸易以及工业革命促使利物浦成为世界著名的大都市，20 世纪 50 年代，利物浦的航道环境开始恶化，远洋轮船与集装箱技术对其港口贸易造成严重冲击。20 世纪 70 年代开始，利物浦开始进行产业结构调整，大规模的去工业化导致船舶和传统制造业衰落，大量港区工人失业，建筑与基础设施或闲置或废弃，居住生态恶化。因此新公共卫生观念诞生，健康城市理念应运而生。为了改善城市的发展状况，利物浦加入了欧洲健康城市网络，1988 年承办了世界上第一次国家健康城市网络主题会议，开启了欧洲健康城市网络的实践。

利物浦健康城市计划可分为三个阶段。第一阶段重点是协调各政党团体支持健康城市的发展；讨论关于健康的议题、计划实际操作样本、建立学习与分享的网络、重塑行政部门的认识。第二阶段重点拟定健康城市计划的目标；通过发展利物浦的城市健康计划，制定有针对性、全面性的利物浦城市健康计划的发展策略。第三阶段重点是确定健康与社会的再生计划；保障当地居民的工作，促进教育的完成、现代化并联合邻近地区的服务。

1. 多方参与的健康城市运动

健康城市是一个涉及范围较广、长期的运动。欧洲健康城市项目由政府、企业、非营利性组织共同发起、推动和发展。英国利物浦宣言强调健康城市必须由居民和政府决策者共同推动。1987 年，利物浦成立跨部门协调委员会，随后改为健康城市办公室，负责健康城市项目的具体运作和推动跨部门的协调和联合行动。在具体实践中，城市环境健康部门负责解决青少年问题，非营利性组织发动社区资源改善居住环境恶劣问题；市议会制定法令鼓励工作者多运动并进行健康体检。出版《城市健康描述：一个项目的评估》，设计“星形评估方法”，通过对健康城市建设过程中信息沟通和网络的建设进行评估，取得了很好效果，并广为传播。组建专业化健康负责团队或组织支持健康城市的建设，有四个健康城市计划推动团队或组织：联合公

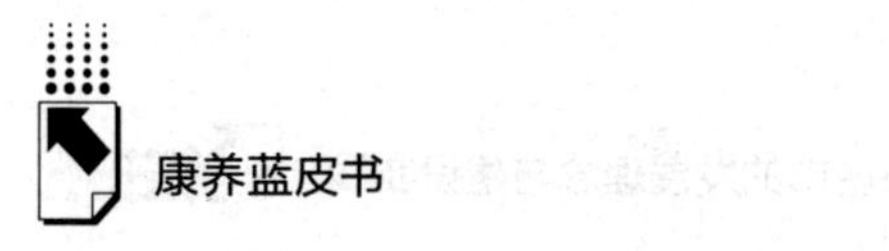

共卫生团队、联合咨询委员会、健康城市小组、专项工作团队。

2. 制定健康城市计划与健康观念的传播

1995年，英国启动“健康城”建设计划，实施空气质量改善战略，要求全国所有城市必须严格执行空气质量监测、评估与公示，未达标的城市必须划出空气质量管理区域，强制在规定期限内促进空气质量达标。利物浦市是最早实施“健康城”计划的城市。1988年发表“利物浦宣言”，提出了“全球思考、地方行动”的策略，组织媒体、学校和社区等在全市范围内开展“健康利物浦”的讨论，通过对健康理念的推广与宣传，有效地推动了民众在促进健康发展中的主体作用。1991年颁布城市健康计划，包括居住计划、失业及贫穷治理计划、环境保护计划、意外事故计划、儿童行为计划、资源保护计划、心理健康计划等方面，并制定了详细的分阶段实施目标与步骤。

3. 制定利物浦城市综合复苏计划

健康城市的经济状况应该是健康的，这样才能正常支持健康城市项目的建设，为健康城市项目从业人员提供必备的物质条件。为了让利物浦市重回生活和经济发展的正轨，利物浦的公共和私营部门合作伙伴，包括市议会、当地大学以及关键的卫生和生命科学研究机构，向中央政府提交了一份涉及金额约14亿英镑的城市综合复苏计划。

该计划中概述了四个关键领域：创新、就业、住房和旅游，其中强调需要政府的投资来帮助重振这座城市的财富。房地产开发在这四个领域的规划中占有重要地位。利物浦市议会（Liverpool City Council）首席执行官托尼·里维斯（Tony Reeves）表示，市民健康状况的下降和整体社会贫困，这意味着市民更容易暴露于感染病毒的危险中。由于这场危机，我们制定了一项复苏计划，其中房地产行业尤为突出。具体项目包括帕丁顿庄园（Paddington Village）、利特尔伍德（Littlewood）电影制片厂改建计划和帕尔商业街区（Pall Mall）计划。

健康问题仍旧是改善经济和社会发展的核心，需要大规模投资发展新医学项目和与世界接轨的医学设施。利物浦知识财富总部项目位于利物浦市中心，占地超过450英亩，投资超过10亿英镑。在利物浦知识财富总部内，

 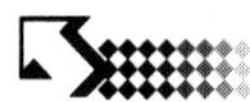

利物浦市议会和利物浦大学共同创建利物浦健康创新中心战略项目（Health Innovation Liverpool），旨在创立一个全新的国民健康基础设施数据平台，以应对新冠病毒对经济和国民健康的影响，助力健康城市的建设。该项目的商业空间将有利于为当地居民带来大量就业机会。项目在各个层面创造不同工作岗位的组合，从顶尖的学术医院临床医生，到大楼的前台人员。为当地居民提供了一个多样化的工作平台，也可以就有潜在健康问题的人群进行测试和医学研究。

利物浦城市综合复苏计划的另一个关键支柱是重振当地旅游业。文化、旅游和热情好客是城市的生命线，利物浦以热情的服务业和悠久的历史文化而闻名。因此，利物浦市议会和利物浦 BID 公司联合推出了一项名为“不设防的利物浦”的试点计划，旨在从财政和战略上支持当地企业。从 2020 年开始，利物浦就在改变市中心的用途，关闭机动车道，有计划地把餐馆和酒吧生意从室内搬到街道上，用高质量的桌椅营造出城市花园般的感觉。以创造出一个安全、有吸引力的市区活动休闲空间，让市民和旅客们来这里享受生活。从 2020 年 7 月 4 日开始，利物浦的主要街道，如博得街（Bold Street）和城堡街（Castle Street），将禁止机动车通行，以确保酒吧和餐馆可以在其正前方的户外场所进行服务，以增加客流量。餐馆还可以向市政府申请高达 4000 英镑的户外家具补贴，使他们可以安全地在户外营业。

（四）巴塞罗那：以城市更新塑造城市公共空间

巴塞罗那是西班牙的第二大城市，仅次于首都马德里，全市面积 101.9 平方公里，市区人口约 161 万，是西班牙人口最稠密的城市之一。作为港口城市，巴塞罗那是享誉世界的地中海风光旅游目的地和世界著名的历史文化名城，也是西班牙最重要的贸易、工业和金融基地。同时巴塞罗那也是欧洲健康城市网络首批成员。自 20 世纪 90 年代以来，西班牙巴塞罗那面临城市交通增长带来的空气污染和噪声污染加剧、绿色空间减少、人居环境退化等一系列的问题。为解决此类城市问题，改善人居环境，巴塞罗那当局提出了超级街区计划（Super Street），旨在将新鲜空气和街道空间归还给城市居民。

1. “以人为本”的城市空间建设理念

在“城市病”日益严重的背景之下，巴塞罗那以人本主义为理论基础，重视以人为中心的城市环境规划设计，对交通规划和步行环境进行探讨，提出了超级街区、城市绿轴等一系列城市改造计划，推进“慢行城市”构建计划。巴塞罗那作为城市公共空间建设的典范，对于我国城市建成环境建设提供了可借鉴的经验和思路。

巴塞罗那超级街区计划是在塞尔达规划（Cerdà Plan）的基础上提出的，随着城市密度的不断提升，街道空间被不断侵蚀，人们开始探索步行街区。通过“街道计划”（Street Plan）、“城市出行计划”（Mobility Plan）和“绿地和生物多样性计划”（Green and Biodiversity Plan），形成塞尔达规划，奠定了整个城市的交通路网和街道格局。2016 年出台“超级街区计划”，旨在进一步减少车行，增大人行空间。超级街区计划的核心内容是将赛尔达划定的 130m × 130m 的一个街区单元合并为 9 个街区单元组成的单元网并最终形成一个 400m × 400m 的超级街区（图 4）。外部道路保持原有状况，在超级街区内部限制原有的车流，仅用于街区内部住宅的交通服务和特殊车辆使用，并限制车速以达到限制车流量的目的[26]。

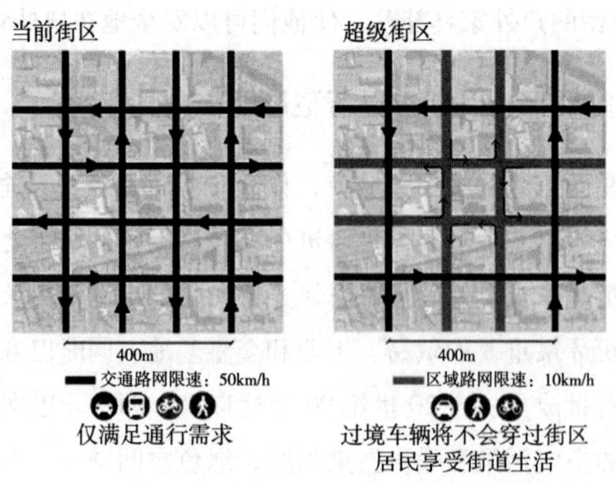

图 4　超级街区概念模型示意图

巴塞罗那的城市绿轴计划（Urban Green Space Connectors Axis）则是巴塞罗那公共空间营造空间思路的拓展延伸，依托城市中的线性基础设施（包括各级城市道路、沟渠、铁路），力图构建一个优先考虑慢行出行方式的网络。

巴塞罗那作为城市公共空间建设的典范，一直贯彻“以人为本”的建设理念打造宜居的公共空间。巴塞罗那超级街区计划强调的不再是街道的通行性，而是街道的宜居性、生活性，是从车本位向人本位的转变，注重人的体验感、参与感。例如，波布雷诺超级街区通过改造街区内部道路，将原有的10m机动车道改造为5m步行空间、2.5m的停车区域和2.5m的限速机动车道，多出了50%的步行空间。新增绿色植被和休闲娱乐设施，包括长凳、运动器材、健身步道等。车流得到了有效的控制，空气质量得到改善、噪声减小，街区内安全性得到提高。

2. 广泛的社会公众参与公共空间建设

巴塞罗那鼓励各类市民团体、居民和社会机构参与到社会公共空间建设的过程中，在讨论决策和实施中倾听居民的建议，充分尊重居民的知情权和监督权。在政策的制定过程中也充分体现了“以人为本”的原则，在相关的街道改造计划中居民充当了重要的角色，儿童、青少年、老年人等各类人群都可以提出自己的问题和诉求。一些建设项目的实施标准和时间进程都是由居民和议会共同决定。市民们中选举出市民代表作为发起人小组，充当市民和技术小组之间的联系纽带，监督社区的实施进程。巴塞罗那市民也可通过网络对整个项目过程进行实时监控。多元化的公众参与使得每个区域具有鲜明的特色。

3. 绿色低碳的城市居民出行方式

巴塞罗那多个城市工程计划中都涉及城市建成环境的改造，推进城市由机动车尺度向步行和自行车尺度转变，推进“慢行城市”构建计划。在街区改造计划中，城市设计者优先考虑慢行交通服务效率。同样地巴塞罗那当局提供了便捷的公共交通，在街区外部完善公交线路和公交停靠站点。

巴塞罗那在推进超级街区计划时，在500多个街区中仅选取了8个街区作为试点，8 个街区实行的同样是分段实施：划定施工区、完善街道标识系统、完善街道基础设施，最后达到私家车辆撤出内部街区的目的。

五 结语

20 世纪 80 年代以来，欧洲健康城市发展如火如荼，贯穿欧洲“健康城市网络”建设七个阶段的 5 个原则：（1）处理健康的决定因素优先原则；（2）健康公平和人人享有健康的原则；（3）整合和促进欧洲和全球公共卫生优先事项；（4）将健康城市建设列入城市的社会和政治议程；（5）促进良好治理和健康综合规划。

欧洲的健康城市发展理念与建设实践呈现阶段进阶、任务明确、路径清晰、持续发展等特征。

阶段进阶。健康城市和健康城市网络内涵不断丰富，健康城市建设的实践经验不断积累。欧洲健康城市的概念在实践中不断演化，由最初强调健康促进等理念，逐渐向注重公共卫生体系建设，以及非公共卫生体系进行合作的包容性价值转向。健康城市网络（早期称健康城市项目）经过了七个阶段的发展，从最初的公共卫生领域延展到了非公共卫生领域。涉及城市住房、居民教育、市民营养、居民休闲和娱乐、公共健康和卫生服务，也有居民就业、公共交通和环境保护，更涉及社会隔离、阶层歧视和阶层差异以及各类特殊人群等。健康城市网络倡导将健康贯彻到欧洲城市决策议程中，在人人健康战略的原则和目标的基础上将复杂的健康理念和可持续发展有机地结合在一起，以提升城市居民的生理、精神等健康水平。

任务明确。健康城市运动高质量快速推进，成果丰富。首先，以欧洲健康城市网络为代表的健康城市运动得到政府层面的大力支持，欧洲的城市政要们接受健康城市的理念并积极将健康融入城市政策的制定中。其次，欧洲健康城市网络阶段重点任务明确，不同阶段根据现实情况制定不同的阶段主题和具体措施。实行严格的准入机制，以确保健康城市网络的高质量建设。

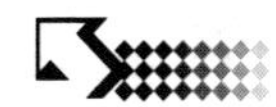

欧洲地区健康城市运动已经形成了涵盖区域重点健康城市和特定国家内部健康城市两个级别的复合网络，包括 100 多个区域重点城市和 31 个国家网络，共计 1500 多个城市。健康城市网络已经由欧洲区域性的项目演变为全球性的有卓越影响力的项目，欧洲地区的建设为世界其他地区提供了宝贵的经验。

路径清晰。健康城市理论框架不断完善，建设内容不断完整，建设实施路径不断明晰，健康城市建设模式正在形成，以健康城市子网络形式推进健康城市实践（健康老龄化、健康影响评估）。此外，健康城市规划在健康城市建设中始终有着举足轻重的地位。欧洲健康城市网络从第二阶段便提出要通过城市规划去实现健康公平和可持续发展。

持续发展。2020 年以来，遍及世界的新冠肺炎疫情中，欧洲健康城市发挥了重要的作用，为城市传染性疾病防治提供了新思路。新冠肺炎疫情在全世界蔓延，城市首当其冲。欧洲的许多城市推进以社区为基础的医疗保健，强化社区行动干预，在交通领域采取措施等理念以及暴露出的健康公平相关问题都为健康城市未来建设提供了经验与教训。

参考文献

[1] Introduction to healthy cities. http：//www. WHO. dk/healthycities/introducing.

[2] https：//unhabitat. org/World Cities Report/，2020（20）.

[3] Healthy Cities and urban governance. http：//www. WHOdk/healthy – cities

[4] Tsouros A. D. ed. World Health Organization Healthy Cities Project：A Project Becomes a Movement：Review of Progress 1987 to 1990. Sogess，Milan. 1991.

[5] Ottawa Charter for Health Promotion，1986.

[6] ASHTON J. Healthy cities. Milton Keynes，UK：Open University Press，1991.

[7] Ashton John，Tiliouine Adam，Kosinska Monika. The World Health Organization European Healthy Cities Network 30 years on. Vol. 32，No. 6，Gaceta sanitaria，2018.

[8] 邬沧萍、姜向群：《“健康老龄化”战略刍议》，《中国社会学》1996 年第 5 期，第 52 ~ 64 页。

[9] Active Ageing: A Policy Framework. UN: Word Health Organization, 2002.

[10] Emilia – Romagna Territorial Economic Development S. p. A. (ERVET) et al. Older persons' housing design: a European good practice guide. Bologna, Welhops Network, 2007 (http://www.brighton – hove.gov.uk/index.cfm? request = c113815, accessed 6 October 2008).

[11] GREENG, TSOUROSA. City leadership for health: summary evaluation of the Phase IV of the WHO European Healthy Cities Network//City Leadership for health: summary evaluation of the phase iv of the WHO EuropeanHealthyCitiesNetwork. 2008: p27.

[13] WHO. Implementation framework for Phase VII (2019 – 2024) of the WHO European Healthy Cities Network: Goals, requirements and strategic approaches. (2019 – 10 – 01) [2019 – 12 – 20].

[14] Health 2020 – a European policy framework and strategy for the 21st century. Copenhagen: WHO Regional Office for Europe; 2013.

[15] Lafond LJ et al. National Healthy Cities networks: a powerful force for health and sustainable development in Europe. Copenhagen, WHO Regional Office for Europe, 2003 (http://www.euro.WHO.int/InformationSources/Publications/Catalogue/20050118_3, accessed 6 October 2008).

[16] http://www.euro.WHO.int/data/assets/pdf_file/0020/400277/04FINALPhaseVII – implementation – framework_ENG.PDF.

[17] WHO. Building healthy cities: Inclusive, safe, resilient and sustainable. (2017 – 03 – 03) [2019 – 12 – 20]. http://www.euro.WHO.int/data/assets/pdf_file/0007/355642/AnnualBusiness

[18] 卡林沃思：《英国城乡规划》，东南大学出版社，2011。

[19] 唐燕、梁思思、郭磊贤：《通向“健康城市”的邻里规划——〈塑造邻里：为了地方健康和全球可持续性〉引介》，《国际城市规划》2014 年第 6 期。

[20] Healthy Urban Planning, Report of a Consultation Meeting. http://www.WHO.int/kobe_centre/publications/urban_planning2011.pdf.

[21] http://www.tcpa.org.uk/data/files/Health and planning/Health Phase 2/Healthy Urban Planning Checklist.pdf

[22] McGarry P, Morris J. A great place to grow older: a case study of how Manchester is developing an age – friendly city. Working with Older People, Vol. 15, No. 1, 2011, pp. 38 – 46.

[23] https://www.london.gov.uk/what – we – do/transport/our – vision – transport/mayorstransport – strategy – 2018.

[24] Transport for London. Healthy Streets for London: Prioritising Walking, Cycling and

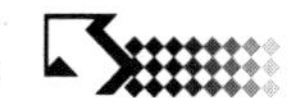

Public Transport to Create a Healthy City. London: Mayor of London, Transport for London, 2017

[25] PlouffeLKalacheA. Towardsglobalagefriendlycities: determiningurbanfeaturesthatpromoteactiveaging. JournalofUrbanHealth, Vol. 87, No. 5, 2010, pp. 733 – 739.

[26] BCNecologia. Superblocks. [2020 – 03 – 05]. http://www.bcnecologia.net/en/conceptual – model/superblocks.

后　记

2017 年我们出版了第一本《康养蓝皮书：中国康养产业发展报告》，时至今日，已经走到了第五个年头。回顾过去的五年，各位读者和我们一起见证了康养产业的诸多变化，也对康养产业有了更深入、更全面、更细致的了解。2020 年是非常不平凡的一年，康养产业在新冠肺炎疫情笼罩之下逆势发展，《中国康养产业发展报告（2020）》也从不同角度对这一逆势发展的产业做了比较全面的阐释。2021 年，康养产业依旧稳步向前，疫情与老龄化加速是康养产业发展的重要动力，一方面，疫情使得人们更加重视康养，人们“全生命周期”的康养需求逐渐显现，康养市场在逐步扩大，资本纷纷开始布局康养；另一方面，逐渐壮大的老年群体也使市场意识到客群细分的必要性，康养产品更加多样、精致。《中国康养产业发展报告（2021）》就此而生，旨在深入了解后疫情时代康养产业的新变化、新发展、新态势。

为了保证《康养蓝皮书》内容充实、数据详实，在面对数据收集、采编以及研讨工作等工作上的困难时，幸有诸多同仁与团队的大力支持，不仅使得相关工作得以顺利、有序地进行，还逐步地完善了已有的康养数据库，极大便利了之后的编写工作。参与蓝皮书编写的各位同仁与团队成员都尽心竭力、力求完美，秉承“将论文写在祖国大地上”的信念，实事求是地对康养产业发展的实况进行解读与汇编。编委会成员数次增删审阅，逐字逐句推敲每篇报告，所有人的辛勤劳动最终使得《中国康养产业发展报告（2021）》能够顺利面世。在此，我也衷心感谢对《康养蓝皮书》给予过关心与帮助的各位领导、同事及亲友，你们的支持与帮助我将铭记于心，并以此作为我继续钻研康养的不竭动力源泉。

首先，要感谢国务院原副总理、全国人大常委会原副委员长邹家华先生对我国康养事业发展的支持和对本书的认可。家华首长亲自为本书作序，令我们团队受到极大鼓舞，也进一步坚定了我们扎根祖国大地、服务康养发展的信念。同时感谢“健康中国 50 人论坛”和中国老年学和老年医学学会等组织对本书编写提供指导和各类支持。

其次，感谢参与本书编写的专家学者、业界人士和政界人士，尤其要感谢副主编彭菲副研究员、沈山教授、崔永伟副总工程师为本书编写与出版工作呕心沥血，是你们的无私奉献保障了《康养蓝皮书》相关工作的顺利推进。感谢副主编杜洁女士，为《康养蓝皮书》的工作贡献诸多智慧，并为调研团队和发布工作提供重要保障。感谢社会科学文献出版社的领导和责任编辑连凌云先生对蓝皮书工作的一丝不苟与精雕细琢，才使得《康养蓝皮书》笔酣墨饱。

同时，特别感谢中山大学康养旅游与大数据团队，为了能顺利完成 2021 版《康养蓝皮书》，他们投入大量的时间和精力。感谢负责团队调研协调工作的黄可欣、尹祥锐、李宗霖等成员，她们焚膏继晷地推动及组织了《康养蓝皮书》的调研和编写工作。还要感谢团队核心调研人员邓巧巧、张紫雅、吕飞燕、吴睿涵、吴沅琳、朱柯静、赵倩翊、毕杰、刘瀛聪，感谢你们同心协力辅助完成调研任务，并能够热情地将康养数据调研过程中的兴趣点付诸笔墨，为本书编写贡献了诸多独具匠心的观点。感谢参与本次调研的何子洪、吴映雪、李怡歆楠、谢圆、温海蓝、李凯、贺惠惠、妥正伟、杨子萱、裴晓莹、李平、王逸飞、关僖等同学，他们日夜辛劳，通过网络方式收集了大量数据，正是你们的辛劳才让《康养蓝皮书》的编写工作有了扎实的数据支撑。

在 2021 版《康养蓝皮书》编撰过程中，我也深深感受到自己才疏学浅，能力不足，尽管付出了很多努力，书中仍然存在许多有待改进和完善的地方：一是本书虽分析了国内大中型康养企业及一些重大康养项目的发展现状，但是还未进行深入分析，未能及时追踪到一线的实际落地情况，因而对康养企业的最新动态掌握仍有缺失，大量调研素材无法得到充分展现。二是尽管康养产业在高速发展，但是相应的康养标准还未建立起成熟的体系，需要对已有的国内外成熟标准进行学习与探讨，并进一步引导行业建立起适合的标准体系，以助力康养产业的长足、健康发展。在反思以上不足之后，我们吸取之前的调研和编写经验，全面铺开2022版《康养蓝皮书》的编写工作，希望以往报告的不足能在《中国康养产业发展报告（2022）》中得以完善，同时我们也满怀真诚的期待，希望各位读者能够不吝批评指教。2022版《康养蓝皮书》将包含以下内容：

一是将“康养标准与产业规范”作为2022版《康养蓝皮书》的主题，在梳理新一年康养产业发展情况的基础上，就我国康养产业标准现状进行分析，以论证建立康养产业标准体系的必要性。同时学习与借鉴国内外的康养相关标准建设经验，以期更快、更好地推动康养标准体系建设。

二是继续做好康养企业的调研，并更新康养企业数据库；深入追踪重大康养项目的实际落地情况，对其投资、开发模式做更准确、客观、系统、深入的分析。

三是持续跟进区域康养产业可持续发展能力的调研，完善康养政策数据库、康养企业数据库以及康养项目数据库，并对数据库进行及时更新；同时对区域可持续发展能力评价体系进行完善，并对康养强市、强县进行量化排名。

展望未来，《康养蓝皮书》团队将继续扎根康养，在推动我国康养产业发展的道路上持之以恒，勇往直前！

何莽

2022年5月于中山大学

Abstract

In order to grasp the latest development trends and future development trends of the Kangyang industry in 2021, the "Blue Book of Kangyang" compilation team has collected online data from 330 cities above the prefecture leve 1 and 2, 800 counties (including county-level cities and municipal districts) in mainland China. We also visited a number of top 100 counties and cities, and updated the Kangyang policy database, Kangyang project database, and Kangyang index database at domestic provinces, cities, districts (counties) and other levels around the evaluation system of the sustainable development capability of the Kangyang industry. And the Kangyang enterprise database. Based on the development of the national Kangyang industry, this book focuses on the development of Kangyang enterprises, as well as the development of different Kangyang sub-sectors. The advanced experience has finally formed the *Annual Report on Kangyang Industry of China (2021)*.

With the gradual recovery of the Kangyang tourism market in 2021, Kangyang enterprises will also usher in new opportunities for development. Under the dual effects of government policy support and the challenge of aging, the Kangyang industry has become a new investment hotspot, and large companies from all walks of life have turned to the Kangyang industry. Under the policy environment of rural revitalization, the development of Kangyang agriculture is in line with the direction of sustainable development of agriculture and rural economy, and is gradually becoming a new trend in agricultural development; High-end transformation and upgrading provide opportunities; service-type Kangyang projects are more favored by capital due to their relatively low initial investment and high expected income. Therefore, Kangyang service enterprises are currently the main force of Kangyang enterprises. The entry of state-owned

Kangyang enterprises into Kangyang is a necessary condition for promoting the development of the industry. By setting up professional Kangyang subsidiaries, intervening through financial means, and establishing related projects or companies in cooperation with social capital, combined with their own resources and policy advantages, build local Kangyang. Industrial development platform; while private Kangyang enterprises pay more attention to the segmentation of the consumer market, develop "Kangyang +" in a market-oriented manner, and provide consumers with more innovative and flexible Kangyang products. Real estate Kangyang enterprises are formed by traditional real estate companies exploring the diversified business of real estate in the face of the emergence of new concept products such as pension real estate and tourism real estate; insurance Kangyang enterprises use real estate products as a springboard to enter the Kangyang industry , through the combination of light and heavy assets, showing a diversified development trend; cultural and tourism Kangyang enterprises are an important manifestation of the extension and diversified development of the tourism industry chain. In short, with the help of the layout of major Kangyang companies, the Kangyang industry has also extended from the traditional single old-age care business to Kangyang, medical care, culture, sports, tourism and many other business formats, and gradually formed an overall ecosystem. Product categories are also constantly diversifying. With the in-depth development of the concept of Kangyang, the diversification of the Kangyang population has also changed with the diversification of the development model of the Kangyang industry, which has greatly enriched the new formats of the Kangyang industry and promoted the maturity of the Kangyang industry. At present, the wellness industry has formed four major formats: research, sojourn, healing and sports wellness. This report focuses on the three main areas of sojourn wellness, healing wellness and sports wellness. The development history of Yukang, research and study has clarified the scope of the concept, and summarized the main products and services in various formats. At the same time, the writing team of the "Blue Book of Kangyang" updated the list of the top 20 cities and top 100 counties for Kangyang in China on the basis of improving various databases.

This report analyzes the investment and financing of medical and Kangyang enterprises, the improvement of the energy level of Kangyang tourism towns, the branding of Kangyang tourism destinations, and sports events from the perspectives of investment and financing, development models, and development history. This paper analyzes the development of my country's Kangyang industry and the new way of cultivating and upgrading Kangyang tourism destinations from different angles, and provides references for the investment and financing of Kangyang enterprises in my country, the branding of Kangyang tourism destinations, and the transformation and upgrading of Kangyang tourism destinations. Industrial integration is an urgent need for the development of wellness tourism, and the upgrading of wellness tourism is also the trend of the times; building a strong brand with core competitive advantages is inevitable to promote the branding development of wellness tourism destinations. The report analyzes the relevant sports events held by the top 100 Kangyang counties that have entered the list over the years and finds that each of the top 100 Kangyang counties relies on its unique geographical location and resources to host sports events, which cannot be directly transformed into unique tourism resources. Resources are used to hold sports events, and thereby enhance the reputation and image of districts and counties, which is one of the effective paths for the development of health tourism in various regions.

This report collects various excellent cases at home and abroad. Through the sorting and analysis of the cases of Shizhu, Baoting, Changbai Mountain, Nanyang City, European Healthy City, etc., it provides suggestions for promoting rural revitalization with Kangyang industry as the pillar industry in other regions of my country. Learn from. At the same time, it also puts forward the shortcomings and improvement suggestions for the development of health tourism destination planning and development of Kangyang leisure agriculture and forest Kangyang in my country. Finally, based on the successful experience of European healthy cities, it provides guidance and suggestions for the development of wellness tourism destinations in my country. The development of wellness tourism destinations in China still has a long way to go.

Keywords: Kangyang Industry; Kangyang Enterprise; Regional Development; Kangyang Tourism

Contents

I General Report

Abstract: In order to understand the development of China's Kangyang industry in 2021, this report selects Kangyang enterprises as the main research objects, and conducts in-depth research using methods such as online big data research and expert evaluation. It is found that under the combined effect of the continuous favorable economic environment and policies, and the transformation of the market Kangyang concept, the huge development potential of my country's Kangyang market is being activated, and leading enterprises in various industries have entered the Kangyang industry. Under the support of the superior resources of Kangyang, the construction of various Kangyang projects is also in full swing. At the same time, this report further analyzes the development of Kangyang enterprises from three perspectives: tertiary industry, equity nature and key industries. The research finds: (1) Kangyang agricultural enterprises mainly rely on their original good ecological resources. Industrial development is an important manifestation of rural revitalization and agricultural industry upgrading. Kangyang manufacturing enterprises have formed a new type of pharmaceutical manufacturing, medical device manufacturing and intelligent equipment manufacturing by organically combining the Kangyang market demand with traditional manufacturing. business format. Kangyang service enterprises are the main force of Kangyang enterprises at present, and are more favored by capital. (2) State-owned Kangyang enterprises build a development platform for the Kangyang industry based on their own resource advantages and policy advantages, while private Kangyang enterprises focus on the Kangyang consumer market and develop the "Kangyang +" business format in a market-oriented manner. Focus on the operation of the project. (3) The three key industries of real estate, insurance, and cultural tourism are driven by the market and combine their own advantages to provide different types of Kangyang products. On the whole, although the Kangyang market in my country is gradually mature, the development of Kangyang enterprises is also showing a trend of diversification, and Kangyang products are becoming more and more abundant, but there is still a contradiction between supply and demand, and the operation of products also needs to be further improved.

Keywords: Kangyang Industry; Kangyang Enterprise; Kangyang Market

Ⅱ Sub-Reports

Abstract: Along with population ageing in China, generalization of sub-health status, chronic disease and severe patients younger, and scientific health concept accepted, the healing industry is gradually rising for all ages. It provides a beneficial complement medical treatment, which has huge potential consumer market, a number of policy support, and emerging forms of huge value space. Based on data combing and industry research, this report defined the healing and wellness industry e, and concluded that the healing and wellness industry in China can be divided into six major formats: rehabilitation landscape therapy, medical beauty and health physical therapy, traditional Chinese medicine therapy, cultural and spiritual therapy, sports therapy and dietary therapy. Through the analysis of relevant policies in the past three years, it is found that the current support for the development of traditional medicine and wellness industry is the largest, and the forestry Kangyang industry has been developed as the main place for consumption upgrading, and the smart chemotherapy and health care will have a large space for development. The current industrial development analysis takes forest Kangyang base and traditional Chinese medicine health tourism base as the entry point, and finds that the government, administrative institutions and state-owned enterprises are the main investment and operation in this field, and the social capital is mainly tourism industry, pharmaceutical industry and real estate industry, among which there are many " time-named " pharmaceutical manufacturing enterprises. However, few large pharmaceutical enterprises regard medical treatment and health care as the core business development line, and the vitality of social capital investment is insufficient. It is suggested that in the future, natural resource scenes should be used to aggregate the development elements of healing and wellness industry, modern technology should be used to empower the full time and space healing scene, professional personnel training should be used to upgrade the healing service, and the integration of medical and health care should be used to enhance the social trust of healing and health care.

Keywords: Healing and Wellness Industry; Kangyang Industry; Forest Kangyang; Traditional Chinese Medicine; Health

Abstract: As the impact of the epidemic has gradually weakened, China's domestic tourism market has gradually recovered, and the sojourn Kangyang market has also slowly recovered. Coupled with the continuous improvement of people's pursuit of quality of life, people at all stages of the life cycle have potential or already emerging needs for living and health. This research report first clarifies the concept and connotation of sojourn Kangyang. Then collecting data through methods such as "Internet Big Data Retrieval", "Expert Evaluation", and "Field Investigation" . This report points out that the development of sojourn Kangyang has gone through three stages. The first stage (from ancient times to the present) is a traditional summer and cold retreat, the second stage (2002 to present) is a resource-based sojourn destination, and the third stage (after 2015), it is currently taking shape, mainly based on residential areas with health care projects as the core. In the process of development, four major products, namely destination hotels, performing arts exhibitions, sacred scenic spots, and compound kangyang destination have gradually formed. Although the connotation of residence and wellness is rich, resource-based residence and wellness destinations are the most mature development. Five development models have been formed: "forestry and tourism integration", "agricultural tourism integration", "sports tourism integration", "medical tourism integration", and "cultural tourism integration" . Through market analysis, it is found that Senior Residents is still the mainstream market for sojourn Kangyang. Four major development types have been formed: migratory bird-style residence for the elderly, convalescent residence for the elderly, community-style residence for the elderly, and characteristic residence for the elderly. At the same time, the report found that there are three major misunderstandings in the development of sojourn Kangyang, namely real estate misunderstandings hollowing misunderstandings, scenic misunderstandings, and elderly care misunderstandings. Development entities and operation entities need to seek truth from facts, analyze specific issues and prescribe the right medicine. In the future, the sojourn Kangyang market needs to continue to sink, subdivide the main body, and grasp the core "housing" of residential and health care, so that the sojourn Kangyang will shine.

Keywords: Sojourn Kangyang; Sojourn Kangyang Format; Sojourn Pension

B.4 Analysis Report on China's Research Kangyang Industry in 2021 *Li Zonglin, Li Jun* / 083

Abstract: Under the influence of the acceleration of the structural changes of the population in the new era and the growing demand for the comprehensive development of individual quality, the research, education, and health care business format with the core of promoting ideological development and enhancing spiritual abundance has gradually attracted great attention from all parties in the society. Based on the analysis of the related concepts of "research" and "health care", this report clarifies that research is health care. After investigation and analysis, the report draws the following conclusions: (1) The development of the research, education, health and wellness business is well supported: favorable policies continue to be released, the market investment is booming, the research and education customer base is greatly expanded, and the scale of information technology is used to lay a foundation for the development of research, education, and health care. A solid foundation; (2) According to the difference in resources, age and health level, research, study and health care includes a variety of product forms and activities. The youth health group is the main customer group of current research, study and health products; (3) With the society Due to demographic changes and the impact of the epidemic, research products represented by youth research trips have gradually shifted to the full-age research product system, especially for pregnant and infant groups, middle-aged groups, and elderly groups. The demand for research, education, and health care will continue to increase; (4)) Early education institutions, research travel, research bases and camps, red tourism, party building education, corporate team building, senior colleges and other research products will be promising, mainly reflected in the continuous expansion of the customer base, the continuous acceleration of market growth, and the continuous improvement of product forms (5) In terms of development trends, research, education and health care are highly resource-dependent. Local resources such as forests, hot springs, and red culture play an important role in promoting the development of research, education and health care. Adolescents are still important in the research, education, and health care market. The research needs of customers, pregnant and infant groups, and the elderly will be further released. Spiritual and cultural research products are a hot spot for market development, and the use of scientific and technological means will accelerate the pace of development of research, learning and wellness.

Keywords: Full Life Circle; Research Kangyang Industry; Relying on the Resources; Research Kangyang Products

Ⅲ Evaluation Report

Abstract: In order to understand the development level and sustainable development capabilities of theKangyang industry in different regions of my country in 2021, the project team focused on 4 first-level indicators, 14 second-level indicators and 49 third-level indicators of health and health resources, environment, facilities, and the level of health and health development. After revising and improving the sustainable development evaluation system of the Kangyang industry, the country's more than 2, 800 county-level administrative units and more than 330 city-level administrative units across the country's sustainable development capabilities of the Kangyang industry were evaluated, and finally the top 20 health and health cities in China were selected. (Prefecture level) and top 100 counties (cities). The survey also found that in 2021, the development level of the Kangyang industry in the three regions of Southwest, South and East China will continue to maintain the leading position in the country. Among them, Sichuan Province, Chongqing City, Guizhou Province and Yunnan Province pay relatively high attention to the development of the Kangyang industry. It is expected that the development of the Kangyang industry in various regions in my country will appear in a continuous development pattern in the future. At present, the development of the Kangyang industry has gradually formed four more mature health care formats: research, study, residence, healing, and sports, and these four major formats are based on climate resources, hot spring resources, forest resources, Supported by the five major resources of agricultural resources and traditional Chinese medicine resources, the mass sports and Kangyang industry may achieve rapid development. In addition, with its own characteristics, the Kangyang industry has become an important path for the successful transformation and sustainable development of resource-exhausted cities represented by Datong City and Jiaozuo City. The importance of the Kangyang industry has gradually become prominent, and the future will be an important way to realize the revitalization of the countryside and promote the transformation of a tourist destination to a holiday destination.

Keywords: Kangyang Industry; Sustainable Development; Regional Health Care

Ⅳ Special Reports

B.6 The Impact of the COVID-19 Epidemic on the Investment and Financing of Medical and Health Companies

Miao Yang, Huang Cuiying and Li Xing / 146

Abstract: 2020 is coming to an end, and the COVID-19 epidemic is still spreading in many places around the world. As the most serious global public health event of this century, the COVID-19 epidemic has caused a significant decline in the global economy and has also caused a greater impact on the capital market. In 2020, the investment and financing of domestic health care companies will also be affected by macro risks, which has caused some companies, especially health care real estate financing, to be blocked. However, the COVID-19 epidemic has also caused a surge in consumption in one area of the health care industry-the medical and health sector, which has triggered a continuous investment boom in the capital market. From the macro to micro perspective, this article first introduces the overall macroeconomic and capital market operation situation in 2020, and then conducts an in-depth analysis of the medical and health capital market based on external data and research results. It is found that many medical and health-related companies rely on With track advantages and policy support, financing capabilities have been greatly improved, innovation and research and development have been strengthened, and IPOs have been completed in domestic and overseas capital markets, and their competitiveness has also increased. In the post-epidemic era, companies related to the COVID-19 epidemic will get phased investment opportunities, and the concept of smart medical care will receive more attention from institutions and become a new investment hotspot.

Keywords: Kangyang; Medical Health; Investment and Financing; Digitization; AI

Abstract: China is entering a rapid aging stage, the health and wellness has become a key word of the present era. The development of tourism has entered the stage of pursuing individuation and health. In recent years, hot springs and health-preserving tourism is becoming a fashion. However, the development of tourist towns in China exist various problems. This article used the method of expert investigation to confirm the upgrade index of health and wellness industry. Using the method of expert comprehensive evaluation to evaluate the important upgrading index, and used AHP method carried out weight analysis on the scoring results to quantitative indicators. After evaluating the industrial energy level of a "migratory bird-style" health and wellness tourism town, the system was applied to Yichun Wentang town. Research conclusions help to identify the problems of Yichun Wentang town and put forward targeted suggestions.

Keywords: Tourist Town; Health and Wellness Tourism; Industry Convergence ; Industrial Energy Level; Yichun Wentang Town

B.8 Brand Development of Hot Sprng Wellness Resort

Abstract: With the development of economy and the awakening of national health consciousness, the demand for hot spring tourism with recuperate function is increasing day by day, and many famous hot spring tourism brands have emerged in the market. However, the development of hot spring tourism destination brand in China is still in the initial stage, and most brands lack core competence, which does not match the rapid development of hot spring tourism. Our report firstly summarized the development process of domestic and foreign hot spring tourism destinations. Next, our team took Conghua Hot Spring as an example to focus on the analysis of its historical development process and the reasons for its rise and fall. Last but not least, combined with the realistic background of people's increasingly strong desire for wellness tourism in the post-epidemic era, our report took four stages of brand cultivation as clues and provided strategies for the transformation of hot spring tourism destination into hot spring wellness tourism destination.

Keywords: Hot Spring Wellness; Brand Cultivation; Conghua Hot Spring

Abstract: This report takes 130 counties as the sample object, through network retrieval and statistics, 1099 sports events were carried out from January 1, 2018 to June 1, 2021, and preliminarily formed the relevant database of sports events in the top 100 counties of Kangyang County. Through the analysis of the data, the results show that: (1) in the three years, the top 100 counties of Kangyang County in Northeast and North China held the most frequent sports events, up to 12-13 times, followed by East China, about 8. 68 times; (2) Sports events are held in May, August, October and November, and are held frequently in summer and winter; (3) There are various types of sports held, in which amateur and professional events roughly show a ratio of 2∶1, and many kinds of sports have become popular. Relying on its unique geographical location and resources, the top 100 counties of Kangyang County hold sports events. It use mountain resources, ice and snow resources, desert resources and other unique resources that cannot be directly transformed into tourism resources to hold sports events and maximize the use of resources. Nowadays, sports events have become the main means for all counties to develop sports fitness. By establishing event training bases and holding events to develop sports fitness, we can realize transformation or highlight the characteristics of counties, build independent event brands by accumulating event holding experience and improving independent innovation ability, so as to better develop sports fitness and enhance the popularity and image of counties.

Keywords: The Top 100 Counties of Kangyang County; Sports Events; Sports Fitness

V Case Reports

B.10 The Spirit of Green Rise and the Analysis of the Development Effect of Wellness Industry

—*Taking Shizhu County as an Example*

Zhang Ziya, Zhu Kejing, Zhao Qianyi and Nuermaimaijiang Kulaixi / 232

Abstract: With the steady improvement of my country's social and economic quality and benefits, and the in-depth implementation of the healthy China strategy, Kangyang tourism has gradually become a popular tourism service product for people to release their physical and mental health needs and travel needs. How to rationally plan the development of the Kangyang industry in order to consolidate and expand the results of poverty alleviation and effectively connect with rural revitalization has become an urgent problem for the government and enterprises to solve. In the process of long-term development and struggle, Shizhu Tujia Autonomous County in Chongqing has gradually condensed the new era Shizhu spirit of "dare to eat the bitterness of coptis, not afraid of hot pepper, and enjoy the sweetness of honey", which provides spiritual power support for the development of Shizhu's Kangyang industry. For a long time, Shizhu County has actively responded to the call for green development, unswervingly promoted the construction of ecological civilization, deeply practiced the "two mountains" theory, and refined the development of the Kangyang industry based on its own excellent natural and agricultural resources. The six-breeding methodology system promotes the high-quality integrated development of the health-care economy from a single forest health-care to a structured health-care industry ecosystem. The "6 + 1" industrial system built during the development of Shizhu's health and nutrition industry has achieved remarkable results. The four-season tourism in "viewing and nutrition" has been intensified; the "food and nutrition" aspect has ensured high standards, and the "moving and nutrition" aspect has featured competitions. Gathering popularity, cultural and creative boutiques in the "culture" aspect show their charm, the "housing" aspect of living and living facilities have been solidly promoted, and the "convalescence" aspect relying on Chinese medicine and other resources to conserve and cultivate a blessed land and gain momentum. All in all, under the guidance of the Party's ideological leadership, Shizhu has condensed the spirit of Shizhu in the new era, and gradually explored the formation of a "6 +1" Kangyang industry development system based on its own resource background, and promoted the spirit of hard work for other parts of the country. Consolidating the effects of poverty alleviation and realizing rural revitalization provides stone pillar experience.

Keywords: Kangyang Industry; Shizhu Spirit; Rural Revitalization

Abstract: As people pay more attention to the concept of health, the health industry has ushered in new development opportunities. The study takes Baoting Li and Miao Autonomous County as a case. On the basis of exploring the advantages and existing problems of health tourism in Baoting County and combined with strategic opportunities such as the construction of a free trade zone in Hainan Province, the research scientifically proposes industrial development positioning and three major goals. Four aspects are proposed to discuss the development path of Baoting County to build a global health tourism destination, including optimizing the spatial layout, proposing three major development pivots, strengthening "three special" industries, and realizing industrial integration. Relevant safeguard measures are also proposed.

Keywords: Health Tourism; Tourism Destination; Baoting County

Abstract: Under the guidance of the two-mountain theory, in the face of the impact of the new crown epidemic, the development of recreational agriculture has become a hot spot. Through the analysis of the basic conditions, development status and existing shortcomings of the development of health and leisure agriculture, the report analyzes the shortcomings of health and leisure agriculture in Nanyang City, Xichuan County and Tianxing Ecological Park from the perspective of the city, county, and park. Analyze the development plan, development ideas, and overall positioning, and put forward the key tasks of the development plan, in order to learn from local governments and enterprises when they actively invest in the development of health and leisure agriculture.

Keywords: Health and Leisure Agriculture; Base Construction; Development Planning

Ⅵ Reference Reports

Abstract: China's Kangyang industry has developed rapidly in the last few years. And forests have the unique advantages in Kangyang. Building scenic byway in areas with plenty of forest resources is good for rebuilding decentralized resources, and procuring the dual value of health and tourism by making use of beautiful forest scenery. So, forest scenic byway is the product of the integration of transportation, forest, Kangyang and tourism.

By analyzing the achievements of scenic byway development in the United States, the development status of forest scenic byways in China is analyzed firstly. Then the necessity of developing national forest scenic byway is expounded. And the content and development direction of forest scenic byway construction standard are studied. Finally, the principle and implementation plan of Changbai Mountain forest scenic byway are put forward. The practice of Changbai Mountain scenic area might promote the integrated development of forest scenic byway construction and the Kangyang industry in China. The most important thing is that it could help more high-quality forest resources turning into green energy of rural revitalization.

Keywords: Forest Scenic Byway; Kangyang; Transportation; Tourism; Changbai Mountain

B. 14 Development Concept and Construction Practice of Healthy City in Europe

Abstract: Europe promotes the development and practice of healthy cities with the stage action plan of "healthy City network". Since its establishment in 1987, the Healthy Cities Network has gone through seven stages of development. It has continuously engaged local governments to promote the healthy development of cities through political participation, institutional change, capacity building, collaborative planning and innovative planning. Development throughout the seven stages of the five principles is to deal with the priority principle of determinants of health and health equity and everyone has the right to promote healthy principle, integration and the European and global public health priority principle, the construction of healthy city on the city's social and political agenda principle, the principle of promoting good governance and health comprehensive planning. The concept and practice of healthy city development in

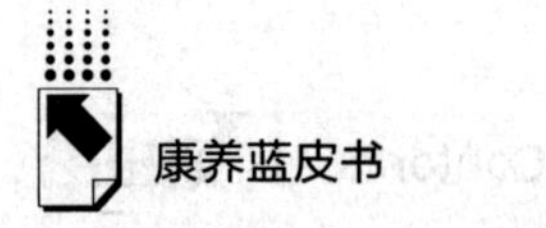

Europe are characterized by advanced stages, clear tasks, clear paths and sustainable development.

Keywords: Healthy City; Development Stage; Construction Practice; Europe

S 基本子库 UB DATABASE

中国社会发展数据库（下设 12 个专题子库）

紧扣人口、政治、外交、法律、教育、医疗卫生、资源环境等 12 个社会发展领域的前沿和热点，全面整合专业著作、智库报告、学术资讯、调研数据等类型资源，帮助用户追踪中国社会发展动态、研究社会发展战略与政策、了解社会热点问题、分析社会发展趋势。

中国经济发展数据库（下设 12 专题子库）

内容涵盖宏观经济、产业经济、工业经济、农业经济、财政金融、房地产经济、城市经济、商业贸易等 12 个重点经济领域，为把握经济运行态势、洞察经济发展规律、研判经济发展趋势、进行经济调控决策提供参考和依据。

中国行业发展数据库（下设 17 个专题子库）

以中国国民经济行业分类为依据，覆盖金融业、旅游业、交通运输业、能源矿产业、制造业等 100 多个行业，跟踪分析国民经济相关行业市场运行状况和政策导向，汇集行业发展前沿资讯，为投资、从业及各种经济决策提供理论支撑和实践指导。

中国区域发展数据库（下设 4 个专题子库）

对中国特定区域内的经济、社会、文化等领域现状与发展情况进行深度分析和预测，涉及省级行政区、城市群、城市、农村等不同维度，研究层级至县及县以下行政区，为学者研究地方经济社会宏观态势、经验模式、发展案例提供支撑，为地方政府决策提供参考。

中国文化传媒数据库（下设 18 个专题子库）

内容覆盖文化产业、新闻传播、电影娱乐、文学艺术、群众文化、图书情报等 18 个重点研究领域，聚焦文化传媒领域发展前沿、热点话题、行业实践，服务用户的教学科研、文化投资、企业规划等需要。

世界经济与国际关系数据库（下设 6 个专题子库）

整合世界经济、国际政治、世界文化与科技、全球性问题、国际组织与国际法、区域研究 6 大领域研究成果，对世界经济形势、国际形势进行连续性深度分析，对年度热点问题进行专题解读，为研判全球发展趋势提供事实和数据支持。

法律声明

法律声明